AF459895

BIBLIOTHÈQUE DES CONNAISSANCES UTILES

LES MATIÈRES GRASSES

CARACTÈRES, FALSIFICATIONS ET ESSAI

DES

HUILES, BEURRES, GRAISSES, SUIFS & CIRES

LIBRAIRIE J.-B. BAILLIÈRE ET FILS

BIBLIOTHÈQUE DES CONNAISSANCES UTILES

NOUVELLE COLLECTION

De volumes in-16 comprenant 400 pages, illustrés de figures intercalées dans le texte

à 4 francs le volume cartonné

ARTS ET MÉTIERS

INDUSTRIE MANUFACTURIÈRE, ART DE L'INGÉNIEUR, CHIMIE, ÉLECTRICITÉ

BEAUVISAGE. Les matières grasses, caractères, falsifications et essai des huiles, beurres, graisses, suifs et cires.

BREVANS (DE). La fabrication des liqueurs et des conserves.

GRAFFIGNY (H. DE). Les industries d'amateurs, le papier et la toile, — la terre, la cire, le verre et la porcelaine, — le bois, — les métaux.

HÉRAUD. Les secrets de la science et de l'industrie, recettes, formules et procédés d'une utilité générale et d'une application journalière.

LACROIX-DANLIARD. La plume des oiseaux.

LEFÈVRE (J.). L'électricité à la maison.

LEVERRIER. La Métallurgie.

PIESSE (S.). Histoire des parfums et hygiène de la toilette.

—— Chimie des parfums et fabrication des savons.

RICHE (A.). L'art de l'essayeur.

—— Monnaie, médailles et bijoux, essai et contrôle des ouvrages d'or et d'argent.

SCHŒLLER. Les Chemins de fer.

TASSART. Les matières textiles, les matières colorantes et la teinture.

—— L'industrie de la teinture.

VIGNON (L.). La soie, au point de vue scientifique et industriel

WITZ (AIMÉ). La machine à vapeur.

ÉCONOMIE RURALE

AGRICULTURE, HORTICULTURE, ÉLEVAGE

BEL (J.). Les maladies de la vigne, et les meilleurs cépages français et américains.

BELLAIR (G.). Les arbres fruitiers.

BOIS (D.). Le petit jardin.

—— Plantes d'appartement et plantes de fenêtres.

BUCHARD. Les machines agricoles.

—— Constructions agricoles et architecture rurale.

FERVILLE. L'industrie laitière, le lait, le beurre et le fromage.

GOBIN (A.). La pisciculture en eaux douces.

—— La pisciculture en eaux salées.

GUYOT. Les animaux de la ferme.

LARBALETRIER. Les engrais et leurs applications à la fertilisation du sol.

LOCARD. La pêche et les poissons des eaux douces.

MONTILLOT. L'amateur d'insectes, caractères et mœurs des insectes, chasse, préparation et conservation des collections. Introduction par le professeur LABOULBÈNE, ancien président de la Société entomologique.

—— Les insectes nuisibles.

RELIER. Guide pratique de l'élevage du cheval.

ÉCONOMIE DOMESTIQUE

HYGIÈNE ET MÉDECINE USUELLES

DALTON (C.). Physiologie et hygiène des écoles, des collèges et des familles.

DONNÉ. Conseils aux mères sur la manière d'élever les enfants nouveau-nés.

FERRAND (E.) et DELPECH (A.). Premiers secours en cas d'accidents et d'indispositions subites.

HÉRAUD. Les secrets de l'alimentation.

HÉRAUD. Les secrets de l'économie domestique, à la ville et à la campagne, recettes, formules et procédés d'une utilité générale et d'une application journalière.

LEBLOND et BOUVIER. La gymnastique et les exercices physiques.

SAINT-VINCENT (A.-C. DE). Nouvelle médecine des familles, à la ville et à la campagne.

Lyon. — Imp. PITRAT AINÉ, A. Rey successeur, 4, rue Gentil. — 3029.

Dr GEORGES BEAUVISAGE

AGRÉGÉ D'HISTOIRE NATURELLE ET CHEF DES TRAVAUX DE MATIÈRE MÉDICALE
A LA FACULTÉ DE MÉDECINE ET DE PHARMACIE DE LYON
LICENCIÉ ÈS SCIENCES NATURELLES — PHARMACIEN DE PREMIÈRE CLASSE
MEMBRE DE LA SOCIÉTÉ DE GÉOGRAPHIE COMMERCIALE DE PARIS
[illegible] DE LA SOCIÉTÉ BOTANIQUE DE LYON

LES MATIÈRES GRASSES

CARACTÈRES, FALSIFICATIONS ET ESSAI DES HUILES, BEURRES, GRAISSES, SUIFS & CIRES

Avec 90 figures intercalées dans le texte

MATIÈRES GRASSES EN GÉNÉRAL
HUILES ANIMALES
HUILES VÉGÉTALES DIVERSES
HUILE D'OLIVES
BEURRES, GRAISSES ET SUIFS D'ORIGINE ANIMALE
BEURRES VÉGÉTAUX
CIRES ANIMALES, VÉGÉTALES ET MINÉRALES

PARIS
LIBRAIRIE J.-B. BAILLIÈRE ET FILS
Rue Hautefeuille, 19, près du boulevard Saint-Germain.

1891

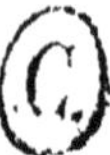

PRÉFACE

Les matières grasses sont des substances utilisées sur une si grande échelle pour tant d'usages alimentaires, médicinaux et industriels, que tout le monde a intérêt à avoir sur elles au moins quelques notions sommaires, surtout en ce qui concerne les caractères qu'elles présentent à l'état normal et ceux qui permettent de reconnaître leurs falsifications.

Leur emploi journalier, qui en fait des articles de consommation courante, leur nombre considérable, les qualités précieuses de certaines d'entre elles, la grande ressemblance que présentent trop souvent, au premier abord, avec les bonnes, celles qui leur sont inférieures, au moins en raison de l'usage auquel on les destine, expliquent aisément pourquoi elles ont été de tout temps l'objet de si nombreuses sophistications, trop faciles et trop lucratives pour ne pas offrir un séduisant appât à des trafiquants malhonnêtes.

Les consommateurs sont les premières victimes de ces fraudes, mais les industriels et les commerçants consciencieux n'ont pas moins que ceux-ci à souffrir de la concurrence déloyale qui leur est faite. À tous depuis longtemps la science est venue apporter son appui, pour les aider à défendre leurs intérêts lésés ; mais les fraudeurs ne se découragent pas aisément et ne cessent de s'ingénier à perfectionner leurs moyens d'action, pour déjouer les efforts des savants qui travaillent à fournir au public les armes nécessaires pour lutter contre leur coupable industrie.

Les pouvoirs publics et les administrations municipales se sont vivement préoccupés, depuis quelques années, des falsifications en général, et de celles des matières grasses en particulier. Des mesures législatives et réglementaires ont été prises, des laboratoires d'analyse ont été créés dans les grandes villes, et maintenant la lutte contre les fraudeurs est plus active que jamais.

Les physiciens et les chimistes veillent et découvrent chaque jour de nouveaux procédés d'essai pour mettre en lumière les nouvelles falsifications inventées tout exprès pour échapper à leur contrôle. Un très grand nombre de travaux ont été faits depuis peu dans cette direction. Les anciens procédés, soumis à une revision sévère ont été bien souvent reconnus défectueux ou infidèles. Mais la plupart de ces recherches sont encore peu connues ; leurs résultats sont disséminés dans des recueils périodiques que tout le monde ne peut avoir à sa disposition.

J'ai pensé qu'il serait utile pour le public intéressé à cette question d'avoir entre les mains un livre facile à consulter et présentant en un petit nombre de pages le résumé des travaux faits jusqu'à ce jour en vue de l'essai des matières grasses et de la recherche de leurs falsifications.

C'est dans cet esprit que j'ai écrit le présent volume. Il ne manque certes pas d'autres ouvrages publiés à diverses époques sur ce sujet ; mais ils ne sont plus au courant de l'état actuel de nos connaissances; quelques-uns sont trop volumineux, ou exposent longuement des procédés aujourd'hui insuffisants, ou contiennent trop de détails étrangers au but spécial indiqué plus haut, l'essai des matières grasses.

Pour ne pas m'exposer à cet inconvénient, j'ai laissé complètement de côté, par exemple, la description des plantes oléagineuses, laissant aux gravures intercalées dans le texte le soin de rappeler leur aspect ou de le faire connaître au lecteur, et je me suis abstenu d'entrer dans des détails inutiles à propos des procédés d'extraction et de purification, ou des applications industrielles.

Je me suis borné à indiquer les caractères, les falsifications et les procédés d'essai. Mais pour pouvoir donner au lecteur des explications suffisamment claires sur certains des sujets que j'avais à traiter, j'ai jugé indispensable d'aborder et de discuter plusieurs questions théoriques, qui sont absolument fondamentales et à propos desquelles les connaissances répandues dans le public sont insuffisantes ou inexactes.

Je ne me suis pas contenté de reproduire les résultats publiés par les nombreux expérimentateurs dont je cite les travaux ; mais je les ai rapprochés et discutés de façon à permettre d'apprécier par leur concordance ou leurs contradictions, le degré de confiance que méritent dans tel ou tel cas les procédés exposés.

Ce contrôle minutieux m'a permis de signaler, outre

d'assez nombreuses divergences entre les auteurs, quelques erreurs trop souvent reproduites jusqu'à présent dans des ouvrages de seconde main.

Chemin faisant j'ai mentionné sommairement un certain nombre de matières grasses entrées depuis peu dans la pratique et dont les caractères sont encore insuffisamment étudiés.

Tel qu'il est, je crois que ce livre pourra rendre de grands services à tous ceux qui, à un titre quelconque, se préoccupent des moyens de reconnaître la pureté des matières grasses ou d'en déceler les falsifications : industriels ou commerçants, fabriquant, vendant ou employant des huiles, beurres, graisses, suifs ou cires, savonniers, stéariniers, pharmaciens, parfumeurs, chimistes des laboratoires municipaux, etc., trouveront rassemblés ici les principaux procédés anciens dignes de confiance, et un grand nombre de procédés récents qui leur permettront de lutter avec succès contre la fraude.

Plusieurs de ces procédés, n'exigeant pas l'emploi d'appareils compliqués et coûteux, sont même à la portée de tout consommateur désireux de contrôler par exemple la bonne qualité des huiles à manger ou à brûler qu'il emploie pour son usage domestique.

C'est avec la conviction d'avoir fait un travail utile que je livre au public ce modeste volume que je me suis efforcé de rendre clair, concis et pratique.

Dr G. BEAUVISAGE.

Faculté de médecine et de pharmacie de Lyon.
Laboratoire de matière médicale.

Juillet 1891.

LES MATIÈRES GRASSES

PREMIÈRE PARTIE

LES MATIÈRES GRASSES EN GÉNÉRAL

CHAPITRE PREMIER

CARACTÈRES GÉNÉRAUX

1. Définition

Les matières grasses constituent, parmi les matières premières, une sorte de famille assez bien définie dans la pratique, quoique, au point de vue scientifique, il soit en réalité fort difficile de délimiter ce groupe d'une manière absolument précise et rigoureuse. Pour bien se rendre compte des causes de cette difficulté, il importe tout d'abord de bien définir les termes que l'on emploie, et de distinguer nettement deux expressions, trop souvent considérées comme synonymes, *matières grasses* et *corps gras*. Ces deux expressions ont une valeur toute différente ; les deux groupes de substances auxquels elles s'appliquent, relèvent, par leur nature même, de deux sciences complètement distinctes par leur objet comme par leurs méthodes, bien qu'elles doivent à chaque instant se prêter un mutuel concours, l'*histoire naturelle* et la *chimie*.

Tandis que la chimie est une science exacte, rigide, dont les résultats, une fois bien acquis, sont déterminés, fixes, invariables, l'histoire naturelle est une science pour ainsi dire flexible, souple, élastique, qui s'applique à des objets essentiellement variables, les êtres organisés, dont les caractères ont toujours quelque chose de mobile et d'inconstant ; ses résultats ne sont jamais absolus et comportent toujours des exceptions, aussi ne doivent-ils être formulés qu'avec une grande prudence et accompagnés de sages réserves.

Or les corps gras, dont l'étude appartient essentiellement à la chimie, sont des principes immédiats bien définis par leur composition élémentaire et leurs propriétés physiques et chimiques : ce sont des éthers du glycéryle, des glycérides neutres, dont la décomposition par hydratation (appelée *saponification*) donne de la glycérine et un acide gras, en proportion invariable.

Les matières grasses, au contraire, sont des substances naturelles complexes, retirées, d'ordinaire par des procédés purement physiques, du corps des animaux ou des plantes où elles préexistaient ; ce sont des mélanges en proportion plus ou moins variable, d'un certain nombre de principes définis ; leur composition pouvant changer dans de certaines limites, leur propriétés devront par suite subir des modifications parallèles.

Par exemple, le corps d'un Mouton contient du suif, et le suif renferme de la stéarine. Le Mouton appartient à l'histoire naturelle des êtres vivants ; le suif, à l'histoire naturelle des matières premières organiques ; la stéarine, à la chimie. La stéarine est un corps gras défini, un stéarate de glycéryle, de composition constante, contenant toujours la même proportion de carbone, d'hydrogène et d'oxygène. Le Mouton, au contraire, peut être plus ou moins gras, suivant les conditions biologiques d'hérédité, d'alimentation, d'hygiène, de climat, etc., dans lesquelles il a vécu : son corps peut contenir une plus ou moins grande quantité de suif. De même, par suite de causes analogues, difficiles à préciser rigoureusement, le suif peut contenir une proportion variable de stéarine et certaines de ses propriétés s'en ressentiront.

On ne devra donc pas s'étonner de l'inconstance que j'aurai à signaler dans les caractères des matières grasses naturelles, qui, par cela même qu'elles proviennent directement d'êtres vivants, participent, dans une certaine mesure, à la variabilité des caractères propres à ces êtres eux-mêmes.

Mais ce n'est pas tout : à ces causes biologiques de variabilité viennent s'en ajouter d'autres qui tiennent soit à l'altérabilité de la substance, soit aux différents procédés physiques d'extraction, soit aux procédés chimiques de purification.

Je serai par conséquent très réservé dans l'exposé sommaire que je ferai des caractères généraux des matières grasses naturelles ; certaines des restrictions qui vont suivre pourront surprendre tout d'abord ; on en comprendra plus tard les motifs.

Ces substances nous offrent à considérer des caractères physiques, chimiques et organoleptiques.

Elles sont en général plus légères que l'eau et complètement insolubles dans ce liquide, peu solubles dans l'alcool, beaucoup plus solubles dans l'éther, les essences, le chloroforme, la benzine, le sulfure de carbone ; mises en contact avec le papier, elles y laissent une tache transparente durable, résistant au temps et à l'action de la chaleur.

Elles sont en général composées d'un mélange de plusieurs corps gras définis, dont les principaux sont la stéarine, la palmitine et l'oléine, ou, pour être plus précis, la tristéarine, la tripalmitine et la trioléine.

Elles sont donc en général neutres et saponifiables par les alcalis et les oxydes métalliques, qui mettent en liberté la glycérine en s'unissant avec les acides gras, qu'on peut séparer à leur tour de cette nouvelle combinaison, appelée *savon*.

Elles sont combustibles et brûlent avec une flamme fuligineuse et éclairante, en donnant des produits pyrogénés à odeur désagréable tels que l'acroléine.

La plupart de ces propriétés chimiques et physiques sont sujettes à des exceptions pour telle ou telle des substances rangées dans le groupe des matières grasses, ce groupe étant compris dans sa plus large acception, et on verra par la suite combien il est difficile d'en établir avec précision les limites naturelles.

Quels sont maintenant les caractères très variables qui

peuvent permettre de distinguer ces substances les unes des autres?

Ce sont d'abord leurs caractères organoleptiques, c'est-à-dire l'impression qu'elles feront sur nos sens.

La simple inspection nous fera connaître l'état solide ou liquide, la couleur, la limpidité, la translucidité ou l'opacité, la fluidité, ou bien, si la substance est solide, l'aspect mat ou brillant de sa surface.

La palpation de cette substance solide nous renseignera sur sa consistance plus ou moins ferme, sa fragilité ou sa friabilité, et nous donnera la sensation, difficile à définir, du toucher plus ou moins gras ou cireux.

La coopération des deux sens de la vue et du toucher nous permettra de constater l'aspect de la surface frottée ou entamée par l'ongle, ainsi que la cassure compacte, grenue, fibreuse ou cristalline.

Souvent l'odeur et la saveur nous fourniront d'importants caractères, et quelquefois même le sens de l'ouïe pourra intervenir pour noter la sonorité ou la matité du bruit produit par le choc.

En somme ces caractères organoleptiques sont pour la plupart des caractères physiques constatés par l'observation pure et simple; ils sont vagues, superficiels, propres tout au plus à mettre sur la voie, à suggérer une hypothèse, impuissants en général à créer la certitude sur l'identité de la substance et sur son intégrité.

Il y a toujours lieu de recourir à l'expérimentation, au moyen de laquelle on constate des caractères physiques plus précis, susceptibles d'être exprimés par des nombres, et des caractères chimiques dont quelques-uns ont aussi une assez grande précision.

Avant d'aborder l'énumération des principaux procédés pratiques d'essai des matières grasses, il importe de jeter un coup d'œil d'ensemble sur les principales propriétés que ces procédés nous permettent de reconnaître et d'apprécier, afin de bien se rendre compte de la valeur des indications qu'ils sont susceptibles de fournir.

2. État liquide ou solide.

Examinons d'abord les caractères physiques; le premier qui frappe, à première inspection, c'est l'état solide ou liquide de la substance à la température ordinaire: ce caractère, quoique un peu vague, n'en a pas moins une importance pratique réelle. La détermination expérimentale du point de fusion ou de congélation donne des indications plus précises, mais qui sont loin d'être aussi absolues qu'on serait tenté de le croire, en effet, pour des mélanges complexes et plus ou moins variables dans leur composition, comme les matières grasses naturelles, les lois physiques relatives aux changements d'état ne sont pas applicables dans toute leur rigueur, comme lorsqu'il s'agit de certains corps chimiquement définis.

Point de fusion. — Ainsi nous verrons que la plupar des substances grasses solides commencent à fondre à une certaine température et ne sont complètement liquéfiées qu'à une température beaucoup plus élevée.

Cela paraît contraire aux lois de la fusion d'après

lesquelles : 1° tout corps entre en fusion à une température déterminée, invariable pour chaque substance, si la pression est constante ; 2° quelle que soit l'intensité de la source de chaleur, depuis le moment où la fusion commence, la température cesse de s'élever et reste constante jusqu'à ce que la fusion soit complète.

Comment se fait-il que les matières grasses naturelles semblent échapper à ces lois? Cela tient à plusieurs causes que je vais indiquer.

D'abord, chacun des corps gras définis qui se trouvent à l'état de mélange, dans la matière grasse, a son point de fusion propre, et tend à se fondre à ce point, indépendamment des autres corps auxquels il se trouve associé. Si cette cause était la seule, les choses seraient encore assez simples, et nous verrions, par exemple, à la suite d'une élévation progressive de la température, l'oléine, la palmitine, la stéarine se liquéfier successivement, chacune au degré déterminé pour son point de fusion ; ce degré même n'est pas encore bien déterminé pour chacune d'elles, et est sujet à varier notablement dans des circonstances encore mal connues.

Mais d'autres causes interviennent qui modifient profondément le phénomène et viennent hâter ou retarder la fusion de la masse : la plupart tiennent à l'état de mélange. Les corps les moins fusibles tendent à retenir les plus fusibles par une sorte d'imbibition, et les plus fusibles tendent à dissoudre les moins fusibles. L'antagonisme entre ces deux tendances amène, dans de certaines limites de température, la production d'un état mou, pâteux qui est intermédiaire entre l'état solide et l'état liquide, et que l'on peut, dans le cas qui nous occupe, considérer comme un état d'imbibition d'une masse solide par sa solution saturée.

On comprend aisément que ce phénomène peut varier à l'infini, suivant la nature et la proportion des corps gras, plus ou moins bien définis, qui entrent dans la composition du mélange.

Ce n'est pas tout encore : des substances diverses, liquides ou solides, peuvent se trouver mélangées l'une à l'autre dans une masse solide, sans être réciproquement solubles et il pourra y avoir imbibition ou incorporation sans solubilité, comme, à l'état liquide, il pourra y avoir émulsion et non dissolution; or, des substances diverses peuvent se trouver mélangées, dans ces conditions, aux véritables corps gras, dans les matières grasses naturelles et modifier quelque peu leur point de fusion.

Enfin, dans certains cas, il peut se faire entre deux corps gras, non plus un simple mélange, mais une véritable combinaison chimique; il en résultera un nouveau corps qui aura son point de fusion distinct des précédents, et qui sera susceptible de se décomposer à une certaine température, en mettant en liberté, à l'état de mélange, les deux corps gras qui l'avaient constitué par leur union. Ce cas est peut-être plus fréquent qu'on ne serait tenté de le croire; car le plus souvent un mélange de corps gras, ou même d'acides gras, présente un point de fusion inférieur à celui du plus fusible des composants, comme il arrive pour les alliages métalliques, ce qui tend à confirmer l'hypothèse d'une combinaison chimique entre eux. Quoi qu'il en soit les chimistes ont constaté d'une manière générale que tout mélange, toute impureté qui modifie le point de fusion d'un corps, le fait varier dans le sens de l'abaissement.

Point de congélation. — Ce qui vient d'être dit du point de fusion des matières grasses solides est également applicable au point de solidification ou de congélation des matières grasses liquides. Mais il y a lieu d'ajouter à ce sujet quelques remarques supplémentaires.

Les lois de la solidification, telles qu'on les trouve dans les traités de physique, sont généralement formulées de la manière suivante : 1° La solidification se produit, pour chaque corps, à une température fixe, qui est précisément celle de la fusion : 2° depuis le moment où la solidification commence, jusqu'à celui où elle est complète, la température du liquide reste constante.

Or ces lois ne sont pas aussi absolues qu'on pourrait le croire et souffrent diverses exceptions. Tout d'abord on ne saurait admettre dans la rigueur de son texte, la dernière partie de la première loi. En effet, si à 0° la glace fond, l'eau produite par cette fusion ne peut reprendre l'état solide par le simple fait de la persistance de cette température de 0° ; ou encore si l'on apporte dans un local maintenu à 0° un morceau de glace et de l'eau liquide, on ne verra pas en même temps la première fondre et la seconde se congeler.

Il est donc rationnel d'admettre que, si la glace fond à 0°, l'eau ne pourra se congeler qu'à une température inférieure à 0°. Si petite que soit la différence, il y en a forcément une, et d'une manière générale le point de solidification est toujours inférieur au point de fusion; si voisins qu'ils soient dans bien des cas, ils sont toujours différents.

Mais si l'on examine les matières grasses naturelles, ou même les corps gras définis, ou les acides gras, ce fait devient particulièrement évident; car pour eux il y a toujours une différence notable entre le point de fusion et le point de solidification de la même substance.

Une autre exception, bien connue, est celle qui se rapporte aux cas de surfusion, très fréquents pour les matières grasses, c'est-à-dire aux cas où une substance se refroidit notablement au-dessous de son point de congélation sans se solidifier; mais alors un moment arrive où, sous l'influence de vibrations subies par elle ou de quelque autre cause connue ou inconnue, elle se prend en masse tout à coup, et sa température remonte au point de congélation.

Il y a encore, pour les matières grasses en particulier, d'autres exceptions remarquables aux lois de la fusion et de la solidification; elles consistent dans des variations encore mal expliquées qui tiennent à des conditions diverses. L'une des plus remarquables tient à la température à laquelle a été portée une substance avant sa solidification.

Par exemple la stéarine, corps gras défini, est fusible, suivant les auteurs, à 61°, à 63°, à 64°,2 ou même à 71°; or, d'après Duffy, une stéarine fondue à 63°, puis chauffée à 65°, se solidifie à 61° et alors ne fond plus qu'à 66°,5; si, au contraire, fondue à 63°, elle a été chauffée à 68°, elle n'est solidifiée qu'à 51, fusible alors à 53°, puis solidifiée de nouveau, elle reprend son point de fusion primitif de 63°. M. Berthelot a observé des phénomènes analogues pour divers corps gras naturels ou artificiels. Ces variations des points de fusion et de solidification, parfois influencées par la forme du vase où se fait l'expérience, sont toujours accompagnées de variations considérables dans la densité; on paraît tendre à attribuer ces variations a des phénomènes moléculaires de polymérisation.

Il est certain, en tout cas, que, en dehors des causes inconnues qui viennent faire varier ces caractères, il en est une à laquelle il faut toujours songer, à propos de la fusion ou de la solidification des matières grasses, c'est leur faible conductibilité pour la chaleur et, par suite, la lenteur de la propagation centripète ou centrifuge du calorique à travers leur masse.

Il est facile de concevoir combien l'action simultanée de ces diverses causes peut venir compliquer la question du point de fusion et du point de congélation des matières grasses. On ne s'étonnera donc pas de constater les écarts, souvent considérables, que présentent entre eux les chiffres donnés à ce sujet par divers expérimentateurs, suivant le procédé employé par chacun d'eux, et peut-être suivant le point de vue auquel il s'est placé en instituant son expérience. On n'accueillera enfin qu'avec une grande réserve les chiffres donnés comme absolus pour des substances qui, en leur qualité de mélanges plus ou moins hétérogènes, ne paraissent pas pouvoir présenter un point de fusion unique et rigoureusement déterminable.

3. Densité.

Un second caractère variable des matières grasses naturelles est la densité. Ici nous ne trouvons aucune des difficultés et des complications qui se présentaient à nous dans le cas précédent ; en effet, quel que soit l'état du mélange, sa densité sera toujours une simple résultante arithmétique de la proportion en poids et de la densité de chacun des composants, tant qu'il n'y a pas combinaison chimique entre eux.

Quant aux procédés à employer, ils varient suivant que la substance à étudier est solide ou liquide ; nous les examinerons plus loin. J'appellerai seulement l'attention sur deux points : d'abord, comme la densité varie avec la température, il est nécessaire de déterminer exactement celle-ci et même d'opérer à une température constante pour toutes les expériences, afin que leurs résultats soient comparables ; ensuite il faut éviter de plonger une matière grasse solide dans un liquide susceptible de dissoudre une quelconque des substances qui entrent dans sa composition.

A propos de la température, la plupart des auteurs qui ont publié des chiffres de densité de matières grasses ont opéré à + 15° ; il est regrettable que tous n'aient pas fait de même, les chiffres donnés à + 12° ou à + 18°, par exemple, ne pouvant être utilement rapprochés des premiers.

4. Solubilité.

Nous trouverons souvent des caractères importants pouvant servir à reconnaître les matières grasses naturelles dans l'action des principaux dissolvants. Ceux-ci, principalement l'alcool ordinaire, l'alcool absolu et l'éther, employés froids ou bouillants, pourront dissoudre la totalité de la substance, soit en toutes proportions, soit en proportions déterminées ; dans d'autres cas ils ne dissoudront que tel ou tel des corps en mélange.

5. Autres caractères physiques.

En dehors de ces trois caractères physiques principaux, point de fusion ou de congélation, densité et solubilité, il en est quelques autres, auxquels il sera fait allusion par la suite, mais sur lesquels il n'y a pas lieu de s'arrêter maintenant, tels que la fluidité, la réfringence, le coefficient de dilatation, la conductibilité électrique, etc.

6. Propriétés chimiques.

Nous aurons enfin à relever certaines propriétés chimiques variables des diverses substances grasses. Leur altération spontanée à l'air peut avoir deux conséquences principales : ou bien la production d'acides gras volatils à odeur désagréable, ce qui constitue le *rancissement*, ou bien la formation de substances résinoïdes amenant la solidification d'une matière grasse liquide, qu'on qualifie alors de *siccative*.

Certaines réactions chimiques peuvent donner de précieuses indications sur l'identité des matières grasses liquides qu'on appelle des huiles. Les deux principales consistent dans l'emploi de l'acide azotique seul ou du même acide azotique combiné au mercure. Cette deuxième réaction est particulièrement importante en ce qu'elle peut permettre de reconnaître les huiles non siccatives qu'elle coagule, des huiles siccatives qu'elle laisse limpides. Je reviendrai plus tard sur ces deux procédés d'essai des huiles pour indiquer les détails de leur mise en pratique et les réactions colorées qu'ils produisent sur les principales d'entre elles.

J'aurai encore à signaler les effets obtenus sur certaines substances par l'emploi de beaucoup d'autres réactifs qui permettent d'en déceler les falsifications; en particulier leur saponification plus ou moins facile par les alcalis, et les caractères du savon ainsi obtenu, résultant de la combinaison de l'alcali avec les acides gras qu'elles renferment, les caractères et le dosage des acides gras retirés de ce savon, l'élévation de température produite par l'action de l'acide sulfurique, etc.

Quant à la composition chimique des matières grasses naturelles, je la ferai connaître autant que le permettront les travaux des chimistes qui se sont occupés de chacune d'elles. Mais on verra combien d'incertitude et de contradictions on rencontre à ce propos, et on comprendra qu'il n'y a pas là un moyen pratique de détermination de l'identité et de la pureté de ces substances.

On remarquera ensuite que ce ne sont pas seulement des corps gras définis qui entrent dans leur composition; ils en constituent le plus souvent la grande masse, mais ils peuvent contenir en mélange d'autres substances très diverses, des acides gras libres, de la glycérine libre, des éthers autres que ceux de la glycérine, des essences, des résines, des albuminoïdes, des alcaloïdes, des principes amers, caustiques, purgatifs ou autres, auquels souvent les matières grasses utilisées doivent leurs principales propriétés.

CHAPITRE II

USAGES, ORIGINE ET EXTRACTION

1. Usages.

En dehors de celles qui constituent par elles-mêmes des remèdes actifs, beaucoup de matières grasses sont employées en pharmacie comme véhicules des substances médicamenteuses les plus diverses. Elles sont, en effet, capables d'en dissoudre un grand nombre ou de se les incorporer sans dissolution, et rendent de précieux services dans la médication externe ou interne, soit dans leur état naturel, sous la forme de pommades, onguents, émulsions, liniments, suppositoires, soit à la suite de leur transformation en savons médicinaux.

Leurs usages dans l'industrie, les arts et l'économie domestique sont nombreux et connus; elles sont employées pour la fabrication des savons et des bougies stéariques, pour la préparation des cuirs, pour le graissage des machines et des rouages d'horlogerie, pour la peinture, la parfumerie, l'éclairage, l'alimentation.

2. Origine.

Elles ont une origine animale ou végétale.

Chez les animaux, elles se trouvent particulièrement abondantes dans le tissu cellulo-adipeux sous-cutané et sous-séreux des Vertébrés supérieurs, dans le lait et la moelle des os des Mammifères, dans le parenchyme du foie des Poissons, dans certaines parties du corps ou dans certaines sécrétions des insectes. On les divise un peu artificiellement, suivant leur état et leur consistance, en *Huiles* (liquides à la température ordinaire), *Beurres*, *Moelles*, *Graisses*, *Suifs* et *Cires*, solides à la température ordinaire, et de moins en moins fusibles.

Chez les végétaux, les matières grasses peuvent se rencontrer dans toutes les parties, racines, rhizomes, tiges, feuilles, écorces, fleurs, mais celles qui sont assez abondantes pour être exploitables, proviennent de trois sources principales, de l'embryon et de l'albumen de beaucoup de graines, du péricarpe de plusieurs fruits, et de certaines exsudations épidermiques.

3. Extraction.

Quant aux procédés d'extraction, il sont peu variés en principe et peuvent se ramener à trois principaux, *l'expression*, *l'action de la chaleur* et *l'épuisement par certains dissolvants.*

Tantôt on presse simplement les organes riches en matière grasse liquide, et celle-ci s'écoule généralement assez pure.

Tantôt on presse en chauffant, ce qui augmente le rendement, mais augmente aussi la quantité de substances diverses en dissolution ou mélange, et donne un produit de qualité inférieure; tantôt on fait agir la chaleur seule, ou avec le concours de certains agents chimiques qui facilitent l'extraction, ce qui est le cas pour les graisses animales.

L'épuisement par lixiviation à l'aide d'un dissolvant approprié, surtout le sulfure de carbone, qui ne fut pendant longtemps qu'un procédé de laboratoire, a pris rang depuis un certain temps parmi les grands procédés industriels.

4. Purification.

Après leur extraction, certaines matières grasses naturelles renferment une notable proportion de principes divers dont la présence nuirait à leur emploi, soit en favorisant leur altération, soit en leur communiquant des propriétés fâcheuses ; elles doivent alors subir, avant d'être livrées au commerce, diverses opérations qui ont pour but leur épuration, leur désinfection et s'il y a lieu leur décoloration.

5. Classification.

Au point de vue pratique, on peut, quelle que soit leur origine, animale ou végétale, classer les matières grasses naturelles en trois grandes catégories d'importance très inégale.

La première est celle des *huiles* proprement dites, liquides à la température ordinaire de nos climats.

La deuxième comprend les substances plus ou moins solides appelées *huiles concrètes*, *beurres*, *moelles*, *graisses* et *suifs*.

La troisième enfin renferme les *cires* qui constituent un groupe un peu aberrant, mais qui, comme on le verra, ne peuvent être séparées complètement des autres.

Nous passerons successivement en revue ces trois catégories, en examinant pour chacune d'elles les procédés généraux d'essai, puis les caractères des principales substances utilisées ou utilisables, ainsi que les procédés particuliers d'essai qui pourront avoir été préconisés pour chacune d'elles, soit pour la reconnaître à l'état pur, soit pour déceler les falsifications dont elle aura pu être l'objet.

DEUXIÈME PARTIE

LES HUILES

CHAPITRE PREMIER

CARACTÈRES ET PROCÉDÉS GÉNÉRAUX D'ESSAI DES HUILES

I. CARACTÈRES GÉNÉRAUX

On donne couramment le nom d'*huiles* aux matières grasses liquides à la température ordinaire. Cette catégorie est d'ailleurs tout à fait artificielle, puisque la température ordinaire est quelque chose d'essentiellement variable, suivant le temps et le lieu, et que certaines substances, liquides sous les tropiques, sont solides dans nos climats tempérés : huiles là-bas, elles deviennent ici des beurres. Il n'y a donc aucune limite naturelle bien tracée entre ces deux groupes ; mais cette division étant simple et commode, il n'y a pas grand inconvénient à la conserver, dans la pratique, sans s'interdire pour cela de songer à une classification un peu plus rationnelle.

A propos du nom d'*huiles* donné aux matières grasses liquides, il faut se mettre en garde contre une confusion que pourrait amener, dans l'esprit de quelques personnes, l'emploi de ce mot pour désigner des choses toutes différentes ; le fait est très fâcheux, mais il est tellement consacré par l'usage qu'il nous est bien difficile de réagir contre lui, et que nous devons nous borner à le constater pour nous mettre en garde contre ses inconvénients.

Il ne faut donc pas confondre les *huiles grasses* ou *huiles fixes*, les seules qui nous occupent ici, avec les *huiles volatiles*, *huiles essentielles* ou *essences*, produits naturels ou artificiels tout différents, ni avec les *huiles minérales*, qui sont des hydrocarbures, ni avec les *huiles pyrogénées*, qui sont des produits artificiels, ni même avec les *huiles médicinales*, qui sont des médicaments officinaux composés.

On pourrait répéter, à propos des huiles fixes, les caractères généraux des matières grasses, mais avec un peu moins de réserves, car un certain nombre d'exceptions à ces caractères se trouvent éliminées avec les beurres et les cires. Par exemple, non seulement elles sont toutes liquides par définition, mais encore toutes plus légères que l'eau.

Les huiles ont d'ordinaire une couleur jaune plus ou moins accentuée, qu'elles doivent à divers principes distincts des corps gras définis qui les constituent essentiellement. Quelques-unes d'entre elles ont une nuance verte, rouge ou brune. Toutes sont décolorables par l'action combinée de la chaleur, du charbon et de la lumière solaire, et par certains agents chimiques.

Les huiles peuvent être groupées d'une manière assez naturelle en deux grandes catégories : les *huiles siccatives* et les *huiles non siccatives*. Ces deux groupes se distinguent plus ou moins nettement l'un de l'autre par certaines propriétés physiques et chimiques.

Les huiles siccatives sont ordinairement plus denses et se solidifient à l'air, quand elles sont étalées en couche mince ; leur siccativité est plus ou moins accentuée, c'est-à-dire qu'elles ne se résinifient pas toutes aussi rapidement les unes que les autres.

Pour une même huile d'ailleurs, cette propriété est sujette à varier sous l'influence de diverses conditions physiques, telles que la nature de la surface en contact, la température, l'éclairage : ainsi la dessiccation est activée par la chaleur et la lumière blanche ; elle est ralentie par le froid et les lumières colorées, moins par la bleue et la rouge, bien plus par la verte et surtout la jaune : elle est tout à fait empêchée par l'obscurité. Enfin ces huiles ne renferment, dit-on, que peu ou point d'oléine, et se saponifient plus difficilement.

Les huiles non siccatives étalées en couche mince, ne se solidifient pas à l'air ; ordinairement plus légères, elles sont facilement saponifiables et paraissent contenir toujours une assez forte proportion d'oléine.

Leurs caractères organoleptiques seront indiqués à propos de chacune d'entre elles dans le chapitre suivant.

Quant à ce qui concerne leurs caractères physiques et chimiques, un grand nombre de procédés de détermination ont été préconisés. J'exposerai les plus importants d'entre eux, dont l'utilité pratique a été généralement reconnue, me bornant à signaler les autres et à renvoyer aux publications où ces procédés sont décrits en détail.

Tous ces procédés indiquant des caractères différentiels entre les principales huiles commerciales peuvent permettre, surtout si l'on en emploie successivement plusieurs, non seulement de distinguer les unes des autres les huiles pures, mais de reconnaître les mélanges frauduleux ; car dans tous les cas ces mélanges présenteront une transition plus ou moins accentuée entre les caractères des diverses huiles qu'ils contiennent.

II. PROCÉDÉS PHYSIQUES

1. Prise de densité.

Plusieurs procédés peuvent être employés pour déterminer la densité d'une huile. Ce sont d'abord les procédés généraux applicables à tous les liquides, et décrits dans tous les traités de physique, ce qui nous permettra de ne pas nous y appesantir longuement[1]. D'autres procédés consistent dans l'emploi de certains instruments dont quelques-uns sont spécialement construits pour l'objet qui nous occupe.

Rappelons sommairement les premiers et tout d'abord le principe d'Archimède sur lequel sont fondés plusieurs d'entre eux, savoir : « Tout corps plongé dans un liquide

[1] Voir en particulier Wundt, *Traité de Physique*, traduit par F. Monoyer, annoté par Imbert, Paris, 1884, p. 131. — Buignet, *Manipulations de physique*, Paris, 1877, p. 20 et suiv.

perd de son poids une quantité égale au poids du volume de liquide qu'il déplace. »

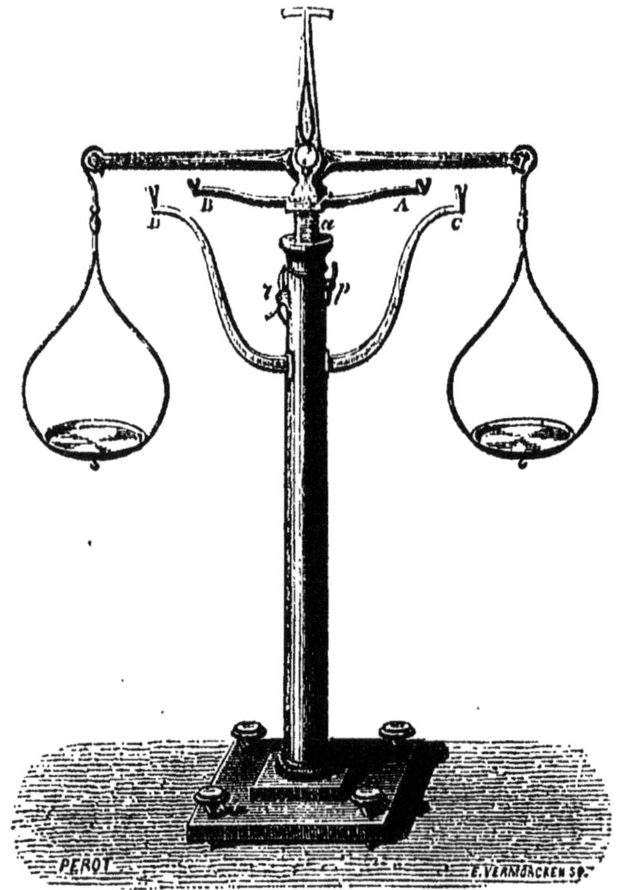

Fig. 1. — Balance hydrostatique.

Le premier procédé est celui de la balance hydrostatique (fig. 1). On suspend sous l'un des plateaux de cette balance une sorte d'ampoule en verre contenant du mercure et qu'on appelle un plongeur (fig. 2); on lui fait équilibre avec une tare quelconque mise dans l'autre plateau. Puis on place un vase contenant de l'eau distillée de telle façon que le plongeur soit complètement immergé (fig. 3); la perte de poids qu'il éprouve fait pencher la balance

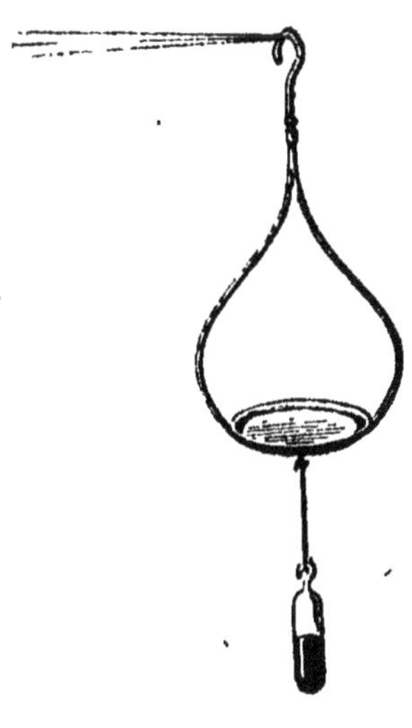

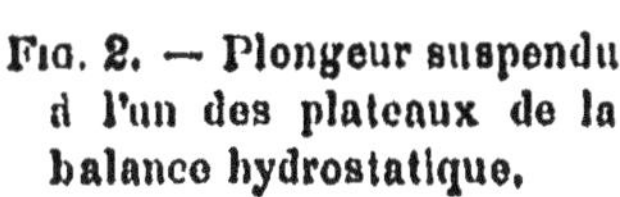

Fig. 2. — Plongeur suspendu à l'un des plateaux de la balance hydrostatique.

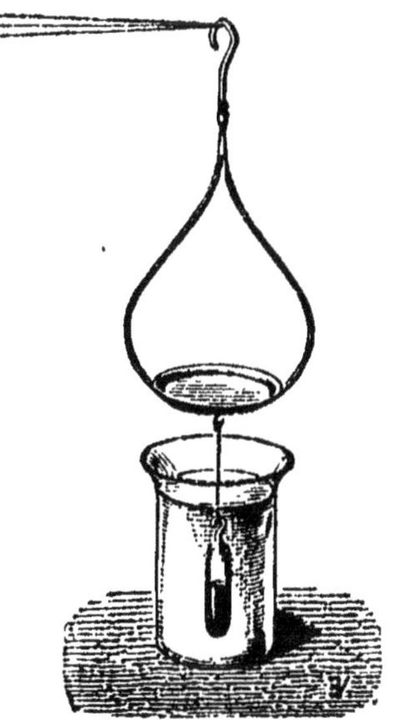

Fig. 3. — Le même plongeur immergé dans l'eau ou dans l'huile.

du côté opposé; on rétablit l'équilibre en mettant dans le plateau qui supporte le plongeur des poids marqués qui indiquent en grammes le poids du volume d'eau déplacé, et par suite, en centimètres cubes, ce volume lui-même, réserve faite de la correction de température.

On essuie soigneusement le plongeur et on répète la même opération en immergeant le plongeur dans l'huile à examiner; on obtient ainsi le poids du même volume d'huile, et, sachant que la densité est, pratiquement, le rapport du poids au volume, on n'a plus qu'à faire le calcul d'après la formule $D = \frac{P}{V}$, c'est-à-dire à diviser le poids de l'huile par son volume, ou, pour parler plus clairement, le poids perdu dans l'huile par le poids perdu dans l'eau, et on multiplie le quotient par le chiffre de la densité de l'eau à la température de l'observation [1].

Procédé du flacon. — Le deuxième procédé, celui du flacon, est beaucoup plus délicat et exige des précautions

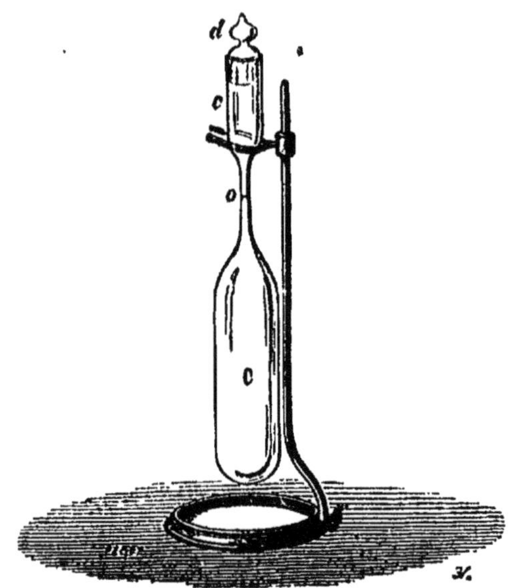

Fig. 4. — Flacon à densité de M. Regnault.

très minutieuses. Il consiste dans l'emploi d'un flacon spécial, flacon à densité (fig. 4), que l'on pèse avec précision, d'abord vide et sec, puis rempli d'eau distillée, enfin

[1] On trouvera ce chiffre dans Buignet, *loc. cit.*, p. 748.

rempli d'huile; on obtient, par différence des deux dernières pesées avec la première, le poids de l'eau distillée et le poids de l'huile, on divise le second par le premier et on fait la correction de température comme dans le cas précédent, en multipliant le quotient par le chiffre de la densité de l'eau à la température de l'expérience.

Aréomètre de Fahrenheit. — Le troisième procédé est celui de l'aréomètre de Fahrenheit (fig. 5), flotteur en

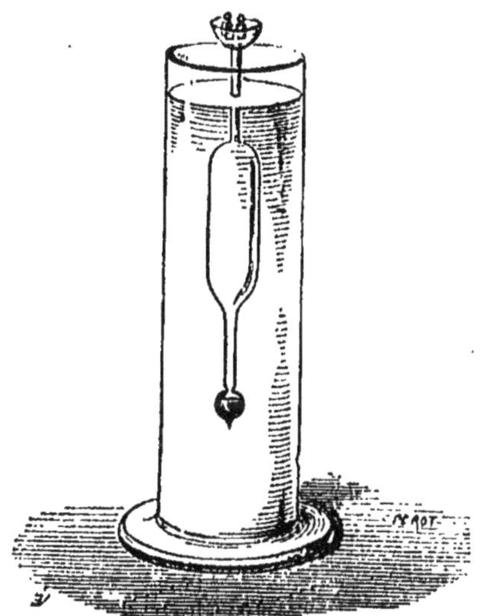

Fig. 5. — Aréomètre de Fahrenheit.

verre à volume constant et à poids variable, portant au sommet de la tige grêle qui le surmonte, une cupule destinée à recevoir des poids. On a déterminé, une fois pour toutes, son poids à sec et dans l'air. Lorsqu'on veut s'en servir, on le plonge d'abord dans l'eau distillée et on met dans la cupule les poids marqués nécessaires pour que l'instrument s'y enfonce jusqu'à un trait de repère marqué sur la tige : ces poids ajoutés au poids connu de l'aréomètre donnent le poids du volume d'eau distillée déplacé. Après avoir essuyé l'aréomètre, on le plonge alors dans l'huile à essayer, en opérant comme précédemment ; on obtient ainsi le poids du même volume d'huile, et on fait avec ces données le même calcul que dans les deux premiers cas.

Ces trois procédés obligent à effectuer un calcul, aussi leur préfère-t-on d'ordinaire, pour les essais commerciaux, ceux qui dispensent l'opérateur d'avoir à faire ce calcul.

Ballon jaugé. — Dans la pratique, lorsqu'on n'a pas besoin d'une précision absolument rigoureuse, on peut

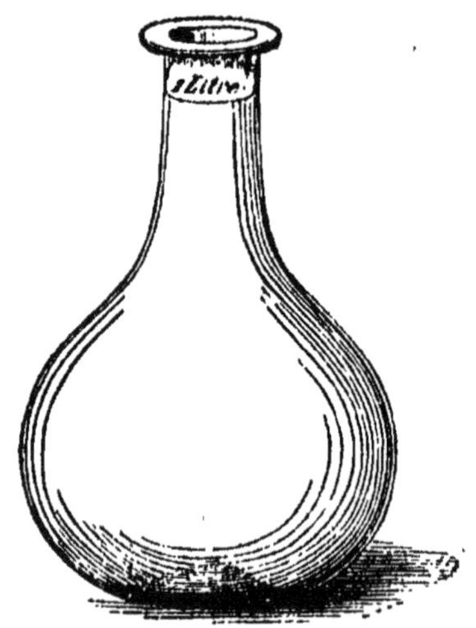

Fig. 6. — Ballon jaugé.

employer un procédé élémentaire qui est une simplification de la méthode du flacon, et qui consiste à peser un litre d'huile, en se servant d'une bonne balance bien juste et bien sensible, et d'un ballon d'un litre à goulot étroit (fig. 6), exactement jaugé et préalablement taré avec précision. Le poids du litre d'huile, divisé par 1000, donne par ce moyen le chiffre de la densité avec une approximation très suffisante dans beaucoup de cas.

Aréomètres à poids constant, densimètres, oléomètres. — Les autres procédés les plus usités et les plus commodes sont fondés sur l'emploi des aréomètres à poids constant, gradués pour liquides moins denses que l'eau.

L'ancienne graduation de Baumé, purement conventionnelle et ayant l'inconvénient de ne pas indiquer la densité, tend à être abandonnée maintenant. On lui a substitué la graduation densimétrique, et on emploie des aréomètres appelés *densimètres* qui donnent à simple lecture le chiffre de la densité des liquides dans lesquels ils sont plongés. Les densimètres pour liquides moins denses que l'eau (fig. 7 et 8) sont en général lestés et gradués de telle façon que l'affleurement se produise au bas de la tige quand ils flottent dans l'eau distillée, et vers le sommet de la tige quand on les plonge dans le liquide le moins dense dont on ait à se préoccuper.

Pour l'essai des huiles, on n'a même pas besoin d'un densimètre donnant la densité de l'eau (1,000) : il suffit, pour tous les cas possibles, qu'il soit gradué de 0,965 à 0,880, limites extrêmes comprenant les chiffres de la plus dense des huiles (huile de Ricin) et de la moins dense (huile de Cachalot). Il est bon de remarquer que plus la tige sera grêle et longue par rapport au volume du cylindre flotteur, et plus le densimètre sera sensible, en raison de l'écartement des degrés de la graduation.

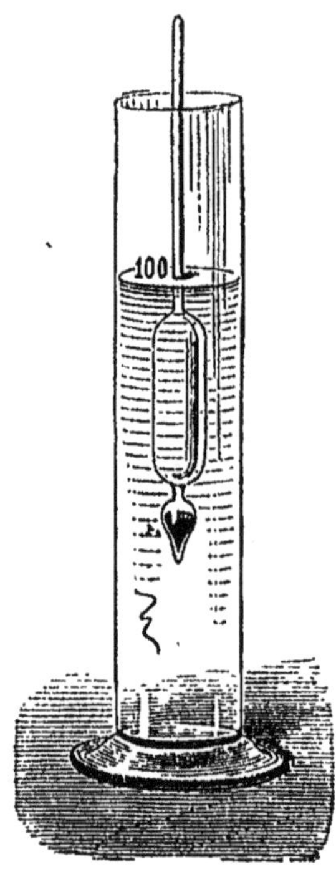

Fig. 7. — Densimètre plongé dans l'eau distillée à + 4°.

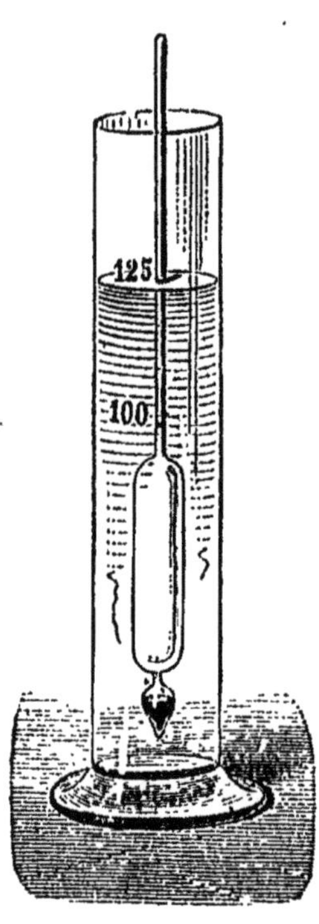

Fig. 8. — Densimètre plongé dans un liquide de densité 0,80, et portant au point d'affleurement la graduation volumétrique 125, indiquant que 125 volumes de ce liquide ont un poids égal à celui de 100 volumes d'eau distillée à + 4°.

C'est d'après ces principes qu'a été construit l'*oléomètre à froid* de Lefebvre (fig. 9), dont l'échelle un peu plus restreinte ne s'étend que de 0,040 (marqué 40) en bas de la tige, à 0,000 (marqué 00) en haut, et com-

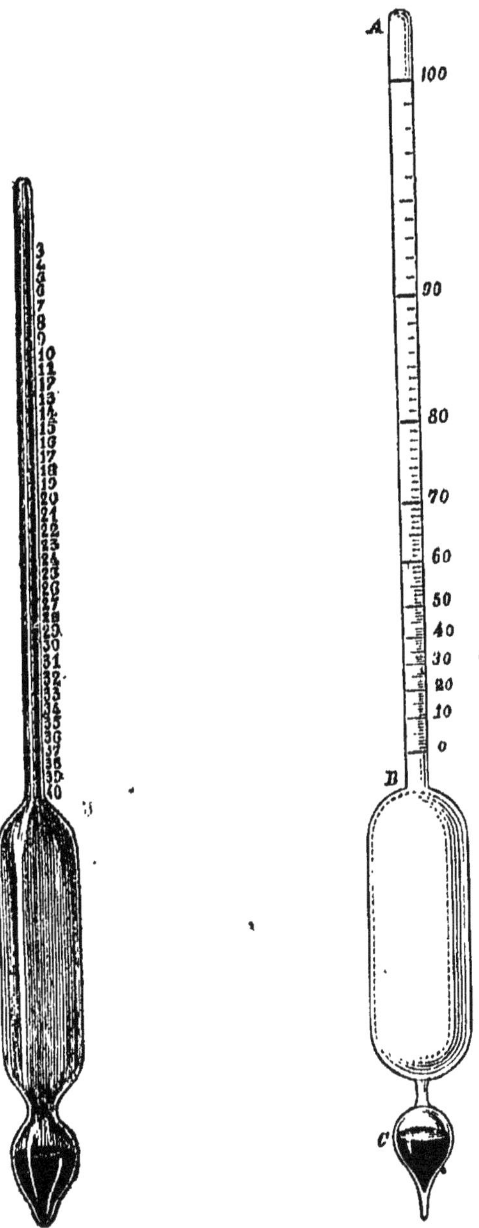

Fig. 9. — Oléomètre à froid de Lefebvre.

Fig. 10. — Alcoomètre centésimal de Gay-Lussac.

prend encore l'immense majorité des huiles commerciales ; cet instrument étant gradué à + 15°, il y a lieu, quand on opère à une autre température, d'effectuer des corrections en augmentant la densité de 0,001 par 1°,5 au-dessous, et en diminuant d'autant par 1°,5 au-dessus de + 15°, pourvu que l'écart ne soit pas trop grand, toutes les huiles n'ayant pas le même coefficient de dilatation. En face de leurs chiffres de densité sont écrits, sur l'échelle de l'oléomètre, les noms des principales huiles, accompagnés de la couleur que prend chacune d'elles par l'action de l'acide sulfurique concentré [1].

Le *densimètre de précision* de Massie, qui s'étend de 0,900 à 0,975 est également gradué à + 15°, et la lecture doit se faire en haut du ménisque que forme l'huile en remontant le long de la tige de l'instrument.

Lorsqu'on ne possède pas ces densimètres, on peut se servir de l'*alcoomètre centésimal* de Gay-Lussac (fig. 10); M. Eug. Marchand a dressé en effet un tableau indiquant la concordance des degrés de l'alcoomètre avec les densités; en voici un extrait[2] :

[1] Voir plus loin, aux *Procédés chimiques* : tableau des colorations, d'après Heydenreich.

[2] Dans ce tableau, ainsi que dans le suivant, nous avons supprimé comme inutile le zéro (0), qui devrait figurer en tête de tous les chiffres de densité.

DEGRÉS DE L'ALCOOMÈTRE	DENSITÉS	DEGRÉS DE L'ALCOOMÈTRE	DENSITÉS
65	902 60	57	920 60
64,5	903 75	56,5	921 60
64	904 90	56	922 60
63,5	906 05	55,5	923 60
63	907 20	55	924 60
62,5	908 45	54,5	925 75
62	909 70	54	926 90
61,5	910 75	53,5	927 90
61	911 80	53	928 90
60,5	912 95	52,5	929 90
60	914 10	52	930 90
59,5	915 20	51,5	931 90
59	916 30	51	932 90
58,5	917 40	50,5	933 85
58	918 50	50	934 80
57,5	919 55	»	»

D'autres aréomètres ont été construits spécialement en vue de l'essai de certaines huiles ; les principaux sont l'élaïomètre de Gobley, et l'oléomètre à chaud de Laurot, dont il sera parlé plus loin, à propos de l'huile d'Olives et de l'huile de Colza.

Balance aréothermique. — La balance aréothermique, assez souvent employée aujourd'hui, n'est qu'une simplification pratique du procédé de la balance hydrostatique. L'appareil fonctionne à la façon d'une romaine, dont le grand bras peut être surchargé de poids convenables et supporte un thermomètre servant de plongeur. Celui-ci étant immergé dans l'huile, l'équilibre est rompu ; on le rétablit au moyen de trois petits cavaliers qu'on déplace le long du grand bras de façon à lui faire reprendre son horizontalité. Leur valeur relative indique le rang (dixième, centième, millième), et leur position donne la valeur absolue des trois chiffres décimaux qui expriment la densité. La température donnée par le thermomètre permet de faire les corrections nécessaires.

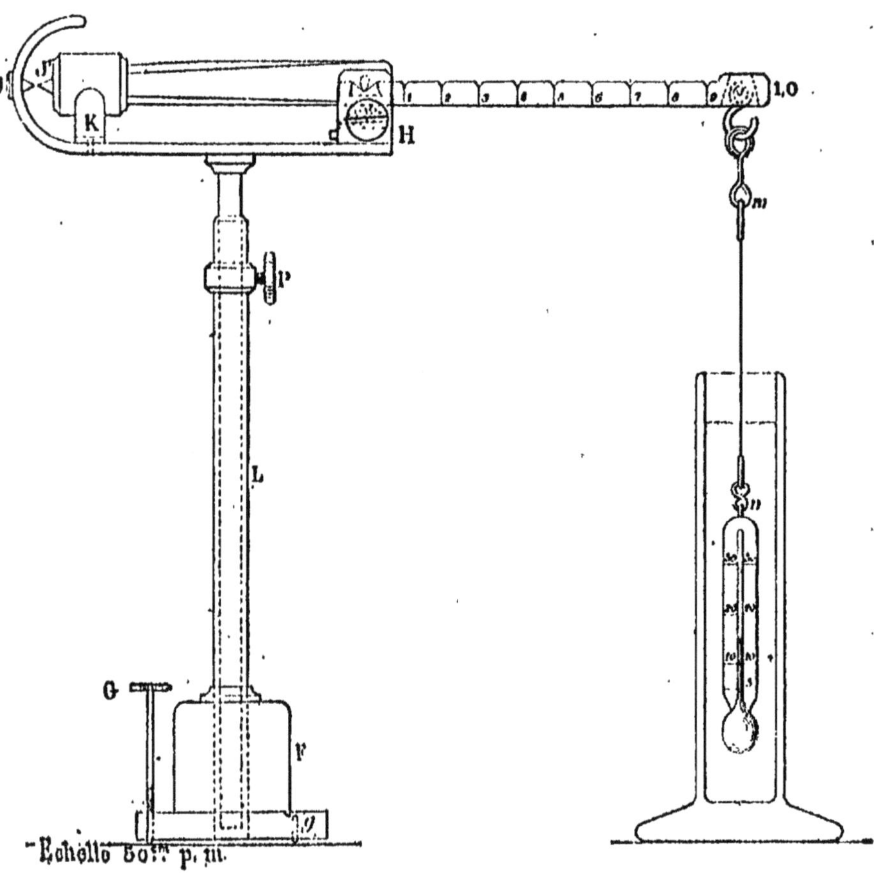

FIG. 11. — Balance aréothermique de MM. Dallean et d'Eudeville.

Sur ce principe ont été construits plusieurs appareils. L'un des plus récents est la balance aréothermique de

M. Dalican, perfectionnée par M. d'Eudeville (fig. 11). Elle se compose des parties suivantes :

Un socle F, muni de deux vis fixes *g g*, et d'une vis calante G, surmonté d'une colonne creuse L, dans laquelle la partie supérieure du support JKH peut se mouvoir et se fixer à la hauteur voulue au moyen d'une vis d'arrêt P.

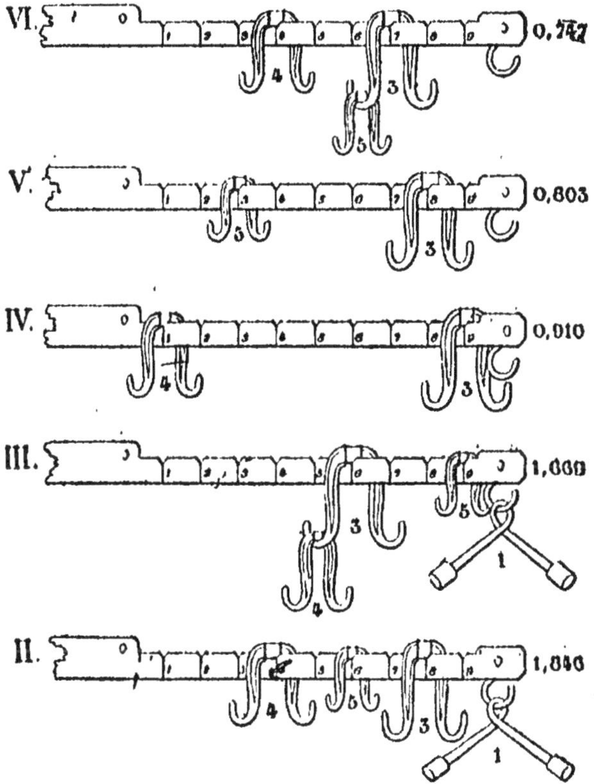

FIG. 12. — Diverses positions des poids sur le fléau de la balance aréothermique, avec les chiffres de densité qu'elles indiquent.

Un fléau dont le couteau peut à volonté reposer sur des plans d'acier ou être soulevé, au repos, par la vis H ;

K est le guide du fléau, placé au niveau du contrepoids cylindrique; J J′ les deux pointes qui servent à indiquer son équilibre; le bras libre du fléau est divisé en dix parties égales par des crans numérotés, destinés à recevoir les cavaliers servant de poids, comme on le voit par les exemples II à VI (fig. 12). A la dixième division se trouve un couteau à arête supérieure, supportant un crochet auquel, par un fil de platine et deux anneaux fermés en S, *mn*, est suspendu le plongeur à thermomètre.

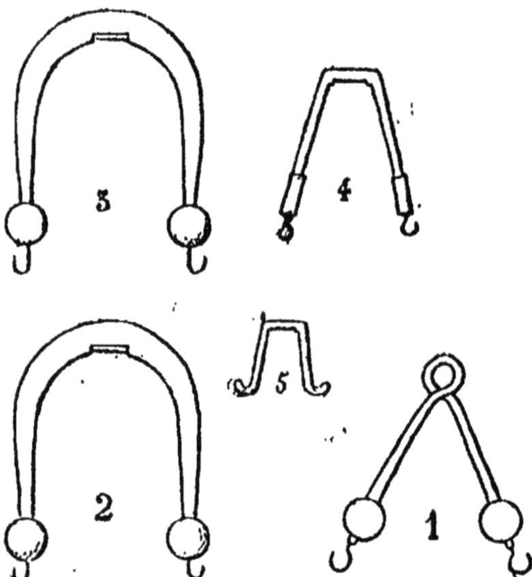

Fig. 13 — Poids modifiés par M. d'Eudeville.

Les poids ou cavaliers sont au nombre de cinq : les trois premiers, 1, 2, 3, sont égaux, quoique de forme différente; le poids 4 est égal à 1/10, et le poids 5 à 1/100 des trois premiers. D'après le perfectionnement de M. d'Eudeville (fig. 13), ces poids, tous munis de crochets permettant de les suspendre les uns aux autres, ont, en outre, leurs extrémités creuses, ce qui facilite le réglage de l'appareil en cas de bris du thermomètre. Le poids 1, suspendu au crochet du fléau (fig. 12, ex. II et III), s'emploie pour les liquides plus denses que l'eau, et représente l'unité ; le poids 2 est parfois nécessaire pour le réglage de l'appareil ; le poids 3 représente les dixièmes ; le poids 4, les centièmes ; le poids 5, les millièmes. Les chiffres de ces unités successives sont donnés par les crans auxquels on a été amené à accrocher ces poids pour obtenir l'équilibre du fléau, quand le plongeur est immergé dans le liquide dont on recherche la densité.

Procédé Donny. — Avant tout essai d'appréciation numérique de la densité, ou en l'absence d'aréomètres, on pourrait faire une vérification approximative par le procédé Donny, à la seule condition de posséder une huile reconnue de bonne qualité, pouvant servir de point de comparaison. Ce procédé consiste à mettre une certaine quantité de cette huile type dans une éprouvette en verre, et à porter avec précaution au milieu de la masse, au moyen d'une pipette effilée, une goutte de l'huile à essayer, préalablement colorée en rouge par l'orcanette ; si cette goutte colorée reste au point où elle a été déposée, si elle monte ou si elle descend, on en conclura que l'huile en question a une densité égale, inférieure ou supérieure à celle de l'huile type ; il est évidemment nécessaire que toutes deux soient à la même température, pour que la comparaison soit possible.

Remarques diverses. — Si, comme il convient de le faire dans tous les cas, on a recours à un des procédés susceptibles de donner le chiffre de la densité, on n'aura, pour s'assurer si le chiffre obtenu est normal, qu'à consulter le tableau suivant, où sont groupés les résultats obtenus par divers auteurs, dans leurs recherches sur la densité des huiles. On verra que les nombres sont loin de présenter une concordance absolue, et que, pour certaines huiles tout au moins, un même auteur a pu relever, par l'examen d'échantillons d'origines diverses, des chiffres de densité notablement différents; mais ces variations ne dépassent pas, le plus souvent, quelques millièmes. Trois de ces nombres seulement, relatifs aux huiles de Moutarde noire, Œillette et Ricin, offrent un écart assez considérable pour être suspects et attribuables, soit à une erreur d'observation, soit plutôt à une faute d'impression dans la publication primitive. Un point de doute (?) les signale à l'attention du lecteur.

TABLEAU DES DENSITÉS DES PRINCIPALES HUILES D'APRÈS DIVERS AUTEURS

HUILES VÉGÉTALES	Cloëz	Lefebvre	Massie	Schubler	Regnault	Stillwell
Colza. . . . varie de	910 80	915 0	914 2	913 6	»	914 4
à	917 10	916 7	»	»	»	916 8
Ben ailé.	914 80	»	»	»	»	»
Navette. . . varie de	915 25	915 4	915 1	912 8	919	»
à	917 53	915 7	»	»	»	»
Olives.	916 47	917 0	»	917 6	915	»
— vierge.	»	»	915 3	»	»	916 3
— ordinaire.	»	»	915 6	»	»	914 4
— de 3e extraction.. .	»	»	916 0	»	»	916 9
Arachide. . . varie de	918 22	917 0	916 5	»	»	»
à	921 38	»	917 0	»	»	»
Amandes douces. . . .	918 44	918 0	918 1	918 0	0.7	»
— amères.	918 66	»	918 1	»	»	»
— d'abricots.	919 32	»	918 5	»	»	»
Faînes.	918 88	920 70	921 1	922 5	918	»
Noisettes. . . varie de	919 87	»	916 2	924 2	»	915 4
à	920 64	»	»	»	»	»
Ravison.	921 02	921 0	»	»	»	»
Moutarde blanche . . .	921 74	»	913 6	»	»	»
— noire.	933 83?	»	918 0	917 0	»	»
Sésame. . . varie de	921 74	923 5	921 6	»	»	»
à	925 04	»	»	»	»	»
Marrons d'Inde.	923 13	»	»	»	»	»
Pavot blanc.	923 28	»	924 0	923 1	»	»
Bancoulier.	923 25	«	»	»	»	»
Pignons d'Inde.	924 54	»	»	»	»	»
Soleil.	925 04	»	926 0	926 2	»	»
Epurge.	926 13	»	»	»	»	»
Pavot Œillette. varie de	926 14	925 3	»	924 3	920	924 5
à	957 01?	»	»	»	»	»
Pépins de Raisins. . . .	927 84	»	»	920 2	»	»
Caméline. . . varie de	928 36	928 2	926 0	925 2	»	»
à	930 45	»	»	»	»	»
Noix.	928 78	»	926 0	926 0	»	»
Madi.	929 22	»	»	»	»	»
Chènevis.	930 75	927 0	925 5	927 6	»	»

HUILES VÉGÉTALES	Cloëz	Lefèbvre	Massie	Schubler	Regnault	Stillwell
Coton. . . . varie de	030 25	030 6	024 0	»	»	022 4
à	»	»	028 0	»	»	028 8
Lin. . . . . varie de	034 71	935 0	032 5	034 7	040	029 0
à	935 15	»	»	»	»	»
Croton. . . . varie de	942 62	»	»	»	»	»
à	954 98	»	»	»	»	»
Ricin. . . . varie de	963 29	»	964 2	961 1	941 ?	966 7
à	963 57	»	»	»	»	»
HUILES ANIMALES					Divers	
Blanc de Baleine. . . .	»	»	»	»	»	881 5
Corps du Cachalot. . .	»	884 0	»	»	»	»
Suif (acide oléique). . .	»	900 3	901 0	900 3	»	913 7
Dauphin.	»	»	»	»	914 0	»
Pieds de Mouton. . . .	»	»	916 2	»	»	»
— Bœuf.	»	916 0	916 5	»	»	914 2
Lard.	»	»	916 9	»	»	»
Baleine.	»	924 0	»	923 1	»	925 4
Phoque.	»	»	»	»	»	924 6
Foies de Morue.	»	927 0	928 5 (brune)	»	923 0 930 0 932 0	920 5 923 7 927 0
— de Raie.	»	927 0	»	»	928 0	»

Il importe de remarquer en terminant que la détermination de la densité de l'huile à essayer fournit des indications dont la valeur varie beaucoup suivant les cas. Les chiffres normaux de certaines huiles sont trop voisins pour permettre de reconnaître leur mélange. D'autre part, ce caractère est assez connu pour que les commerçants peu consciencieux en tiennent compte et qu'ils composent souvent leurs mélanges sophistiqués de façon à ne pas modifier notablement le chiffre de la densité.

Il en résulte qu'une densité concordant sensiblement avec les chiffres du tableau ne prouve rien quant à la pureté de l'huile essayée. Mais, en revanche, si le chiffre trouvé s'écarte beaucoup de la densité normale, on peut être sûr d'avoir affaire à une huile falsifiée ou altérée d'une façon quelconque.

En tout cas, s'il est bon de faire tout d'abord cette épreuve, il faut bien se persuader qu'à elle seule elle ne saurait suffire à éclairer complètement l'expérimentateur.

2. Détermination du point de congélation d'une huile.

Cette détermination est difficile et peu pratique dans bien des cas, comme il a été dit plus haut, pour plusieurs raisons : lenteur du refroidissement de l'huile, due à sa faible conductibilité calorifique, passage par un état mou, intermédiaire entre l'état liquide et l'état solide, précipitation fréquente d'une substance plus rapidement congelable, précédant et masquant la solidification complète de la masse, difficulté de maintenir longtemps l'huile à une température constante notablement au-dessous de 0°, etc.

Ces obstacles sont rendus bien manifestes par les résultats contradictoires auxquels sont arrivés, pour un certain nombre d'huiles, des expérimentateurs habiles et consciencieux, résultats qui sont consignés dans le tableau suivant. On verra néanmoins par la suite que, pour quelques mélanges frauduleux de deux huiles très différentes à ce point de vue, on pourra recourir à ce caractère avec avantage.

TABLEAU DES POINTS DE CONGÉLATION
DES PRINCIPALES HUILES D'APRÈS DIVERS AUTEURS

HUILES	Massie	Braconnot	Château	Fr. Chatin	Divers
	degrés	degrés	degrés	degrés	degrés
Cachalot.	»	+ 8	»	»	»
Olives.	+ 2,5	+ 7	— 2,5	+ 2,75	+ 2 + 6
Baleine..	»	»	»	»	0 + 1 + 2
Foies de Morue. .	0	»	»	»	»
Pieds de Bœuf. .	0	»	»	»	»
— de Mouton. .	0	»	»	»	»
Lard.	0	»	»	»	»
Coton.	— 2	»	»	»	— 12
Arachide.	+ 2	»	»	— 3	— 7
Dauphin.	»	— 2	»	»	— 3
Navette.	— 3,75	— 5	— 3,8	— 3,75	— 3.25 — 4
Sésame.	— 5	»	»	»	»
Suif (acide oléique).	— 6 à 7	»	»	»	»
Colza.	— 6	— 6	— 6,3	— 6,25	— 6,75
Noisettes. . . .	— 10	— 10	— 18,5	»	— 20
Soleil.	— 16	»	»	»	»
Raisin.	»	»	»	»	— 16
Moutarde noire. .	— 1 à 2	»	— 17,5	»	0
Faines.	— 17	— 17	— 17,5	— 17,5	»
Ricin.	— 18	»	— 17,5	— 18	»
Œillette.	— 18	— 18	— 18,5	— 18	»
Cameline.	— 18	— 18	— 18,8	— 18	»
Abricots.	— 20	»	»	»	— 21 — 22
Amandes douces. .	— 25	— 2,5?	— 2,3?	»	— 10 — 12
Chènevis.	— 15	— 15	»	»	— 26,7
Lin.	— 15 à 20	»	— 27,5	— 27,6	»
Noix.	— 27	— 27,5	— 27,5	— 28	»
Pin.	»	»	»	»	— 30
Moutarde blanche. .	Pas	»	»	»	— 17,5

3. **Figures de Cohésion.**

On donne ce nom aux formes que prend une goutte d'huile déposée doucement à la surface de l'eau dans un verre ou une soucoupe. Ces formes sont très variées pour les différentes huiles qui ont été étudiées à ce point de vue, et remarquablement constantes pour chacune d'elles.

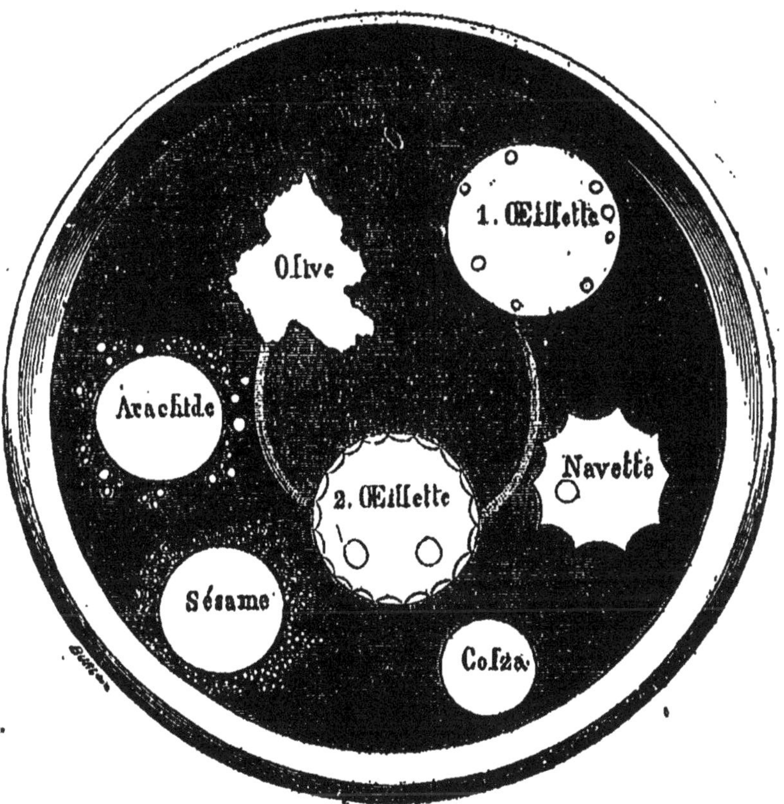

Fig. 14. — Figures de cohésion de quelques huiles, d'après Fr. Chatin.

Ce fait, constaté une première fois par Tomlinson pour les huiles d'Olives et de Colza, a été étudié ensuite par Fr. Chatin[1] sur quelques autres. Leurs observations,

[1] Fr. Chatin, *Procédés analytiques pour l'essai des huiles* (thèse de pharmacie, Paris, 1872).

extrêmement intéressantes, sont malheureusement trop incomplètes pour permettre d'appliquer ce procédé à l'essai des huiles en général, puisque huit d'entre elles seulement ont été étudiées et que, sauf pour celles de Ricin et de Croton, on n'a pas déterminé les modifications subies par les figures de cohésion dans le cas de mélange de deux huiles.

La figure 14 peut donner une idée des principales formes constatées par Fr. Chatin. Quelques recherches dirigées dans ce sens m'ont donné lieu de penser que, pour certaines huiles tout au moins, une ou deux figures ne suffiraient pas, la forme de la goutte pouvant se modifier sensiblement dans l'espace de dix à vingt minutes, et d'autre part qu'on pourrait aisément reconnaître le mélange d'une huile siccative avec une huile non siccative. Mais de semblables recherches demandent à être prolongées pendant longtemps, avant qu'on puisse affirmer la constance de leurs résultats, ce que je ne puis faire encore pour le moment.

4. Conductibilité électrique.

La détermination de ce caractère se fait au moyen du *diagomètre* de Rousseau (fig. 15). Cette appareil comprend : 1° une pile sèche A, formée par la superposition de disques de papier recouverts d'étain sur une de leurs faces et d'une bouillie de bioxyde de manganèse sur l'autre ; cette pile est recouverte d'un vernis et munie à ses extrémités de deux montants en cuivre *m m'* ; 2° un mesureur formé essentiellement d'une aiguille horizontale

M, mobile sur un pivot qui la fait communiquer avec le pôle positif *m* de la pile, portant à une de ses extrémités un disque en clinquant qui, au repos, doit être mis en contact avec un autre disque semblable L, surmontant un support fixe, communiquant de son côté avec le même

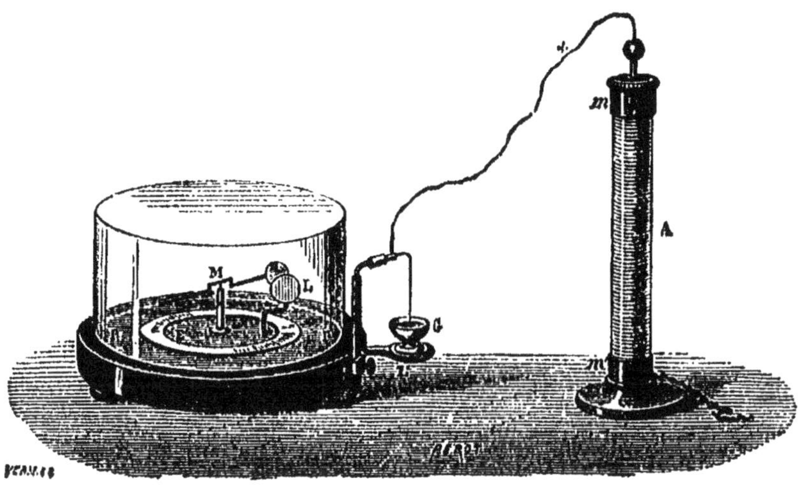

Fig. 15. — Diagomètre de Rousseau.

pôle. Le pivot de l'aiguille, et le support du second disque entourés d'un cercle gradué E, sont fixés sur un plateau isolant P, recouvert d'une cloche de verre. Une tige de laiton, qui traverse l'épaisseur du plateau, fait communiquer le support du disque L avec un disque horizontal L' supportant un godet G, où l'on met l'huile à essayer, de manière à former une couche de liquide d'épaisseur bien déterminée et constante pour toutes les expériences ; un support à tige métallique coudée, à pied isolant mobile de haut en bas par le moyen d'un bouton d'engrenage, permet d'établir, comme le montre la figure, la communication entre la pile et les deux disques, par l'intermédiaire de l'huile contenue dans le godet.

Les deux disques recevant la même électricité positive, se repoussent, et le disque mobile s'écarte du disque fixe; on observe à l'aide d'un bon chronomètre le temps que met le premier à atteindre son maximum d'écart à partir du moment précis où la communication a été établie. C'est en effet le temps que dure ce mouvement, et non l'angle de déviation, qu'il importe de noter.

Un des faits les plus remarquables constatés par ce procédé est la très faible conductibilité de l'huile d'Olives, comparée à toutes les autres.

Pour celle-ci la déviation n'est complète qu'au bout de 40 minutes (2400 secondes), tandis que pour l'huile d'Œillette, le maximum est atteint en 27 secondes. Si l'huile d'Olives contient 1 pour 100 seulement d'huile d'Œillette, le mouvement ne dure que 10 minutes au lieu de 40. Ce procédé est donc extrêmement sensible; malheureusement l'appareil est coûteux et d'un emploi délicat, ce qui fait qu'on n'y a guère recours dans la pratique courante.

5. Fluidité.

Les huiles sont plus ou moins fluides, plus ou moins visqueuses; elles présentent à cet égard d'assez grandes différences qui peuvent être appréciées au moyen de plusieurs appareils dont le plus perfectionné est l'*ixomètre* de M. L. Barbey (fig. 16). Il est fondé sur la facilité plus ou moins grande de l'écoulement de l'huile par un tube.

Cet appareil comprend :

1° Un bain-marie A, donnant à l'huile une température constante ;

2° Un système de tubes en U, formé d'un gros tube vertical B, et d'un petit tube vertical D, communiquant entre eux par en bas ;

3° Une tige d'acier E, qui, introduite dans le tube D, y détermine un espace annulaire capillaire de dimensions bien déterminées ;

4° Un entonnoir à trop plein F, adapté à la partie supérieure du tube B ;

5° Un petit déversoir G fixé en haut du tube D ;

6° Un bec de gaz H avec un régulateur de température de Chancel I ;

7° Un thermomètre J, plongeant dans le bain-marie ;

8° Un tube de verre gradué K, recevant l'huile tombant du déversoir G ;

9° Une boule à robinet L, d'où l'huile s'écoule dans l'entonnoir F ;

10° Un vase en verre M, recevant le trop plein de cet entonnoir.

Le bain-marie étant maintenu à + 35°, l'huile remplissant le tube en U s'écoule goutte à goutte par le déversoir G, sous la pression de 10^{cm} que lui donne l'entonnoir F, dans lequel son niveau est maintenu constant par l'écoulement de la boule L et celui du trop plein. On note exactement l'heure, au moment où la première goutte d'huile tombe dans le tube gradué, on retire celui-ci au bout de dix minutes, on le plonge pendant cinq minutes dans le bain-marie pour ramener l'huile à la température

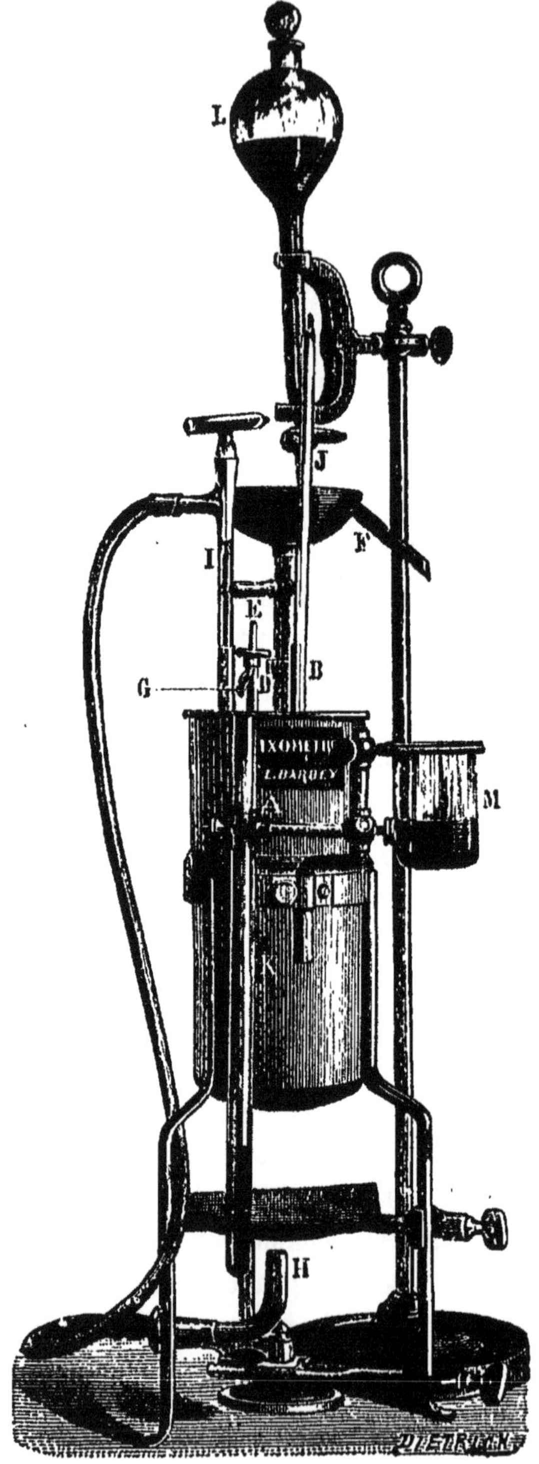

Fig. 16. — Ixomètre de M. L. Barbey.

de + 35°, et on lit rapidement le nombre de centimètres cubes que celle-ci y occupe; on multiplie par 6 pour avoir l'écoulement à l'heure, et on a ainsi un chiffre qui est le degré de fluidité.

Voici les résultats obtenus grâce à l'emploi de cet appareil:

NATURE DES HUILES	DENSITÉ A + 15°	FLUIDITÉ A + 35°
		degrés
Huile minérale américaine.	870	51
Acide oléique.	903	138
Huile minérale russe.	912	43,2
Colza (brute).	915	84
Navette.	916	80,4
Pieds de Mouton.	917	98,4
Lubrifine (composée).	917	97,8
Olives (verte).	918	105,6
Arachide (brute)	920	104,4
Poissons.	927	135
Huile minérale alsacienne.	927	67,2
Lin de Bombay.	935	143,4
Lin du Nord.	936	141
Ricin.	964	13,2
Huile de résine.	984	72

On voit que la fluidité n'a aucun rapport avec la densité et qu'elle présente pour certaines huiles des différences considérables, permettant de reconnaître leur substitution ou leur mélange.

6. Réfringence.

On pourrait pour déterminer l'indice de réfraction d'une huile avoir recours aux méthodes générales exposées dans les traités de physique, mais qui obligent à des calculs. Il est préférable d'utiliser l'un des instruments appelés *réfractomètres* qui donnent par une simple lecture

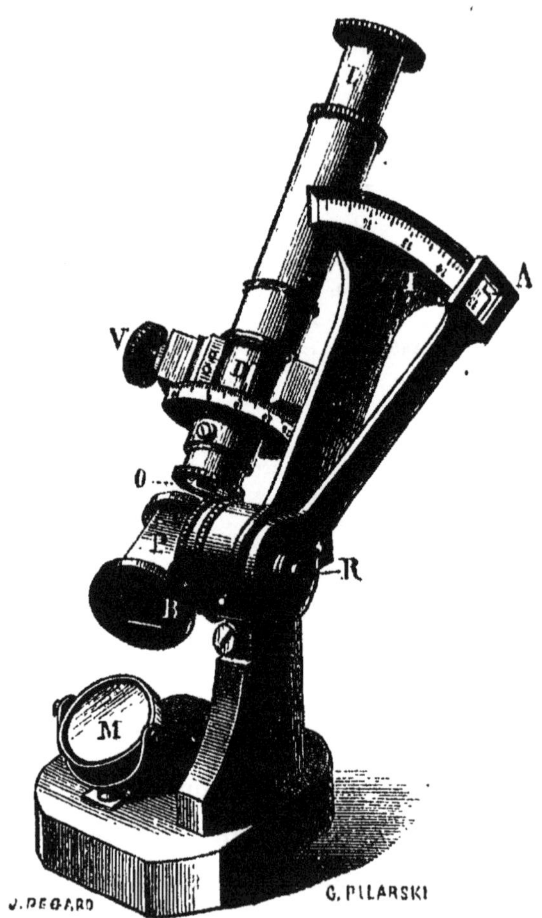

FIG. 17. — Réfractomètre d'Abbe.

l'indice cherché, par exemple le *réfractomètre d'Abbe* (fig. 17). Cet appareil comprend un système de deux prismes P, mobile, au moyen de l'alidade A, autour de l'axe horizontal R, un miroir M, également mobile, une lunette inclinée L, et un arc de cercle I, dont la graduation donne l'indice de réfraction. Le prisme supérieur étant enlevé, on place sur le prisme inférieur une goutte de l'huile à examiner; on replace le prisme supérieur en interposant entre les bords deux petites bandelettes de papier mince, qui suffisent pour empêcher le contact des prismes et retenir entre eux une lamelle mince d'huile. Puis on regarde dans la lunette, en réglant l'inclinaison du miroir et des prismes, de façon à voir le champ de la lunette divisé en deux moitiés, l'une sombre, l'autre brillante, dont la ligne de séparation correspond à deux angles opposés d'un carré formé par les fils d'un réticule. Si cette ligne n'est pas nette et présente des bandes d'irisation parallèles, on rétablit la netteté en tournant, au moyen du bouton V, le prisme compensateur O. On n'a plus alors qu'à lire l'indice de réfraction qui se trouve sur le cadran gradué en face d'un trait de repère marqué sur l'alidade.

Le tableau suivant montrera que, pour les indices de réfraction comme pour tant d'autres caractères, les auteurs sont loin d'être toujours d'accord.

INDICES DE RÉFRACTION DE QUELQUES HUILES

HUILES	Torchon[1]		Bulgnet
	à + 10°	à + 21°	à + 22°
Olives.	»	1,4671[2]	1,470
Arachide.	»	1,4695	»
Noisettes.	»	»	1,470
Amandes douces.	1,4721	1,4697	1,471
— amères.	»	1,4699	»
Sésame.	»	1,4703	»
Poissons.	»	»	1,474
Colza.	1,4743	1,4709	1,475
Navette.	»	»	1,475
Baleine.	»	1,4733	»
Chènevis.	»	1,4741	»
Noix.	1,4775	1,4751	1,477
Œillette.	1,4775	1,4755	1,479
Foie de Morue.	1,4795	1,4763	1,481
— Raie.	»	»	1,486
Ricin.	»	1,4775	1,481
Lin.	»	1,4787	1,481

L'oléoréfractomètre E. H. Amagat et Ferdinand Jean ne donne pas à proprement parler l'indice de réfraction, mais un chiffre de déviation fourni par une graduation conventionnelle, ce qui n'a d'ailleurs aucun inconvénient au point de vue pratique.

Cet appareil (fig. 18) consiste en une cuve circulaire métallique *c c*, munie de deux tubulures opposées *t t'* et

[1] Torchon, thèse de pharmacie, Paris, 1863.

[2] Une faute d'impression, reproduite partout, indique à tort le chiffre de 2,4671 au lieu de 1,4671.

formées par deux glaces parallèles g g'. Sur les tubulures sont vissées, dans le prolongement l'un de l'autre, un collimateur C et une lunette L.

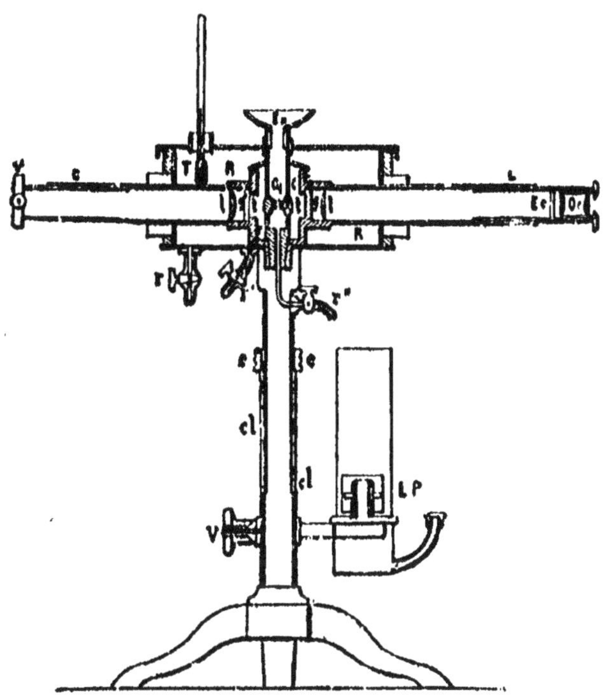

Fig. 18. — Oléoréfractomètre de MM. E.-H. Amagat et Ferdinand Jean.

Au centre de la cuve circulaire est fixé un petit cylindre *cy*, en métal argenté, creux, dans les parois duquel sont mastiquées deux glaces G G′ formant un angle déterminé.

Une échelle photographique double (fig. 19), transparente, à divisions arbitraires, placée devant l'objectif, à l'intérieur de la lunette, en E *c*, et sur laquelle vient se projeter l'image fournie par le collimateur, sert de mesure.

Cette image est produite par le bord vertical d'un volet partageant le champ en deux parties, l'une sombre, l'autre lumineuse. L'éclairage s'obtient en pointant l'oléoréfractomètre dans la direction de la flamme d'une lampe. L'appareil est complété par un réservoir d'eau R R, muni d'un thermomètre T, par des robinets de vidange *r r' r''* et par une petite lampe mobile L P, servant de régulateur de température.

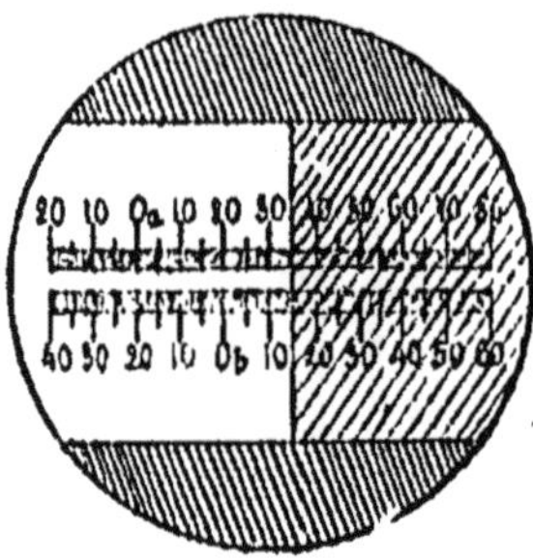

FIG. 10. — Échelle photographique double de l'oléoréfractomètre.

Une vis de rappel permet de déplacer le volet pour le réglage de l'appareil. La mise au zéro peut être faite avec un liquide quelconque ; mais les déviations observées varient naturellement avec le liquide qui remplit la cuve.

Le liquide type employé par M. F. Jean, pour déterminer la déviation des huiles, est une huile à réfraction nulle, préparée spécialement par lui. On verse cette huile type dans la cuve de façon à recouvrir les glaces des lunettes, puis de l'eau dans le réservoir ; ces deux liquides doivent être préalablement amenés à la température de + 22°, et y être maintenus au besoin au moyen de la lampe qui chauffe le réservoir.

Dans ces conditions, si l'on verse dans le cylindre de l'huile type à + 22°, et qu'on regarde par l'oculaire O *c*, la ligne qui sépare le champ sombre du champ lumineux coïncide avec le 0 *a* de l'échelle supérieure.

Si l'on remplace l'huile type par une huile quelconque, on observe alors une déviation plus ou moins considérable, à droite (+) ou à gauche (—) du zéro, suivant la nature de l'huile examinée. Les huiles végétales dévient toutes à droite, les huiles de pieds et l'huile de spermacéti dévient à gauche.

Voici quelques chiffres extraits des tables qui accompagnent l'appareil :

Les huiles d'Olives dévient de	+ 1° à + 2°
L'huile de Colza.	+ 18°
— de Coton.	+ 20°
— d'Œillette.	+ 29°
— de Lin.	+ 54°
— d'Olives contenant 10 pour 100 d'huile d'Œillette dévie de.	+ 6,5°
— de Lin contenant 20 pour 100 d'huile de Chènevis dévie de.	+ 47°

Lorsque l'huile examinée ne donne pas exactement le degré afférent à l'huile pure, il faut, avant de se prononcer, purifier l'huile en la traitant à deux reprises par l'alcool chaud, et recommencer l'examen : certaines huiles rances ainsi traitées reprennent leur déviation normale ; ce traitement est presque toujours nécessaire pour l'huile d'Olives.

Quand les huiles n'ont pas été épurées, il peut être utile de leur faire subir une légère défécation avec l'acide sulfurique avant de les examiner à l'oléoréfractomètre.

7. Solubilité.

Un dernier caractère physique des huiles est leur solubilité dans divers liquides. Ordinairement très solubles dans le chloroforme, la benzine, le sulfure de carbone, le pétrole, les essences et les huiles pyrogénées, les huiles grasses sont plus ou moins solubles dans l'éther ou dans l'alcool bouillant, et à peu près complètement insolubles dans l'alcool froid, sauf l'huile de Ricin et un petit nombre d'autres.

La solubilité d'une huile est si facile à constater qu'il n'y a pas lieu de décrire de procédés pratiques pour arriver à cette constatation. Le simple mélange, avec agitation des deux liquides, montre s'il y a solubilité totale, soit en toutes proportions, soit en proportions déterminées. Dans le seul cas de solubilité partielle, il peut y avoir lieu de faire l'opération dans un vase gradué, qui permettra de voir quelle réduction de volume l'huile a pu éprouver par la soustraction des substances solubles qu'elle pouvait contenir.

On peut voir par le tableau suivant emprunté à M. Paul J.-S Girard [1] que la différence de solubilité des huiles dans l'alcool est un caractère précieux qui est de nature à rendre de grands services.

[1] Paul J.-S. Girard, Falsifications des huiles végétales du commerce (*Moniteur scientifique*, 1889, p. 937 et suivantes).

QUANTITÉ D'HUILE QUE PEUVENT DISSOUDRE 1000 GRAMMES D'ALCOOL ABSOLU A LA TEMPÉRATURE DE + 15°

Navette. . .	15 grammes.	Noix. . . .	44 grammes.
Colza. . . .	20 —	Faînes. . .	44 —
Moutarde. .	27 —	Œillette. . .	47 —
Noisettes. .	33 —	Chènevis. .	53 —
Olives. . .	36 —	Coton. . . .	64 —
Amandes. . .	39 —	Arachide. .	66 —
Sésame. . .	41 —	Lin. . . .	70 —
Abricots. . .	43 —	Cameline .	78 —

III. PROCÉDÉS CHIMIQUES

1. Composition chimique.

Les procédés chimiques auxquels on a recours pour caractériser les huiles et déceler leurs falsifications sont à peu près tous purement empiriques et nullement scientifiques. En effet, pour être réellement scientifiques, ces procédés devraient logiquement être fondés sur l'analyse chimique des huiles, la connaissance approfondie de la composition immédiate de chacune d'elles, et les réactions connues de chacune des substances qu'elles peuvent contenir.

Or il n'en est rien : la composition chimique des huiles est fort peu connue ; pour les principales d'entre elles, les chimistes sont en désaccord même sur la nature des corps gras définis, dont le mélange (ou la combinaison) constitue la masse de ces huiles, et à plus forte raison sur les substances accessoires qu'elles peuvent tenir en dissolution et auxquelles sont dues en grande partie les propriétés physiques ou physiologiques qu'on leur connaît, ainsi que les réactions chimiques par lesquelles on essaye de les caractériser.

Pour la plupart des huiles même, on ne semble pas avoir fait de tentative sérieuse d'analyse chimique, ou les essais qu'on en a faits ont été l'objet de contradictions et de contestations qui en diminuent singulièrement la valeur.

On ne semble guère s'être inquiété à ce point de vue des différences produites dans la composition chimique d'une même huile suivant les procédés d'extraction (expression à froid ou à chaud, action des dissolvants) ou d'épuration par les agents chimiques employés à cet usage, ou encore suivant l'origine géographique du produit.

On a signalé par exemple des réactions différentes données par les huiles d'Olives de 1re, 2e ou 3e extraction, par les huiles de Colza obtenues à froid ou à chaud, épurées ou non, par les huiles de Lin provenant du nord, du midi ou de l'est de la France, de l'Angleterre, de l'Inde, etc. A quoi tiennent ces différences? On n'en sait absolument rien. Ces différences empiriques sont-elles constantes? Il y a lieu d'en douter dans bien des cas.

Cette incertitude scientifique réduit considérablement l'importance des constatations faites par de nombreux expérimentateurs qui ont étudié l'effet produit sur certaines huiles par divers réactifs, et ont institué des méthodes compliquées d'analyse dont les résultats empiriques se sont montrés trop souvent infidèles.

Voyons un peu ce que l'on sait, ou ce que l'on croit savoir de la composition chimique des huiles. Les corps gras qu'on y a signalés ont été caractérisés par les propriétés des acides qu'on en a retirés par saponification, et l'autonomie d'un bon nombre de ces acides a été contestée.

Ces acides appartiennent à quatre ou cinq séries chimiques d'acides qui sont presque tous des acides monobasiques à fonction simple :

1° Série de l'acide formique ($C^nH^{2n}O^2$) (1) : acide acétique ($C^2H^4O^2$), butyrique ($C^4H^8O^2$), valérianique ($C^5H^{10}O^2$), caprylique ($C^6H^{12}O^2$), caproïque ($C^8H^{16}O^2$), caprique ($C^{10}H^{20}O^2$), laurique ($C^{12}H^{24}O^2$), myristique ($C^{14}H^{28}O^2$), cétique, isocétique, bénomargarique, cocinique ($C^{15}H^{30}O^2$), palmitique ($C^{16}H^{32}O^2$), margarique ($C^{17}H^{34}O^2$), stéarique ($C^{18}H^{36}O^2$), arachidique ($C^{20}H^{40}O^2$), médullique ($C^{21}H^{42}O^2$), bénostéarique ($C^{22}H^{44}O^2$), ginkgoïque, carnaubique ($C^{24}H^{48}O^2$), cérotique ($C^{27}H^{54}O^2$), mélissique ($C^{30}H^{60}O^2$ ou $C^{31}H^{62}O^2$), théobromique ($C^{64}H^{128}O^2$) ; tous ces acides auraient été retirés de diverses huiles ou autres matières grasses naturelles où ils se trouveraient à l'état de glycérides (acétine, butyrine, valérine, etc.). Or, il est à remarquer qu'on a contesté sérieusement l'authenticité de tous ceux qui contiendraient un nombre impair d'atomes de carbone, et tout d'abord de l'acide margarique. Aujourd'hui même la plupart des chimistes admettent que la vraie margarine n'existe pas à l'état naturel, que ce n'est qu'un

1 Toutes les formules chimiques données ici sont établies d'après la notation atomique ; les formules en équivalents seront obtenues en doublant les exposants du carbone et de l'oxygène : ainsi $C^nH^{2n}O^2$ (atom.) correspond à $C^{2n}H^{2n}O^4$ (équiv.).

produit artificiel de laboratoire, et que l'on a pris pour elle, partout où on l'a signalée jadis, un mélange de palmitine et de stéarine. Une remarque analogue peut être faite à propos des divers acides en $C^{15}H^{30}O^{2}$, qui seraient tous des mélanges des deux acides myristique et palmitique.

2° Série de l'acide acrylique ($C^{n}H^{2n-2}O^{2}$) : acides crotonique ($C^{4}H^{6}O^{2}$), tiglinique ($C^{5}H^{8}O^{2}$), moringique ($C^{15}H^{28}O^{2}$), hypogéique ($C^{16}H^{30}O^{2}$), oléique ($C^{18}H^{34}O^{2}$), doeglique ($C^{19}H^{36}O^{2}$), sinapoléique ou brassoléique ($C^{20}H^{38}O^{2}$), érucique ou brassique ($C^{22}H^{42}O^{2}$).

L'acide oléique est de beaucoup le plus important de tous, bien que l'oléine ne se trouve pas aussi constamment dans les huiles qu'on le croyait autrefois.

3° Série de l'acide propargylique ($C^{n}H^{2n-4}O^{2}$) : acide linoléique ($C^{16}H^{28}O^{2}$), élæomargarique et élæolique ($C^{17}H^{30}O^{2}$).

4° Série ($C^{n}H^{2n-6}O^{2}$) : acides linolénique et isolinolénique ($C^{18}H^{30}O^{2}$).

5° Enfin quelques acides à fonction mixte, comme les acides ricinoléique et ricinisoléique ($C^{18}H^{34}O^{3}$) et l'acide axinique ($C^{18}H^{28}O^{4}$).

L'analyse chimique par détermination des corps gras contenus dans l'huile ou dans l'acide qu'on peut en séparer est une opération trop difficile, trop délicate, trop compliquée pour pouvoir être utilisée. La présence ou l'absence de l'oléine elle-même n'est pas aussi sûrement déterminable qu'on a pu le dire, comme nous le verrons tout à l'heure; seul peut-être l'acide arachidique est assez facilement reconnaissable.

Quant aux substances autres que les corps gras définis, on ne les connaît généralement pas, et c'est pourtant à elles que paraissent dues certaines propriétés importantes des huiles, couleur, odeur, saveur, action purgative ou caustique, altérabilité par rancissement, et en particulier toutes les réactions colorées obtenues par l'emploi de divers réactifs.

Je crois devoir me borner à l'exposé d'un petit nombre des procédés préconisés dans le but de déterminer la nature d'une huile et ses falsifications possibles, pour ne pas m'exposer à jeter la confusion dans l'esprit du lecteur par une multiplicité de détails, dont il ne tirerait peut-être pas grand profit.

2. Acidité.

Les huiles naturelles et fraîches sont toutes neutres, sauf l'huile de foie de Morue et l'huile de Ricin; si elles ont une réaction acide, c'est qu'elles se sont spontanément altérées par rancissement, ou bien qu'elles ont été falsifiées par addition d'acide oléique du commerce (vulgairement appelé huile de suif, ou parfois à tort oléine) résidu de la fabrication des bougies.

Cette acidité peut être reconnue par le papier de tournesol qui restera bleu dans une huile neutre, et deviendra rouge dans une huile acide; après avoir retiré ce papier de l'huile, il est bon de le comprimer entre deux doubles de papier buvard, ce qui permettra d'apprécier plus sûrement le changement ou la persistance de la couleur.

On peut encore employer pour cela le procédé Jacobsen : ajouter à l'huile un peu de fuchsine (ou rosaniline) ou mieux quelques gouttes d'une solution alcoolique de fuchsine, agiter et chauffer au bain-marie pour chasser l'alcool. Une huile neutre ne se colorera pas et la fuchsine se déposera ; une huile acide dissoudra au moins partiellement la fuchsine et se colorera en rouge plus ou moins vif, suivant son degré d'acidité.

3. Siccativité. — Réactifs nitreux.

On a admis jusqu'à ces derniers temps que les huiles non siccatives renfermaient toutes de l'oléine et que les huiles siccatives n'en contenaient pas. Cette proposition pouvait paraître trop absolue, en raison de certains faits qui paraissaient la contredire. Des travaux récents[1] ont montré qu'elle n'était point fondée, et qu'il n'y avait guère qu'une question de plus ou de moins, les huiles siccatives donnant en général, par la saponification, une forte proportion des acides *linoléique*, *linolénique* et *isolinolénique*, et très peu d'acide *oléique*, tandis que les huiles non siccatives donnent beaucoup d'acide *oléique* et peu ou point des trois premiers. La siccativité serait en relation directe avec la proportion d'acides linoléniques contenue dans l'huile.

Quoi qu'il en soit de la cause de ce phénomène, dès

[1] A. Bauer, K. Hazura et A. Grüssner, *Zeitschrift für ang. Chemie*, 1888.
Moniteur scientifique, 1889, p. 129, 135, 492, 494.

1780, Tillet avait constaté qu'un mélange d'acide nitrique (ou azotique) et d'acide nitreux (ou azoteux) coagulait certaines huiles et laissait à d'autres leur état liquide.

Plus tard on remarqua que des réactifs analogues coagulaient toutes les huiles connues comme non siccatives et ne coagulaient pas les huiles siccatives ; puis on admit que cette coagulation était une réaction de l'oléine et même de l'acide oléique, qui dans ces circonstances se transformeraient en leurs isomères, l'élaïdine et l'acide élaïdique ; on en conclut que les huiles non siccatives seules contenaient de l'oléine, et que cette réaction permettait de les distinguer des autres. Malheureusement les divers réactifs n'ont pas toujours donné des résultats concordants pour toutes les huiles ; ces résultats n'ont pas toujours été d'accord avec ce qu'on pouvait savoir de leur siccativité réelle ; enfin l'oléine n'est peut-être pas absolument le seul corps gras défini coagulable par ces réactifs.

Il faut ajouter à cela que la plupart des expérimentateurs n'ont étudié à ce point de vue qu'un petit nombre d'huiles et se sont surtout attachés à déterminer la falsification de l'huile d'Olives (non siccative) par l'huile d'Œillette (siccative).

Examinons d'abord les réactifs en question et leur mode d'emploi.

Le réactif Poutet se fait avec 6 grammes de mercure et 7gr,50 d'acide azotique à 58° Baumé. Ces deux substances en réagissant l'une sur l'autre donnent un liquide complexe contenant dans de l'acide azotique en excès, de l'azotate et de l'azotite de mercure avec de l'acide hypoazotique et peut-être de l'acide azoteux. On ajoute 8 grammes de ce réactif à 96 grammes d'huile ; on agite vivement toutes les dix minutes pendant deux heures, puis on porte le tout à la cave pendant vingt-quatre heures. Dans ces conditions l'huile d'Olives se coagule entièrement, l'huile d'Œillette reste liquide, et le mélange des deux se solidifie en partie seulement, ou avec une consistance moindre. On a reproché à ce réactif de ne pouvoir se conserver, ce qui oblige à le préparer chaque fois qu'on veut s'en servir, d'exiger une pesée de mercure qui est un peu délicate, d'avoir une composition complexe et instable pouvant le rendre infidèle, et de n'être pas assez sensible pour déceler l'addition de moins de 1/10 d'huile d'Œillette à l'huile d'Olives.

Le réactif Boudet est un mélange de 3 parties d'acide azotique à 35° Baumé avec une partie d'acide hypoazotique; on ajoute 0gr,06 de ce réactif à 5 grammes d'huile : on agite le tout dans un tube, on observe la coloration que prend aussitôt l'huile essayée et on note ensuite le temps nécessaire à la solidification. Je reviendrai plus loin sur les colorations.

Boudet observa que l'huile d'Olives pure était solidifiée en soixante-treize minutes, et que la coagulation était retardée de quarante minutes, en cas de mélange de 1/100 d'huile d'Œillette ; que d'autre part une plus faible proportion de réactif ralentissait l'opération. Mais plus tard Soubeiran et Blondeau remarquèrent que les résultats n'étaient pas aussi constants que Boudet l'avait annoncé, que le temps de solidification changeait avec chaque variété d'huile et ne permettait pas de reconnaitre assurément sa falsification. Boudet avait essayé son réactif avec plusieurs huiles autres que celles d'Olives et d'Œillette; Fauré l'appliqua ensuite à un certain nombre d'autres, mais dans la proportion de 3 parties du mélange pour 100 d'huile.

Le réactif Barbot est l'acide azotique saturé de bioxyde d'azote; 2 grammes de ce réactif sont agités pendant deux minutes avec 20 grammes d'huile, et la solidification, s'il y a lieu, est plus prompte qu'avec le réactif Boudet.

Le procédé Wimmec[1] consiste à faire réagir l'acide azotique sur la limaille de fer et à recevoir les vapeurs nitreuses dans de l'eau sur laquelle on met l'huile à essayer: les huiles non siccatives se solidifient, et les huiles siccatives qui peuvent y avoir été ajoutées restent en gouttelettes ou en couche liquide à la surface.

Le procédé Massie, plus récent (1870), est une modification du procédé Poutet: après avoir agité tout d'abord, au moyen d'une baguette de verre, 5 grammes d'acide azotique à 40° ou 42° Baumé avec 10 grammes d'huile, pendant deux minutes, on ajoute 1 gramme de mercure, et quand celui-ci est dissous on agite de nouveau avec la même baguette, toutes les dix minutes, jusqu'à solidification. Massie a ainsi étudié un plus grand nombre d'huiles que ses devanciers; il a obtenu ainsi plus rapidement la solidification, mais aussi les différences entre certaines huiles sont-elles moins sensibles.

[1] *Répert. de pharm.*, 1862, p. 287. — *Journ. de pharm. et de chimie*, 3e série, XLII, 1862, 590.

Le tableau suivant montrera comparativement les résultats obtenus par lui et par les précédents expérimentateurs au point de vue du temps nécessaire à la solidification, le seul qui nous occupe pour le moment. On y remarquera certaines contradictions qui méritent d'être relevées, ce qui n'a pas été fait par certains auteurs qui ont reproduit les tableaux de Boudet, Fauré et Massie, sans paraître s'apercevoir des divergences qu'ils présentaient.

Ainsi, Boudet et Fauré ont obtenu la coagulation de l'huile de Ricin, Fauré seul, celle de l'huile de Chènevis, tandis que, pour Massie, ces deux huiles ne sont pas solidifiées par la solution mercurique. Inversement, l'huile de Faînes solidifiée par Massie, ne l'a pas été par Boudet. Pour cette dernière, il pourrait n'y avoir qu'une omission dans le tableau de Boudet, de même que le chiffre 40 heures (2400 minutes) donné par lui pour l'huile de Colza paraît tellement exagéré qu'il éveille l'idée d'une erreur de copie ou de typographie.

Mais pour les autres, la question est plus grave.

En effet, l'huile de Chènevis est signalée partout comme une huile siccative, quoique solidifiée par Fauré avec la solution d'acide hypoazotique, et quant à l'huile de Ricin, les auteurs sont en contradiction absolue, les uns affirmant sa siccativité, les autres la niant énergiquement.

Le tableau de Fauré porte que l'huile de Moutarde se solidifie après 7 heures 20 minutes; il n'indique pas s'il s'agit de l'huile de Moutarde noire ou de Moutarde blanche, ou de Moutarde des champs; à tout hasard j'ai placé ce chiffre en face de celui qui est donné par Massie pour la Moutarde blanche.

En dehors des indications du tableau ci-contre, il y a encore des contradictions entre plusieurs auteurs au sujet de la siccativité de certaines huiles; l'huile de Caméline, non siccative pour Château, est siccative pour tous les autres; l'huile de Navette, généralement considérée comme non siccative, serait siccative pour Chevallier et Baudrimont.

Que conclure de toutes ces contradictions? D'abord que plusieurs des auteurs précités ont pu commettre des lapsus, surtout les auteurs de seconde main; mais aussi que probablement la coagulation ou la non-coagulation d'une huile par un réactif, mercurique ou non, contenant de l'acide hypoazotique, n'est pas un criterium absolu de la présence ou de l'absence de l'oléine et de la non-siccativité ou de la siccativité de cette huile.

Ces réserves faites, il faut reconnaître que, pour la plupart des huiles, les résultats obtenus par les divers expérimentateurs sont sensiblement concordants et que leurs réactifs peuvent rendre des services à condition qu'on ne leur demande pas des indications par trop rigoureuses.

Le réactif Poutet est encore très apprécié aujourd'hui et préféré au réactif Boudet, surtout pour la recherche de l'huile d'Œillette dans l'huile d'Olives. Il est regrettable que son action sur toutes les huiles n'ait pas été publiée.

Dans ces dernières années, M. J. Bellier, directeur du laboratoire municipal de Lyon, l'a remplacé par l'addition

TABLEAU COMPARATIF DU TEMPS NÉCESSAIRE
A LA SOLIDIFICATION DES PRINCIPALES HUILES
PAR LES DIVERS RÉACTIFS NITREUX

HUILES	Massie	Boudet	Fauré	Barbot
	h. m.	h. m.	h. m.	h. m.
Olives (3e extraction).	0 55		»	»
— (ordinaire).	1 »	1 13	1 4	0 40
— (vierge).	1 »		0 56	0 30
Noisettes.	1 »	1 43	2 52	»
Lard.	1 »	»	»	»
Pieds de Bœuf.	1 »	»	»	»
— Mouton.	1 15	»	»	»
Amandes douces.	1 15	2 40	2 48	»
— amères	1 25	2 40	2 50	»
— d'abricots.	1 45	»	»	»
Coton (brune).	1 40	»	»	»
— (blanche).	1 50	»	»	»
Arachides.	1 45	»	»	1 »
Sésame.	2 30	»	»	»
Moutarde blanche.	2 30	»	7 20?	»
Navette.	3 »	»	6 15	»
Faines.	6 »	Pas?	»	»
Colza.	8 30	40 »?	5 54	4 »
Baleine.	»	»	5 18	»
Ricin.	Pas	10 3	»	»
— indigène.	»	»	0 45	»
— exotique.		»	10 10	»
Chènevis.	Pas	»	11 30	»
Moutarde noire.	—	»	»	»
Œillette.	—	Pas	Pas	Pas
Soleil.	—	»	»	»
Cameline.	—	»	Pas	»
Noix.	—	Pas	—	»
Lin.	—	»	—	Pas
Suif.	—	»	»	»
Foie de Morue.	—	»	Pas	»
Sardines.	»	»	—	»

extemporanée de $0^{cc},5$ d'une solution de nitrite de soude à 20 pour 100, et de 1 centimètre cube d'acide azotique commercial à 50 grammes de l'huile à essayer. Les expériences encore inédites que M. J. Bellier a faites avec ce nouveau réactif et qu'il a bien voulu me communiquer, seront relatées plus loin à propos de l'huile d'Olives.

Notons encore, pour terminer, que parmi les huiles non comprises dans le tableau ci-joint on signale comme siccatives les huiles de Pin, de Sapin, de Croton, d'Épurge, d'Abrami, d'*Elæococca Vernicia*, de *Glaucium*, d'Argémone, de pepins de Raisin, de Courge, de Belladone, de Madi, et que, pour plusieurs huiles incomplètement étudiées, les auteurs ont négligé d'indiquer ce caractère.

4. Colorations produites par divers réactifs.

C'est dans cette direction qu'ont été faits un très grand nombre de travaux, entre lesquels il est nécessaire de faire un choix, faute de place pour les exposer tous.

Un courant de chlore gazeux (Fauré) peut servir à distinguer les huiles végétales de la plupart des huiles animales; en effet, le chlore décolore plus ou moins les premières et au contraire brunit plus ou moins les secondes, à l'exception toutefois de l'huile de pieds de Bœuf et de l'huile de foie de Raie.

L'ammoniaque saponifie, en partie au moins, les huiles, et donne souvent lieu à la formation d'amides. La couleur et la consistance qu'elle donne aux huiles (Fauré) sont parfois assez caractéristiques, même pour reconnaître des mélanges.

L'acide hypoazotique, employé par Boudet et Fauré, leur a donné des colorations diverses qui viennent se joindre aux caractères de solidification exposés ci-dessus.

HUILES	ACIDE HYPOAZOTIQUE Coloration		AMMONIAQUE LIQUIDE 1/10 Fauré	
	Boudet	Fauré	Coloration	Consistance
Olives.	Vert bleu.	»	»	»
— (surfine). . .	»	Blanc verd.	Jaunâtre	Épaisse unie
— (ordinaire). .	»	—	Jaune	—
Amandes douces.	Blanc sale	Vert pâle	Blanche	Ép. très unie
— amères. . .	Vert foncé	—	—	—
Noisettes. . . .	Vert bleu.	—	—	—
Ricin.	Jaune doré	Jaune	Bl. de lait	Peu ép. unie
Colza.	Jaune brun	Jaune pâle	Blanche	Ep. grenue
Œillette. . . .	Jaune léger	Jaune clair	Jaune pâle	Peu ép. tr. gr.
Faînes.	Rose	»	»	»
Noix.	Rose	Jaune clair	Blanc gris	Épais. grenue
Lin.	»	Rose pâle	Jaune fon.	Épaisse unie
Chènevis. . . .	»	Jaune	Jaune	Épais. grenue
Navette. . . .	»	Jaune pâle	Blanche	—
Cameline. . . .	»	Jaune	Jaune	Peu ép. gr.
Moutarde (?). . .	»	Jaune foncé	—	Epaisse unie
Baleine.	»	Jaune	—	—
Morue.	»	Orange	Jaune fon.	Épais. grenue
Sardines. . . .	»	Orange fonc.	Orangé	—

Plusieurs expérimentateurs ont proposé d'autres réactifs nitreux ou nitriques, constitués soit par un mélange d'acides azotique et sulfurique en diverses proportions ou par la dissolution d'une petite quantité de mercure dans une quantité variable d'acide azotique, agissant sur des quantités variables d'huiles et à des températures différentes. Ces divers chimistes ont employé, concurremment avec les réactifs ci-dessus, la soude caustique, l'acide sulfurique seul, l'acide azotique seul, l'eau régale, l'acide phosphorique, le bisulfure de calcium, le chlorure de zinc, le bichlorure d'étain, etc. La plupart de ces procédés sont assez compliqués et assez délicats ; certains des résultats publiés montrent même que sur certains points ils peuvent exposer à des mécomptes [1].

Je n'en retiendrai qu'un seul, celui de Massie [2], pour plusieurs raisons : d'abord c'est celui qui a été appliqué au plus grand nombre d'huiles, ensuite il est un des plus simples, enfin ceux qui l'ont mis en pratique paraissent s'en être bien trouvés dans la plupart des cas, pour la détermination des huiles naturelles et d'un certain nombre de mélanges frauduleux.

[1] Behrens : *Journ, de pharm. et de chimie*, 3e série, XXIV 1852, 351.

Crace Calvert : *Ann. de chimie et de physique*, XLII, 199, 482 : XLIX, 225 ; L. 591. — *Journ. de chim. méd.*, I, 431. — *Journ. de pharm. et de chimie*, 3e série, XXV, 1852, 448.

Cailletet : *Guide pratique de l'essai et du dosage des huiles*.

Th. Château : *Traité complet des corps gras industriels*, Paris, 1861.

Sacc : *Revue hebd. de chimie*, 1869.

Voir pour tous ces procédés la thèse de Fr. Chatin, *Essai des huiles*, Paris, 1872; le *Dictionnaire des altérations et falsifications*, de Chevallier et Baudrimont, 6e édition, Paris, 1882; le *Nouveau Dictionnaire des falsifications*, de J.-L. Soubeiran, Paris, 1874; enfin le mémoire de P.-J.-S. Girard, *Monit. scient.*, 1889, p. 937. 1050, 1166.

[2] Massie : Méthode pour reconnaître facilement les huiles grasses (*Journ. de pharm. et de chimie*, 4e série, XII, 1870, 13).

Voici l'exposé des opérations successives dont les résultats sont consignés dans le tableau ci-après (page 72), auquel se rapportent les lettres de renvoi :

a) Mettre dans un verre à expérience 5 grammes d'acide azotique à 40° ou 42° B., puis 10 grammes d'huile, et agiter vivement avec une baguette de verre pendant deux minutes ; après quelques minutes de repos, les deux liquides se séparent en deux couches, une supérieure huileuse, une inférieure acide, dont on observe la coloration.

b) Ajouter aux liquides précédents 1 gramme de mercure ; celui-ci est attaqué et dissous par l'acide, formant ce qu'on peut appeler, par abréviation, la solution mercurique ; cette réaction étant achevée, ce qui demande cinq ou six minutes, agiter vivement avec la même baguette de verre, trois ou quatre fois en trois ou quatre minutes (et non plus toutes les dix minutes comme lorsqu'on veut noter le temps de solidification) ; puis laisser reposer et observer les colorations produites d'abord au bout de vingt à trente minutes, puis au bout d'une heure, après une légère agitation de la couche huileuse pour rendre la teinte homogène.

c) Recommencer l'opération précédente avec une deuxième solution mercurique (acide et huile à volumes égaux) : verser 10 centimètres cubes d'acide azotique, 10 centimètres cubes d'huile, agiter deux minutes, ajouter 1 gramme de mercure, agiter trois ou quatre fois comme ci-dessus et laisser reposer une heure.

TABLEAU POUR LA DÉTERMINATION DE LA NATURE DES HUILES GRASSES (D'APRÈS MASSIE)

HUILES	COLORATIONS PAR L'ACIDE AZOTIQUE SEUL *(a)*		COLORATIONS PAR LA PREMIÈRE SOLUTION MERCURIQUE *(b)*		COLORATION PAR LA DEUXIÈME SOLUTION MERCURIQUE *(c)*
	Couche huileuse	Couche acide	Après 20-30 minutes	Après 1 heure	Après 1 heure
Amandes douces. .	Blanc.	Nulle.	Blanc ou légèr. verdâtre.	Blanc.	Blanc.
— amères.	—	—	—	—	—
Noisettes.	—	—	—	—	Blanc très pur.
Soleil.	Blanc ou légèrem. verd.	—	Jaune citron.	Jaune citron plus foncé.	Rouge orangé.
Olives (vierge). . . .	Blanc verdâtre très clair.	—	Blanc légèr. jaune paille.	Blanc vert, jaune paille cl.	Vert clair, jaune paille cl.
— (ordinaire). . . .	Blanc plus ou moins verd.	Parfois légèr. jaunâtre sale	—	Blanc vert, jaune paille.	Vert clair, jaune paille.
— (3e extraction. . .	Vert quelquefois tr. foncé.	—	Bl. jaune paille plus foncé.	Blanc jaune sale, paille f.	Jaune paille foncé.
Arachides.	Abricot clair.	Nulle.	Abricot clair.	Abricot clair.	Rouge abricot.
Pavot.	Abricot plus rouge.	—	Abricot plus foncé.	Abricot plus foncé.	Rouge vif.
Lard.	Abricot tr. clair (jaune sale).	—	Blanc sale.	Blanc légèr. jaunâtre.	Jaune rougeâtre.
Ricin.	Jaune orangé clair.	—	Rosé.	Jaune clair.	Jaune clair.
Sésame.	Jaune orangé.	Vert, puis jaune safran.	Jaune orangé.	Jaune orangé.	Rouge.
Abricots.	Rouge cerise.	Nulle.	Rouge.	Rosé.	Rouge groseille.
Moutarde blanche. . .	—	—	Jaune orangé vineux.	Jaune rougeâtre.	Rouge.
Noix.	—	—	Rouge cerise clair.	Jaune.	Jaune légèrement orangé.
Caméline.	—	—	Rouge (fraîche fait efferv.)	Rouge drangé.	Jaune rougeâtre.
Navette.	Rouge orangé.	—	Jaune rougeâtre.	Jaune gris (chamois).	—
Colza.	Rouge orangé brun.	—	Jaune très peu rougeâtre.	Presque jaune.	—
Lin.	Rouge orangé.	—	Jaune (efferv.) et rouge gran.	Rouge caramel granuleux.	Rouge orangé.
Faines.	Rouge cerise.	—	Rouge orangé.	Rouge orangé.	Rouge.
Moutarde noire. . . .	Jaune marron (café clair).	—	Jaune légèr. rougeâtre.	Jaune rougeâtre.	Jaune rougeâtre.
Coton (brune). . . .	Marron foncé, reflet vert.	Rouge clair marron.	Rouge orangé foncé.	Rouge orangé.	Rouge orangé.
— (blanche). . . .	Marron (châtaigne).	Nulle.	Abricot clair.	Abricot rougeâtre.	—
Chènevis.	Brun foncé verdâtre.	Rose (nouv.), Vert cl. (vieil.)	Marron clair rougeâtre.	Jaune rougeâtre.	Brun rougeâtre.
Suif (acide oléique). .	Marron.	Brun clair.	Jaune rougeâtre.	—	Jaune brunâtre.
Foie de Morue. . . .	Rouge marron (kermès).	Jaune clair.	Rouge br. non gran. (efferv.)	Rouge caramel non gran.	Rouge caramel.
Pieds de Bœuf. . . .	Rose foncé.	Nulle.	Chamois clair.	Devient plus clair.	Blanc, légèr. jaune verd.
— de Mouton. . . .	Rose clair.	—	Se décolore.	Entièrement décolorée.	Blanc verdâtre.

a) b) c) Voir le texte à la page 71.

Je signalerai encore, sans m'y arrêter, les procédés un peu délicats fondés sur les colorations obtenues au moyen de l'acide sulfurique seul [1] ou associé au bichromate de potasse [2], ou du perchlorure d'antimoine [3]. J'indiquerai plus loin à propos de plusieurs huiles, quelques-uns des résultats les plus importants auxquels ils conduisent. On trouvera d'ailleurs figurées sur l'échelle de l'oléomètre Lefebvre, et indiquées dans le tableau ci-après, les nuances obtenues par Heydenreich, en ajoutant 1 goutte d'acide sulfurique à 66° B., à 10 ou 15 gouttes d'huile déposées dans un verre de montre reposant sur une feuille de papier blanc.

[1] Cr. Calvert, Th. Château, Sacc, *loc. cit.*
Heydenreich : *Rev. scient.*, 1842, 230 (Voir *Dict.*, Chevallier et Baudrimont).

[2] Pénot (Voir thèse Fr. Chatin).
Azzbacher : *Ann. der Chemie und Pharm*, LXXIII, 199.

[3] Welz (Voir *Dict.* Soubeiran).

TABLEAU DES COLORATIONS PRODUITES PAR UNE GOUTTE D'ACIDE SULFURIQUE A 66° SUR 10 A 15 GOUTTES D'HUILE D'APRÈS HEYDENREICH

HUILES	SANS AGITATION	APRÈS AGITATION
Colza. . . . . . Navette.	Auréole bleu verd. avec stries d'un brun jaunâtre clair au centre.	Bleu verdâtre [2].
Moutarde noire. . .	Bleu verdâtre [1].	Bleu verdâtre.
Cameline.	Jaune pass. à orangé vif.	Gris jaunâtre [3].
Coton.	Jaune avec stries brunes au centre.	»
Olives. . . . . . Œillette. . . . . Amandes douces. ,	Jaune pâle puis jaune verd. Jaune serin, puis jaune terne.	Jaune pl. ou moins sale ou grisâtre.
Arachide.	Jaune gris sale	»
Chènevis.	Vert émeraude.	»
Lin.	Rouge br. foncé puis br. n.	Brun noir [4].
Sésame. . . .	Rouge vif.	»
Suif.	Brun.	Brun foncé sale.
Baleine. . . . . Morue.	Rouge vif pass. au violet.	Rouge brun tr. vif pass. au brun foncé et au violet.

5. Echauffement sulfurique.

Ce procédé, signalé depuis longtemps déjà par Maumené [5], est encore un des plus appréciés aujourd'hui : il

[1] Il faut de 25 à 30 gouttes d'huile.

[2] Avec 5 ou 6 gouttes d'acide, toute la masse prend une couleur brun-rougeâtre peu intense, et reste seulement verte sur les bords.

[3] Avec 30 gouttes d'huile, légère coloration vert-bleuâtre ; une seconde goutte d'acide la change en gris, 5 ou 6 gouttes d'acide en orangé très vif.

[4] Avec 5 ou 6 gouttes d'acide, masse résineuse noire consistante.

[5] *Journ. de pharm. et de chimie*, 3e série, XXV, 1854, 210.

consiste à mesurer l'élévation de température produite par l'addition de 10 centimètres cubes d'acide sulfurique à 66° à 50 grammes d'huile. Fehling fit des essais analogues avec 15 grammes d'huile seulement. Tout récemment

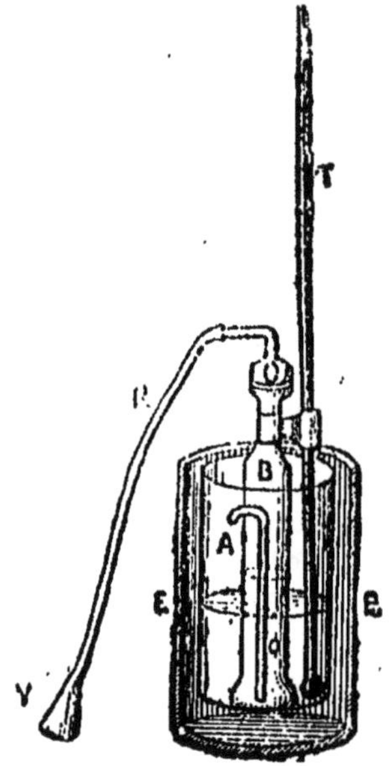

Fig. 20. — Thermélæomètre de M. Ferdinand Jean.

M. Ferdinand Jean[1] a modifié encore le procédé en employant 5 centimètres cubes d'acide à 65° et 15 centimètres cubes d'huile, au moyen d'un appareil particulier, thermélæomètre, destiné à unifier la température initiale de l'acide et de l'huile (fig. 20).

Un premier vase E sert de bain-marie, pour donner une température initiale convenable à l'huile contenue dans un second vase A ; un flacon porte-acide B contient

[1] *Journ. de pharm. et de chim.*, 5e série, XX, 1889, 338.

l'acide sulfurique; il plonge dans l'huile et sert en même temps à l'agiter pour égaliser la température, que constate un thermomètre T fixé à son col et servant comme lui d'agitateur. Au bouchon du porte-acide est adapté un tube R, en communication avec une poire en caoutchouc, destinée à projeter d'un seul coup tout l'acide dans l'huile; on agite de nouveau pour bien mélanger les deux liquides et on note de combien de degrés monte le mercure du thermomètre à partir de la température initiale.

Les proportions diverses d'huile et de réactif expliquent en partie les divergences des résultats obtenus par les trois expérimentateurs.

TABLEAU DES DEGRÉS THERMIQUES D'ÉCHAUFFEMENT SULFURIQUE
(DIFFÉRENCE DE TEMPÉRATURE DE L'HUILE
AVANT ET APRÈS L'ACTION DE L'ACIDE)

HUILES	Maumené	Fehling	F. Jean
	degrés	degrés	degrés
Olives.	42	37,7	41,5
Ricin.	47	»	»
Amandes douces. . . .	53,5	40,3	»
Navette.	57	55	»
Colza.	58	»	37
Faînes.	65	»	»
Arachide.	67	»	»
Sésame.	68	»	»
Œillette.	74,5	70,5	»
Chènevis.	98	»	»
Noix.	101	»	»
Foie de Raie.	102	»	»
Foie de Morue. . . .	103	»	»
Lin.	133	74[1]	61

[1] L'acide employé dans ce cas n'était pas pur, mais à 90 pour 100.

Cette action étant très énergique sur la plupart des huiles, et donnant lieu à un dégagement abondant d'acide sulfureux, il peut être nécessaire d'ajouter à l'huile à essayer une huile retardatrice à point d'échauffement faible et connu, telle que l'huile minérale lourde, que M. V. Bishop a employée pour reconnaître le mélange de l'huile d'Arachide à l'huile d'Olives [1].

On a encore employé de la même façon le protochlorure de soufre, dont le mélange produit aussi une élévation de température variable avec les diverses espèces d'huiles [2]; mais les écarts sont bien moins considérables qu'avec l'acide sulfurique (de 43° à 57° d'échauffement seulement); ce procédé est donc loin de valoir le précédent.

6. Procédés pour reconnaître les résines, les huiles de résine et les hydrocarbures.

La présence des résines peut se reconnaître en ajoutant à l'huile de l'alcool rectifié à 90°, faisant bouillir quelques minutes, décantant la liqueur alcoolique après refroidissement et l'additionnant d'une solution alcoolique d'acétate de plomb neutre; un précipité blanc, caillebotté, se produira, si l'huile contenait une substance résineuse (Smith).

Les huiles de résine seront décelées en agitant 10 volumes de l'huile suspecte avec 90 volumes d'alcool à 91° le tout occupant 100 volumes d'un tube gradué en dixièmes de centimètre cube. Après un repos de vingt-quatre

[1] *Journ. de pharm. et de chimie*, 5e série, XX, 1889, p. 302.
[2] Ch.-A. Fawsitt, *Monit. scientif.*, 1888, p. 1381.
P.-J.-S. Girard, 1889, *Ibid.*, p. 947-948.

heures, l'huile grasse est complètement séparée et son volume est réduit d'une quantité qu'on apprécie. La solution alcoolique filtrée et évaporée abandonne un résidu dont le poids confirme la première observation (Jungt).

Les huiles de pétrole ou autres hydrocarbures ajoutés aux huiles grasses abaissent leur densité, s'opposent à leur saponification complète par les alcalis, et modifient leur goût et leur odeur surtout quand on les chauffe. En saponifiant l'huile suspecte et en agitant le savon avec l'éther on dissout les hydrocarbures et après décantation on recueille ceux-ci par l'évaporation spontanée de l'éther (Allen).

7. Analyse quantitative.

Les divers procédés ci-dessus permettent de reconnaître si une huile est pure ou falsifiée, et quelle est la nature de la falsification, mais la plupart d'entre eux ne peuvent indiquer quelle est exactement la quantité d'huile étrangère qui a été ajoutée frauduleusement.

Divers procédés de dosage répondent à ce *desideratum*. Deux d'entre eux sont dus à Cailletet.

Le premier est un procédé de dosage en poids fondé sur la quantité de brome qu'une huile peut dissoudre. Il nécessite l'emploi de trois solutions titrées, deux préparées à l'avance, solution aqueuse de potasse pure à 5 pour 100, et solution à 2 pour 100 d'essence de térébenthine dans l'alcool à 86°, la troisième préparée au moment de l'emploi, solution de 20 grammes de brome pur dans 40 grammes d'alcool à 50°.

On met dans un tube à pied de 50 centimètres cubes 5 grammes d'huile et 5 grammes de la solution de potasse, on bouche fortement et on agite pendant trente secondes ; on ajoute 16 grammes de la solution de brome bien refroidie, on bouche encore fortement et on agite pendant une minute en tenant le pouce sur le bouchon pour éviter toute projection ; puis on laisse reposer et refroidir.

L'huile combinée avec du brome forme une masse épaisse et filante, surnagée par une liqueur colorée en rouge, orangé ou jaune ; on prend 10 grammes de cette liqueur et on y verse goutte à goutte la quantité de solution d'essence de térébenthine exactement nécessaire pour la décolorer et la faire tourner au blanc laiteux. On pèse alors pour avoir le poids précis de solution d'essence térébenthine employée.

Cette opération doit être répétée trois fois, savoir sur l'huile falsifiée et sur des échantillons purs de chacune des deux huiles dont on y a reconnu le mélange, et un calcul facile donne la proportion en poids des huiles mélangées.

Si, par exemple, on a de l'huile d'Olives falsifiée avec de l'huile de Sésame, supposons qu'on ait employé $10^{gr},7$ pour décolorer les 10 grammes de liqueur bromée de l'huile d'Olives type, $4^{gr},03$ pour celle de l'huile de Sésame type, 7 grammes pour celle de l'huile falsifiée, on obtiendra la quantité d'huile de Sésame contenue dans 100 grammes de cette dernière par l'équation suivante :

$$\frac{x\,(\text{Sésame})}{100} = \frac{10{,}7 - 7}{10{,}7 - 4{,}03} = \frac{3{,}7}{6{,}67}$$

d'où $$x = \frac{3{,}7 \times 100}{6{,}67} = 55^{gr},4722$$

Le procédé au brome a subi diverses modifications dont une toute récente[1], applicable aussi bien aux matières grasses qu'aux acides gras qu'on en retire, a l'avantage de n'exiger que deux solutions, une solution aqueuse saturée de brome et une solution titrée de soude colorée à l'éosine : 1 centimètre cube d'acides gras étant dissous dans 20 centimètres cubes de sulfure de carbone, on y ajoute une quantité déterminée, mais en excès de la solution de brome, et on dose le brome non absorbé au moyen de la solution alcaline.

Le deuxième procédé permet d'obtenir très approximativement un dosage en volume : c'est le procédé des *gammes*. On prépare d'abord des volumes égaux de 4 centimètres cubes d'un certain nombre de mélanges à 1/10, 1/20, 1/30, etc., des deux huiles types; pour chacun d'eux on opère ainsi qu'il suit : mettre dans un tube à essai 5 centimètres cubes d'acide sulfurique concentré, puis 3 centimètres cubes d'eau, agiter, ajouter les 4 centimètres cubes d'huile, puis 3 centimètres cubes d'acide azotique, agiter trente secondes, plonger le tube cinq minutes dans l'eau froide, le retirer et laisser reposer un quart d'heure. L'opération doit se faire à une température de + 16° ou 17°, et produit une coloration qui varie suivant les huiles employées, mais qui, pour les mélanges ci-dessus, donnera une gamme de tons en rapport avec les proportions des deux huiles qu'ils contiennent.

Répétant l'opération avec l'huile à essayer, on verra

[1] Georges Halphen : *Journ. de pharm. et de chimie*, 5e série, XX, 1889, p. 247.

aussitôt quel rang sa coloration lui attribuera dans la gamme préalablement obtenue. Ce procédé est très sensible, très rapide et d'une exécution facile. On peut au besoin le modifier à volonté en employant n'importe quel autre réactif produisant des colorations accentuées avec une au moins des deux huiles mélangées; on obtiendra toujours une gamme de nuances fournissant des points de comparaison précis.

D'autres procédés ont été préconisés pour l'analyse quantitative des huiles; le dosage par l'iode (indice d'iode de Hübl), procédé infidèle d'après P.-J.-S. Girard [1], qui préfère le brome; le dosage [2] des acides gras fixes (Hehner) ou volatils (Reichert, Meissl), procédés analogues à ceux qu'on emploie pour l'essai des beurres, la recherche de l'indice d'acétyle (Bénédikt et Ulzer), ou de l'indice saponique (Kœttstorfer); enfin la détermination du point de fusion et de solidification des acides gras.

L'indice saponique exprime le nombre de milligrammes de potasse pure nécessaire pour la saponification complète d'un gramme d'huile; ici encore les chiffres de plusieurs expérimentateurs sont en désaccord. L'indice d'acétyle n'a que des applications restreintes et sa recherche est assez compliquée; quant aux points de fusion et de solidification des acides gras que l'on peut prendre comme il sera dit plus loin à propos des matières grasses solides, les résultats donnés par P.-J.-S. Girard [3], n'ont peut-être pas encore été suffisamment contrôlés, pour qu'on puisse s'y

[1] *Monit. scient.*, 1889, p. 968-970.
[2] *Ibid.*, p. 1056-1060.
[3] *Ibid.*, 1889, p. 1055.

fier d'une manière absolue, et d'ailleurs de l'avis de l'auteur lui-même, leur détermination est tout à fait insuffisante comme procédé de dosage, puisqu'elle ne peut révéler avec certitude que des additions de 25 pour 100 au moins.

Signalons enfin le procédé de dosage des acides gras libres dont la présence aura été révélée par le tournesol ou la fuchsine. On peut se fonder pour cela sur leur solubilité dans l'alcool à 90° qui les sépare de l'huile et permet d'en déterminer la quantité, au moyen d'une solution titrée de soude, en se basant sur l'équivalent de l'acide oléique, qui est le plus fréquent ou le plus abondant (Burstynn).

Ce procédé perfectionné par Carpentin comporte la série d'opérations suivante :

Dans un matras à fond plat de 250 centimètres cubes, mettre 50 centimètres cubes d'huile et 100 centimètres cubes d'alcool à 90° avec 3 ou 4 gouttes de teinture de Curcuma ; boucher et agiter vivement ; ajouter peu à peu la solution alcaline (40 grammes de soude caustique pure et fondue au rouge, dans *q. s.* d'eau pour faire un litre) en agitant à chaque fois jusqu'à ce que le liquide reste rouge. Le volume en centimètres cubes de solution alcaline employé donne la quantité d'acide oléique libre, en le multipliant par 0gr,282, sachant que 282 grammes d'acide oléique saturent 40 grammes de soude pure.

On peut encore dissoudre l'huile dans l'éther, ajouter une goutte d'acide rosolique et doser avec une solution titrée de potasse caustique dont le moindre excès donne au liquide, constamment agité, une belle couleur rouge (Geissler).

CHAPITRE II

CARACTÈRES ET PROCÉDÉS PARTICULIERS D'ESSAI DES PRINCIPALES HUILES GRASSES

I. HUILES ANIMALES

1. Huile de Suif.

On donne couramment dans le commerce le nom impropre d'huile de suif ou d'oléine à l'*acide oléique* impur, sous-produit de la fabrication des bougies stéariques.

C'est un liquide jaune ou rougeâtre, à saveur âcre et odeur rance, insoluble dans l'eau, soluble dans l'alcool et l'éther.

Il est très employé pour la fabrication des savons, et aussi, malheureusement, pour la falsification de diverses huiles auxquelles il donne sa réaction acide, reconnaissable par le tournesol et la fuchsine ; il abaisse la densité de toutes les huiles végétales, la sienne n'étant que de 0,900 à 0,901 ; parmi les huiles animales, l'huile de Cachalot seule est plus légère que l'acide oléique.

Bien que Massie ne l'ait pas solidifié par sa solution mercurique, d'autres réactifs nitreux produisent ce résultat, en transformant l'acide oléique en son isomère l'acide élaïdique. L'acide azotique le colore en marron et se colore lui-même en brun-clair à son contact ; l'acide sulfurique le colore également en brun ; ces réactions peu communes jointes à l'acidité, à la densité et à la solubilité dans l'alcool permettent assez facilement de le reconnaître. Notons cependant, à propos de la densité, que les falsificateurs connaissant bien ce caractère, mélangent souvent l'acide oléique avec une huile plus dense que l'huile à frauder, dans des proportions qui donnent à l'ensemble la densité voulue.

Ajoutons encore que l'acide oléique décompose tous les sulfures ; le bisulfure de calcium, en particulier, y fait effervescence, dégage son hydrogène sulfuré et produit une coloration gris-noir.

L'acide oléique de saponification est lui-même parfois falsifié par l'*acide linoléique*, ou par une autre substance mal définie qu'on appelle *oléine de suint*. Ces falsifications, difficiles à déceler par la plupart des moyens ordinaires, sont aisément mises en évidence par l'examen à l'oléoréfractomètre.

En effet l'acide oléique présente une déviation de — 38° à — 34°, tandis que l'acide linoléique et l'oléine de suint dévient de + 25° ; ces deux substances ajoutées à l'acide oléique dans la proportion de 10 pour 100 abaissent la déviation à — 29° ou — 28° ; 20 pour 100 donnent — 24° ou — 23° ; 40 pour 100, — 11° ; 50 pour 100, — 5°.

2. Huiles de Pieds.

L'HUILE DE PIEDS DE BŒUF est obtenue par ébullition dans l'eau des pieds de cet animal, préalablement dépouillés des chairs et des tendons.

Elle est normalement d'une couleur jaune-paille plus ou moins foncée, parfois un peu verdâtre ou rougeâtre, inodore et de saveur agréable. Quoique Massie la donne comme congelable à 0°, elle est partout signalée comme ne pouvant se solidifier que par un froid très intense; elle a une densité de 0,914 à 0,916, voisine de celle de l'huile d'Olives; elle rancit difficilement, et n'est pas siccative. Elle est décolorée par le chlore, comme les huiles végétales, colorée en rose foncé par l'acide azotique, en chamois clair par la solution mercurique. Ses précieuses qualités ne sont guère utilisées que pour le graissage des machines et des rouages d'horlogerie.

Elle est très souvent falsifiée par diverses huiles animales ou végétales, telles que celles de Baleine, de Colza, d'Œillette et même d'Olives, seules ou mélangées, soit entre elles, soit avec des graisses ou des huiles empyreumatiques; on lui substitue d'autres huiles de pieds.

L'huile de Baleine sera révélée par le chlore qui la brunit, l'huile d'Œillette par la solution mercurique qui ne la solidifie pas, les huiles de Colza et d'Olives par leur congélation plus facile et par les colorations diverses qu'elles donnent avec les réactifs Massie, Calvert, Cailletet, Château, auxquels il peut être nécessaire de recourir.

Il faut noter que Château a trouvé des caractères assez différents à l'huile de pieds de Bœuf de Paris et à celle de Buénos-Ayres.

L'HUILE DE PIEDS DE MOUTON est à peine colorée et possède une odeur de suif assez reconnaissable ; elle se trouble plus facilement par le froid, est colorée en rose plus clair par l'acide azotique, et entièrement décolorée au bout d'une heure par la solution mercurique, qui la solidifie moins rapidement que la précédente (1 heure 15 au lieu d'une heure).

L'HUILE DE PIEDS DE CHEVAL est rougeâtre et dépose facilement une forte proportion de stéarine.

L'HUILE DE PIEDS DE PORC en contient encore davantage, se congèle à 0°, et la pression retire alors de la masse congelée une huile de qualité supérieure.

3. Huile d'Œufs.

L'huile d'œufs est retirée, par expression à chaud, des jaunes séchés, ou par l'éther, des jaunes frais.

A la température ordinaire elle est liquide, douée d'une belle couleur jaune foncé, d'une odeur agréable et d'une saveur douce de jaune d'œuf; elle est soluble dans l'alcool et l'éther, et commence à se figer entre + 10° et + 8°. Avec le temps elle rancit et se décolore peu à peu.

On l'emploie en médecine contre les gerçures du sein et les pustules de variole, comme médicament adoucissant.

Elle peut être au contraire irritante si elle a été préparée avec un éther non rectifié dont elle retient l'acide, ou si elle est devenue acide par rancissement ; dans les deux cas sa mauvaise odeur devra éveiller la méfiance, et le tournesol accusera l'acidité.

On la falsifie parfois en lui substituant une huile végétale quelconque colorée par le Curcuma; cette huile falsifiée ne se congèlera pas à + 8°, sera colorée en rouge-brun par les alcalis et donnera avec la potasse ou la soude un savon mou, sans consistance, au lieu du savon ferme que donne la bonne huile d'œufs.

4. Huile de Baleine.

L'huile de Baleine vraie provient de plusieurs espèces de Cétacés appartenant à ce genre ; on la retire de leur lard par ébullition dans l'eau ; l'huile surnage et est ensuite passée au tamis, décantée après repos, enfin souvent épurée par divers procédés et filtrée au noir animal.

Elle est toujours plus ou moins colorée en jaune clair ou foncé, en brun rougeâtre ou noirâtre. Elle a une odeur forte et désagréable de poisson rance, se congèle entre 0° et + 2° et est soluble à + 75° dans son volume d'alcool. Sa densité varie suivant les auteurs entre 0,923 et 0,927 ; elle n'est pas siccative.

On l'emploie dans la fabrication des savons et la préparation des cuirs ; elle sert souvent à falsifier les huiles de Colza et de foie de Morue.

Elle est elle-même falsifiée ou souvent confondue avec les huiles de Cachalot, de Dauphin, de Marsouin, de Phoque et de Morse ; ces dernières sont assez difficiles à distinguer de l'huile de Baleine à laquelle elles ressemblent beaucoup. Toutefois l'huile de Dauphin ou de Marsouin est signalée comme plus légère (D à + 15° = 0,914).

5. Huile de Cachalot.

L'huile de Cachalot est retirée soit du corps de l'animal, soit des cavités frontales, où elle accompagne la substance cireuse appelée à tort *Blanc de Baleine* ou *Spermacéti.*

Elle est bien plus légère encore; c'est la moins dense de toutes les huiles (D = 0,884 ou 0,8815). Elle est plus pâle que l'huile de Baleine; sa couleur est jaune-orangé clair; elle est moins fétide et commence à se figer à + 8°. Le bichlorure d'étain fumant (Château) la colore en brun rouge violacé, tandis qu'il colore l'huile de Baleine en jaune-orangé; l'acide phosphorique sirupeux employé à chaud colore l'huile de Cachalot en jaune et l'huile de Baleine en rouge.

6. Huile de Poissons.

On réserve d'ordinaire le nom d'huile de Poissons à celles qui sont retirées du corps entier de certains de ces animaux (Harengs, Sardines, etc.). Les poissons préalablement bouillis ou au moins ébouillantés sont écrasés et abandonnés à la putréfaction; au bout de quelques jours leur chair forme une pâte demi-liquide, rougeâtre, infecte, que surnage l'huile; celle-ci est alors décantée, filtrée et mise en barils. Le résidu constitue un excellent engrais.

Les huiles de Poissons servent au chamoisage des

peaux, et ensuite sont vendues sous le nom de *dégras* pour assouplir les cuirs forts. On les emploie aussi pour falsifier les huiles de foie de Morue, les huiles de Lin et de Colza; faciles à reconnaître dans ces deux dernières, elles sont moins facilement décelées dans le premier cas.

En Russie, on retire de la graisse qui entoure les intestins des Esturgeons et des Sandres une huile employée dans le pays comme alimentaire.

7. Huile de foie de Morue.

L'huile de foie de Morue, utilisée depuis longtemps dans les pays du Nord pour l'éclairage et préférée aux huiles de Baleine et de Poissons pour le chamoisage des peaux, n'est employée en médecine que depuis une époque relativement récente; mais elle y rend de si grands services que sa fabrication s'est énormément développée, que ses procédés d'extraction se sont modifiés et variés, et qu'elle est très souvent falsifiée.

Extraction et principales sortes. — Autrefois, on se contentait d'entasser les foies dans de grandes cuves et de recueillir au fur et à mesure l'huile qui s'en séparait lentement, d'abord claire, puis de plus en plus foncée; souvent même on ne la recueillait qu'après plusieurs mois, et le contact prolongé avec les foies putréfiés lui donnait une odeur et une saveur repoussantes. On achevait l'opération en faisant bouillir ce qui restait des foies et on obtenait une huile noire plus infecte encore.

Maintenant, pour aller plus vite, et aussi pour obtenir

un meilleur produit, on applique immédiatement la chaleur, après avoir trié les meilleurs foies et réservé les moins bons et les mauvais pour la production des huiles inférieures.

Les bons foies chauffés à la vapeur laissent écouler une huile presque blanche, ou jaune clair, ambrée, que l'on recueille à mesure; puis on chauffe un peu plus en remuant les foies et on obtient une huile blonde. Enfin, en ajoutant de l'eau et en chauffant de plus en plus on a successivement de l'huile brune, et de l'huile noire.

Quelles que soient les variations de détail des divers procédés, leur marche est toujours à peu près la même : le temps, l'augmentation de chaleur et la qualité inférieure des foies fournissent toujours des huiles plus colorées, ayant une odeur et une saveur plus accentuées.

Les huiles naturellement blanches ou ambrées sont pour ce motif les plus recherchées. Aussi s'est-on appliqué à décolorer et à désinfecter les autres; mais les huiles ainsi blanchies artificiellement par divers procédés chimiques ont perdu toute leur valeur médicinale et doivent être absolument rejetées : ce sont des falsifications.

Les huiles blondes, ayant la couleur du vin de Madère, sont trop souvent l'objet de mélanges frauduleux et doivent inspirer quelque méfiance. Les huiles brunes paraissent être les plus actives et les moins falsifiées; on devrait peut-être les préférer malgré leur saveur un peu forte, à laquelle d'ailleurs la plupart des enfants s'habituent très bien au bout de peu de jours. Enfin, les huiles noires sont réservées pour les usages industriels.

Composition. — La composition chimique des huiles de foie de Morue est des plus complexes et fort mal connue encore. On y a signalé comme corps gras l'oléine, la margarine, la butyrine, l'acétine, mais tous ont été contestés les uns après les autres ; on a même mis en question leur nature de corps gras, ces substances n'étant pas à base de glycéryle, mais de divers radicaux alcooliques monoatomiques, fait extrêmement intéressant, à rapprocher de ce qui sera dit plus loin à propos de la composition des cires.

La siccativité de l'huile de foie de Morue et l'*acide linoléique* qu'elle contiendrait en combinaison la rapprocheraient des huiles de Lin et d'Œillette.

Diverses substances qu'elle renferme proviennent de la bile, entre autres des matières colorantes, des acides et une substance spéciale appelée *gaduine*, très voisine de la cholestérine, si elle ne lui est identique. Les substances minérales y sont nombreuses, soufre, phosphore, chlore, brome et iode, acides sulfurique et phosphorique, diversement combinés soit avec des bases organiques, amines et alcaloïdes, soit avec la chaux, la magnésie et la soude.

Beaucoup de causes peuvent agir pour faire varier sa composition comme ses propriétés physiques. Les diverses sortes couramment distinguées par leur couleur présentent d'autres différences qui n'ont été bien étudiées qu'à des points de vue spéciaux, tels que celui du dosage de l'iode. En outre, ces huiles ne sont pas retirées seulement du foie de la Morue ordinaire, *Gadus Morrhua* (fig. 21), mais de diverses autres espèces du même genre ou de genres voisins. Enfin leur altération spontanée et leurs falsifications fréquentes ont pu encore être des causes d'erreurs pour certains de ceux qui les ont étudiées.

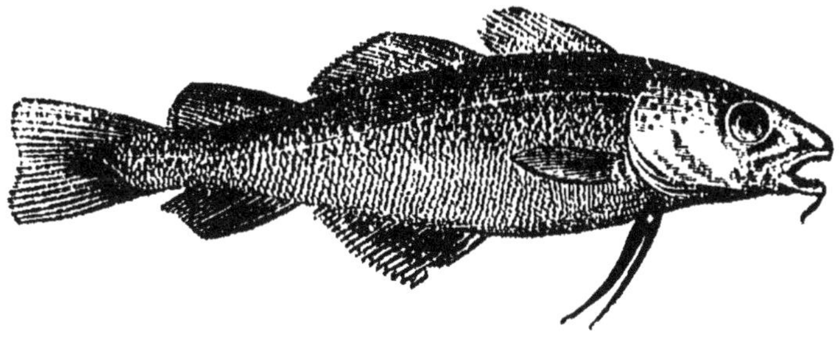

FIG. 21. — Morue ordinaire.

Falsifications. — L'huile de foie de Morue est falsifiée avec les huiles de foie de Raie et de Squale, avec les huiles de Poissons, de Baleine, de Cachalot, de Dauphin, de Phoque; avec diverses huiles végétales, surtout les huiles d'Œillette et d'Arachide, additionnées d'iode ou d'iodure de potassium et d'une certaine proportion d'huile de Baleine ; avec le pétrole, la colophane, etc.

Caractères et essai. — D'abord, quoi qu'on en ait dit, ces huiles, si fraîches qu'elles soient, sont normalement *acides* et rougissent par la fuchsine; leur acidité augmente avec le temps.

Leur DENSITÉ est très incertaine puisqu'on leur a attribué une valeur variant dans les limites de 0,9205 à 0,9320 [1]; on ne peut donc se fier à ce caractère pour reconnaître les principales falsifications : les huiles animales de Cachalot, de Suif et de Dauphin seules abaisseraient la densité de l'huile de foie de Morue au-dessous des limites ci-dessous ; les huiles végétales légères ne parais-

[1] Voir le tableau des densités, p. 39.

sont guère être employées pour falsifier l'huile de foie de Morue, sauf peut-être celles de Sésame et d'Arachide.

Le point d'ÉCHAUFFEMENT SULFURIQUE, très élevé, 103° (Maumené), 102°-106° (V. Bishop), sera au contraire très notablement abaissé, en cas de substitution ou d'addition d'une huile végétale autre que l'huile de Lin [1].

Ce caractère pourra être utilement recherché, en particulier pour déceler la présence de l'huile d'Arachide. Mais comme l'action est très énergique et dégage beaucoup d'acide sulfureux, il est bon d'ajouter une quantité déterminée d'huile minérale lourde dont le point d'échauffement est très bas. Voici les résultats obtenus dans ces conditions par M. W. Bishop [2], ainsi que ceux du dosage par le brome (procédé Halphen), et les chiffres de densité donnés par la balance aréothermique :

HUILES	DENSITÉ	ÉCHAUFFEMENT 10 gr. huile gr. 10 gr. huile min. 20 gr. acide sulf.	ÉCHAUFF. réel	ABSORPTION de brome
		degrés	degrés	
Morue (blanche). .	0,9265	67	106	0,732
— (blonde). . .	0,9257	65	102	»
— (brune). . . .	0,9264	65,25	102,5	»
Arachide.	0,917	48	66	0,534
Mélange. 20 0/0 arachide. . 80 0/0 morue. . . .	0,9243	62,5	97	0,680
H. minérale. . . .	»	14	»	»

1 Voir le tableau, p. 77.

2 *Journ. de pharmacie et de chimie*, 5e série, XX, 1889, p. 302-303.

Les COLORATIONS obtenues par l'action de l'ACIDE SULFURIQUE (1 goutte pour 10) paraissent assez caractéristiques, bien que décrites de façon un peu différente par les auteurs. Heydenreich obtient sans agitation une teinte *rouge vif* passant au *violet*, et avec agitation, une couleur *rouge-brun très vif* passant au *brun foncé* et au *violet*. Hockin, Gobley, Matthew Husband, obtiennent d'abord une auréole du plus *beau violet*, virant par l'agitation, au *cramoisi*, puis au *brun*, aussi bien avec l'huile de foie de Morue, qu'avec les huiles de Poissons et de foie de Raie ; mais avec une huile artificiellement iodée, ou décolorée par l'acide sulfurique et le charbon, la coloration est lente à se produire, elle est *brune* ou *noire*, jamais violette.

Guibourt [1] ayant obtenu des résultats analogues, quoique plus variables, considérait cette réaction comme trop infidèle pour pouvoir servir à la distinction des huiles de foie de Morue pures et de leurs falsifications.

L'acide sulfurique peut être encore employé d'une autre façon pour la recherche des huiles de Cachalot et de foie de Squale : on l'agite avec l'huile et on laisse reposer ; puis on décante l'huile dans un tube qu'on plonge dans un mélange réfrigérant : l'huile de foie de Morue pure restera limpide, l'huile falsifiée laissera alors déposer soit une substance solide qui ne sera fusible qu'à + 25° et prouvera le mélange d'huile de Cachalot, soit un précipité floconneux et léger qui révèlera la présence de l'huile de Squale.

[1] Guibourt, *Hist. nat. des drogues simples*, 7e édition, IV, 185.

Le CHLORE noircit l'huile de foie de Morue ainsi que presque toutes les autres huiles de Poissons et de Cétacés : au contraire il colore à peine l'huile de foie de Raie et décolore les huiles végétales : l'addition de celles-ci à l'huile de foie de Morue, de même que le mélange d'huile d'Œillette et de Baleine, seront donc décelés par une coloration brune plus ou moins pâle, suivant les proportions.

L'ACIDE AZOTIQUE (procédé Massie) colore l'huile de foie de Morue en rouge-marron (kermès) et se colore lui-même en jaune-clair ; la solution mercurique ne la solidifie pas et y produit une effervescence suivie de coloration rouge-brun caramel non granuleux. Une goutte d'acide azotique tombant dans cette huile (Boudard) y produit une auréole rose que ne donne pas l'huile de Raie.

L'AMMONIAQUE (Fauré) y forme une masse épaisse grenue jaune foncé, qui est de nuance orangée avec l'huile de Sardines. Saponifiée par une solution de potasse au 1/10, l'huile de Raie dégagera une odeur de Valériane qui sera particulièrement manifeste, si on la chauffe pendant vingt minutes au bain-marie.

La SAPONIFICATION peut encore servir à déceler l'addition d'iode : en effet l'huile de foie de Morue naturelle non saponifiée, n'abandonne pas d'iode à l'eau ou à l'alcool ; saponifiée, elle ne laisse pas d'iodure dans l'eau-mère : non saponifiée, elle n'en laisse pas dans le résidu de sa calcination ; c'est seulement quand on calcine les produits de sa saponification qu'on peut y retrouver à l'état d'iodure, et y doser l'iode qu'elle contenait naturellement dans la proportion de 2 à 3 dix-millièmes. Au contraire l'iode ou l'iodure ajoutés, seraient extraits par l'eau et l'alcool, se retrouveraient dans l'eau-mère de saponification, et dans le charbon provenant de la calcination de l'huile non saponifiée.

La solution concentrée de SULFURE DE POTASSE, ou *foie de soufre potassique*, battue avec l'huile de foie de Morue, donne un mélange épais, lequel, traité par l'éther, laisse au fond du vase un dépôt insoluble, ce qui d'après Dorvault et Hurault-Moutillard, ne se produirait avec aucune autre huile.

Plusieurs des procédés Cailletet seront encore employés avec avantage pour reconnaître les falsifications de l'huile de foie de Morue : d'abord son procédé de dosage en poids par le BROME [1] ou la modification de celui-ci par G. Halphen [2], puis l'action des ACIDES PHOSPHORIQUE, SULFURIQUE et AZOTIQUE mélangés en diverses proportions.

Ainsi à 30 gouttes d'huile on peut ajouter 3 gouttes d'un premier réactif :

	gr.
Acide phosphorique à 40°	0,70
Acide sulfurique à 66°	1,22

L'huile de foie de Morue pure sera colorée en *rouge-cerise ;* falsifiée avec les huiles végétales elle sera d'un gris jaunâtre.

[1] Voir p. 70. L'huile de Baleine et les huiles végétales donnent une liqueur plus colorée, plus riche en brome, et un dépôt moins volumineux.

[2] *Loc. cit.*, p. 81, note 1.

Un deuxième réactif se compose de :

12 parties d'acide phosphorique à 45°.
7 — — sulfurique à 66°.
10 — — azotique à 40°.

Prendre 1 centimètre cube du mélange pour 5 centimètres cubes d'huile; agiter quelques secondes, ajouter 5 centimètres cubes de benzine et laisser reposer une demi-heure. Ainsi traitées, les huiles de foie de Morue blanche, ambrée et blonde seront colorées d'abord en *rouge*, puis en *jaune* persistant; l'huile brune et l'huile de Raie en *rouge* invariable; l'huile de Poissons en *brun foncé;* enfin l'huile de foie de Morue additionnée de 10 pour 100 d'huile de Poissons sera *pelure d'oignon;* avec 15 pour 100, *rouge* persistant; avec 25 à 35 pour 100, *rouge brun*.

Si on DISTILLE l'huile pure dans une cornue, de façon à en retirer un tiers de son volume, le produit distillé est solide et fusible: si l'huile de foie de Morue contient des huiles végétales, le produit de la distillation reste liquide.

L'huile pure, agitée avec 15 fois son volume d'ÉTHER ACÉTIQUE de densité = 0,890, et refroidie à + 17°,64 centigrades (= 63° 3/4 Fahr.) reste limpide; elle serait trouble si l'on employait moins de 15 volumes d'éther acétique. Si au contraire avec moins de 15 volumes, la solution est limpide, c'est que l'huile contient de la colophane, chaque volume d'éther acétique en moins de 15 représente 5 pour 100 de résine ajoutée à l'huile [1].

[1] Boettger, *Chemist and Druggist*, 1860. 154. Voir *Dict.*, Soubeiran.

N.-B. — Plusieurs auteurs ont mal compris ce procédé et l'in-

8. Huile de foie de Raie.

L'huile de foie de Raie est formée par plusieurs espèces de Poissons appartenant à ce genre, en particulier par la Raie bouclée, *Raja clavata* (fig. 22). On la prépare surtout

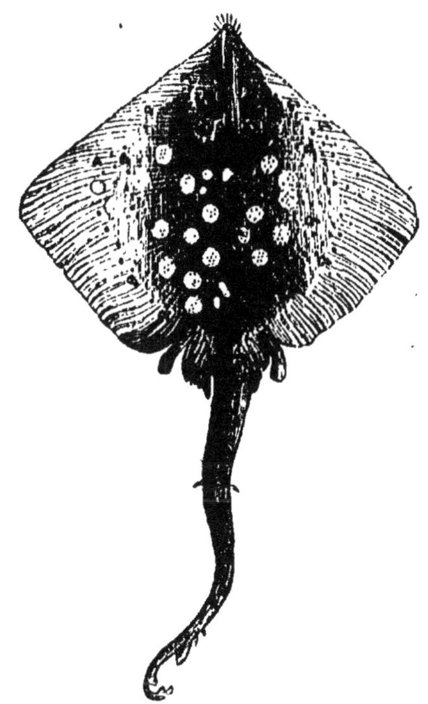

Fig. 22. — Raie bouclée.

sur les côtes de Normandie en chauffant les foies ou en les faisant bouillir dans l'eau.

terprètent faussement en disant que, si avec 12 volumes d'éther acétique, l'huile est trouble au bout d'une minute, c'est qu'elle contient de la résine; cela indiquerait au contraire qu'elle n'en contient pas 15 pour 100.

Elle est ordinairement d'un jaune doré parfois plus ou moins orangé ou rougeâtre : elle a une densité de 0.927 ou 0,928, une saveur moins forte et une odeur moins désagréable que l'huile de foie de Morue ; elle contient une forte proportion de *valérine* (ou *phocénine*) à laquelle est due l'odeur de Valériane qu'elle dégage après saponification ; pas de phosphore et à peu près autant d'iode que d'huile de foie de Morue, suivant Personne et Gobley, ou au contraire, suivant Delattre, moitié moins d'iode, un quart de moins de soufre et un tiers en plus de phosphore ; abandonnée à l'air, elle dépose une matière grasse solide.

Fréquemment substituée à l'huile de foie de Morue ou mélangée avec elle, l'huile de foie de Raie peut en être distinguée ou y être reconnue par plusieurs caractères signalés plus haut, sur lesquels il est inutile de revenir. Ajoutons qu'elle ne dissoudrait que 1/25 de son volume d'alcool éthéré au 1/10, tandis que l'huile de foie de Morue en dissoudrait 1/20.

9. Huile de foie de Squale.

L'huile de foie de Squale, fournie par plusieurs espèces de Squales ou Requins, est obtenue par des procédés analogues ; elle ressemble par sa couleur, son odeur et sa saveur à l'huile de foie de Morue ambrée ; elle dépose à la longue, comme l'huile de Raie, une matière grasse solide, considérée comme étant de la stéarine. Comparée à l'huile de foie de Morue, elle contient suivant Delattre, un peu plus d'iode, à peu près autant de phosphore, moins de brome et de soufre. Ses réactions ont été bien moins étudiées : aussi est-il difficile de la distinguer de l'huile de foie de Morue. Rappelons seulement que, si on la refroidit, après l'avoir agitée avec l'acide sulfurique, elle laisse déposer un précipité floconneux léger.

II. HUILES VÉGÉTALES DIVERSES

Les huiles végétales sont assez habituellement divisées en *siccatives* et *non siccatives*. Mais nous avons vu que pour plusieurs d'entre elles ce caractère est sujet à contestation; d'autre part, certaines huiles non siccatives présentent des caractères communs avec des huiles siccatives qu'il est bon de ne pas en séparer. Pour ces deux motifs je n'adopterai pas d'une manière absolue cette classification. Toutefois, comme les principales huiles non siccatives sont souvent falsifiées au moyen de plusieurs huiles siccatives, j'examinerai tout d'abord ces dernières, afin que leurs caractères soient déjà connus quand j'en viendrai à signaler leur emploi frauduleux.

C'est pour ce motif qu'en raison même de l'importance de l'huile d'Olives, je la réserverai pour la fin.

Chemin faisant, je grouperai ensemble, toutes les huiles d'Euphorbiacées et toutes les huiles de Crucifères, qu'elles soient siccatives ou non [1].

[1] Je ne répèterai pas à propos de chacune des huiles tous les caractères signalés dans les divers tableaux, mais seulement les plus importants; le lecteur qui voudrait compléter les renseignements donnés devra donc consulter ces tableaux, et au besoin recourir, pour les procédés d'essai, aux ouvrages cités.

1. Huile de Lin.

Parmi les huiles siccatives, l'une des plus employées est l'huile de Lin.

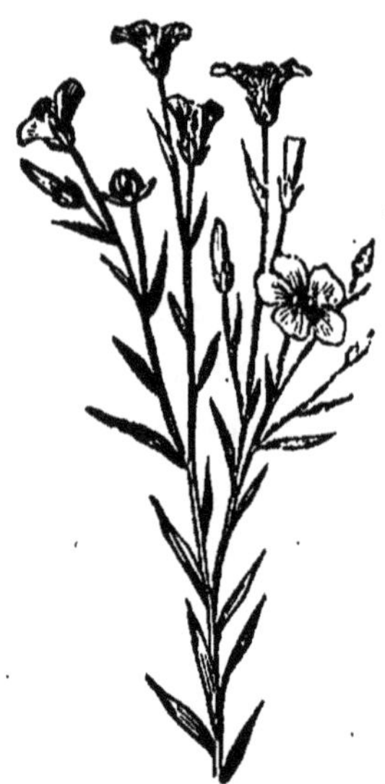

FIG. 23. — Sommité fleurie de *Linum usitatissimum*.

Les graines du *Linum usitatissimum* (fig. 23) donnent par expression à froid de 17 à 20 pour 100 d'une huile jaune pâle, peu odorante ; par expression à chaud, 22 à 26 pour 100 d'une huile brune, impure, à odeur et saveur désagréables, propre seulement à certains usages industriels.

L'huile de Lin jaune (D = 0,932 — 0,940) se congèle vers — 20°, ou même seulement à — 27° ; elle est soluble dans 15 parties d'alcool absolu, dans 32 parties seulement d'alcool à 90°, et dans 1 partie 1/2 d'éther.

Traitée par l'acide azotique, elle devient rouge-orangé et la couche acide reste incolore; par la solution mercurique, elle fait effervescence et prend une coloration rouge-caramel granuleux. Fraiche, elle est assez facilement saponifiable ; elle donne avec la soude un savon jaune et mou dont l'acide chlorhydrique sépare plusieurs acides gras : d'abord l'acide *linoléique*, connu depuis longtemps, puis les acides *linolénique* et *isolinolénique*, auxquels serait due la siccativité[1] ; enfin une faible proportion d'acides *oléique*, *myristique*, *palmitique*, et peut-être *stéarique*.

L'huile de Lin à l'état naturel, est surtout utilisée en peinture : on s'en sert quelquefois en médecine sous forme de lavements. Mais c'est surtout après avoir subi certains traitements préparatoires qu'elle rend les plus grands services à l'industrie, en particulier pour la fabrication de divers objets utilisés en médecine et en chirurgie.

Bien que l'huile de Lin soit déjà très siccative par elle-même, on la rend plus siccative encore en la faisant bouillir avec de la litharge ou de la céruse, auxquelles on ajoute souvent diverses terres ou matières colorantes et d'autres substances qui varient suivant l'usage auquel on destine cette *huile cuite ;* ainsi préparée, elle est encore très employée en peinture, et constitue un bon vernis servant par exemple à l'imperméabilisation des étoffes. Elle entre dans la composition des taffetas gommés, des toiles cirées et des moleskines.

Bouillie pendant plusieurs heures, l'huile de Lin forme une sorte de glu ; si alors on y ajoute de l'eau acidulée

1. Voir plus haut, p. 61.

par l'acide azotique, on obtient une matière qui ressemble beaucoup au caoutchouc ordinaire, plastique à chaud, durcissant à froid et devenant très élastique : c'est le *caoutchouc des huiles*, qu'on pourrait fabriquer aussi, mais moins économiquement, avec toute autre huile siccative, et qui est la base d'un grand nombre de préparations industrielles. On y ajoute souvent du soufre, des oxydes terreux (magnésie, chaux, baryte) ou métalliques (de plomb, cuivre, zinc, cadmium, antimoine, etc.), et une petite proportion de caoutchouc naturel et de gutta-percha.

Ce caoutchouc artificiel et la gomme factice fabriquée avec l'huile de Lin simplement lithargyrée servent à la fabrication de divers appareils de chirurgie, de sondes, bougies, canules, pessaires, cornets acoustiques, etc.

L'huile de Lin peut encore être vulcanisée par le chlorure de soufre et servir alors à fabriquer divers objets solides plus ou moins souples ou rigides, tout à fait inaltérables par les influences atmosphériques et résistant, comme les précédents, à l'action de beaucoup de produits chimiques qui attaqueraient le bois ou les métaux.

On falsifie parfois l'huile de Lin, soit par addition de résine, qui la rend plus dense, soit en lui substituant des huiles désinfectées de Poissons ou de foie de Morue.

2. Huile de Noix.

L'huile de Noix est retirée de l'embryon du Noyer *(Juglans regia)*; par expression à froid, l'embryon donne 25 pour 100 de son poids d'huile vierge, presque incolore, légèrement teintée de jaune-verdâtre (D = 0,926 — 0,928) de saveur douce, agréable, et propre aux usages culinaires ; elle sert alors parfois à falsifier l'huile d'Olives ; au bout de peu de temps elle perd sa nuance verdâtre, devient franchement jaune et rancit bientôt. Elle se congèle vers — 27° ou 28°. Elle est très siccative ; quand elle est fraîche, l'acide azotique et surtout la solution mercurique la colore en rouge-cerise clair ; ce dernier réactif n'y provoque pas d'effervescence. L'ammoniaque forme avec elle un savon blanc-gris épais et consistant.

Par une deuxième expression faite à chaud du marc restant après l'écoulement de l'huile vierge, on obtient une huile de teinte foncée, de saveur et odeur fortes, « l'huile tirée à feu », bonne seulement pour la peinture et pour des usages industriels analogues à ceux de l'huile de Lin.

3. Huile de Chènevis.

L'huile de Chènevis est retirée des graines du Chanvre *(Cannabis sativa)* (fig. 24). D'abord jaune-verdâtre, elle perd peu à peu sa teinte verte et devient jaune. Elle a une densité de 0,925 à 0,930, s'épaissit à — 15° et se congèle seulement à — 27°. Elle a l'odeur spéciale forte et désagréable du Chanvre, et une saveur fade. Elle est soluble dans 30 parties d'alcool absolu froid, et en toutes proportions dans l'alcool bouillant.

L'acide azotique agité avec elle, la colore en brun foncé verdâtre et se colore lui-même en rose ou en vert clair ; la solution mercurique la colore d'abord en marron clair, puis en jaune-rougeâtre ; l'acide sulfurique et le chlorure de zinc en vert-émeraude. L'ammoniaque la transforme en une masse jaune épaisse, grenue. Elle est très siccative

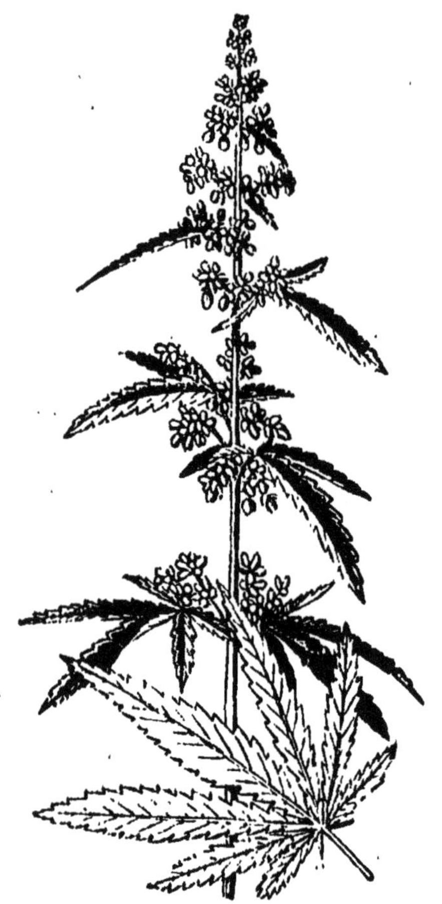

Fig. 24. — Chanvre.

et difficilement saponifiable ; on l'emploie néanmoins pour la fabrication des savons mous verts, souvent aussi pour l'éclairage et la peinture, très rarement pour l'alimentation. Elle est souvent falsifiée par l'huile de Lin à laquelle on donne une teinte verdâtre avec un peu d'indigo.

4. Huile d'Œillette.

L'huile d'Œillette ou Pavot noir *(Papaver somniferum nigrum)* (fig. 25) peut être obtenue, comme les précé-

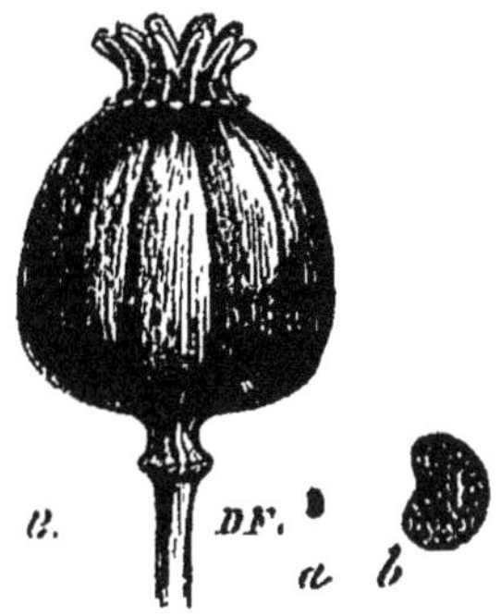

Fig. 25. — Capsule de Pavot noir; *a*, graine; *b*, la même, très grossie.

dentes, à froid ou à chaud. Les graines donnent, à froid, 23 pour 100 « d'huile blanche, » comestible ; à chaud 50 pour 100 d'huile rousse, dite « huile de fabrique ». La première n'est pas réellement blanche, mais d'un jaune doré pâle ; elle est bien fluide, a une densité de 0,924 à 0,929 [1], est soluble dans 26 parties d'alcool froid, 6 parties d'alcool chaud, et en toutes proportions dans l'éther. Elle est très siccative, rancit difficilement et se congèle à — 18°. Elle donne avec les alcalis un savon dur très blanc qui

[1] Il n'est pas tenu compte ici d'un des chiffres de Cloëz, qui est trop différent des autres pour n'être pas dû à une faute d'impression (0,95701, probablement pour 0,92701).

rancit facilement et duquel on retire surtout de l'*acide linoléique*. Elle se colore en abricot-rouge par l'acide azotique et par la solution mercurique. Souvent falsifiée par les huiles de Faînes et de Sésame (non siccatives) elle sert fréquemment, à son tour, à falsifier l'huile d'Olives.

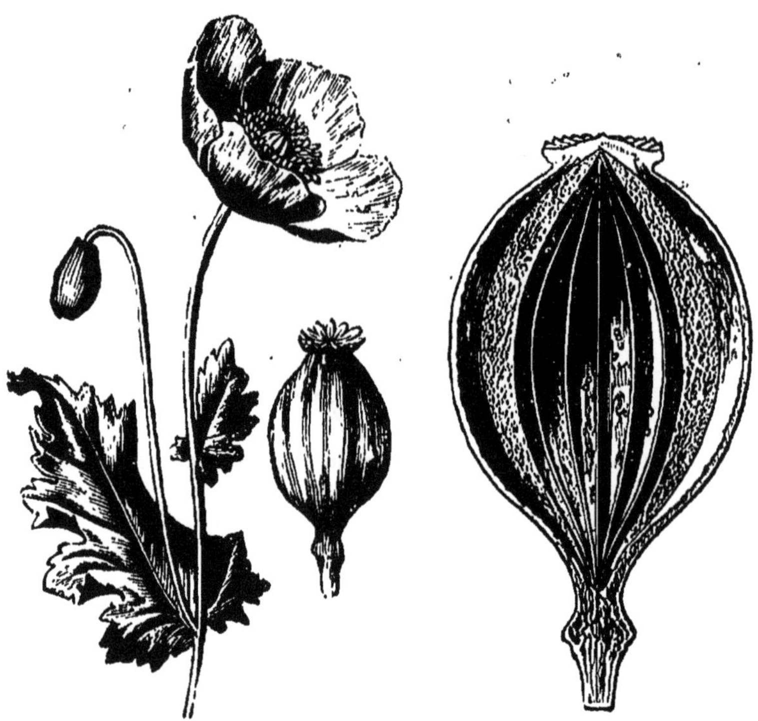

FIG. 26. — Pavot blanc.

FIG. 27. — Capsule de Pavot blanc coupée dans sa longueur.

On reconnaîtra l'huile de Faînes par le réactif Boudet qui la colore en rose et colore l'huile d'Œillette en jaune clair ; l'acide sulfurique colore l'huile de Sésame en rouge vif et l'huile d'Œillette en jaune-serin ; le réactif Behrens

(5 grammes d'acide sulfurique et 5 grammes d'acide azotique pour 10 grammes d'huile) colore l'huile de Sésame en vert-pré foncé et l'huile d'Œillette en rouge brique, ou au moins en rose fleur de pêcher.

Nous verrons plus loin comment on reconnaît la falsification de l'huile d'Olives par l'huile d'Œillette.

A côté de cette dernière, signalons en passant l'huile de Pavot blanc des Indes *(Papaver somniferum album)* (fig. 26 et 27) qui en diffère très peu, mais qui a toujours un goût de poussière, à moins qu'on ait eu soin de laver les graines à grande eau, avant de les presser.

La famille des Papavéracées fournit encore deux sortes d'huiles qui méritent une courte mention, l'huile d'Argémone du Mexique et l'huile de Glaucie.

5. Huile d'Argémone.

L'huile d'Argémone *(Argemone Mexicana)*, d'un jaune un peu orangé, limpide, est plus légère (D = 0,919) et moins siccative que la précédente ; sa moindre densité paraît due à ce qu'elle contient des acides gras volatils, acétique, butyrique et valérique. Cette huile, peu employée, est assez fortement purgative, à la dose de 15 à 30 gouttes ; elle a une saveur âpre et une odeur un peu nauséeuse.

6. Huile de Glaucie.

L'huile de Glaucie (Glaucier jaune, Glaucienne, Corblet, Pavot cornu, *Glaucium flavum)*, extraite à froid, est jaune clair, inodore, insipide ; sa densité est incertaine : pour deux essais, Cloëz donne les deux chiffres de 0,913 et 0,92416[1]. Extraite à chaud, cette huile est plus colorée et plus odorante. Elle est très siccative, et serait utilisable pour l'alimentation et pour l'éclairage. Comme la plante pousse naturellement dans les terrains stériles, caillouteux des bords de la mer et de certains cours d'eau, on a songé à l'y multiplier et à mettre ainsi en valeur des terrains improductifs, tels que les plages de galets de la Seine-Inférieure ; ce projet ne paraît pas avoir été mis à exécution.

7. Huile de pépins de Raisin.

L'huile de pépins de Raisin s'extrait de la farine obtenue par mouture, délayée ensuite en pâte homogène, chauffée vers 50° et pressée ; elle est siccative, inodore, fade, congelable à — 16°, sa densité est de 0,92784.

8. Huile de Fusain d'Europe.

L'huile de Fusain d'Europe *(Evonymus europæa)*, très âcre, est employée en Allemagne pour les arts et l'éclairage, sa densité est de 0,95717, d'après Cloëz[2].

9. Huile de Soleil.

L'huile de Soleil *(Helianthus annuus)* est siccative et non coagulable par la solution mercurique de Massie. Sa densité est de 0,925 ou 0,926 ; elle est congelable à — 16°, colorée par l'acide azotique en blanc légèrement

[1] L'un de ces deux chiffres est peut-être encore dû à une faute d'impression.

[2] Chiffre bien élevé, et de nature à inspirer quelques doutes.

verdâtre ; par la première solution mercurique en jaune-citron d'abord clair, puis foncé ; par la deuxième, en rouge orange. Cette huile est employée pour l'éclairage et l'alimentation.

10. Huile de Niger.

L'huile de Niger ou *Ram-Till (Guizotia oleifera)*, plante voisine du Soleil malgré sa petite taille relative, et croissant spontanément dans l'Abyssinie et dans l'Inde, est surtout exploitée dans cette dernière région. Cette huile d'abord brunâtre, devient jaune pâle après épuration ; elle a une odeur légèrement aromatique qui rappelle celle du Thym. Sa densité est 0,022, son point de congélation — 16°.

L'huile de première pression, obtenue à froid, est neutre, rancit difficilement et est utilisée pour l'alimentation ; l'huile exprimée à chaud sert à la savonnerie, mais on ne peut l'employer seule, parce qu'elle donnerait des savons trop cassants.

11. Huile de Madi.

L'huile de Madi est retirée du *Madia sativa*, plante appartenant à la famille des Composées, comme le Soleil et le Niger, dont elle est très voisine, quoique plus petite. Cette huile, très siccative, est douée d'une odeur spéciale ; elle peut, dit-on, rivaliser avec la meilleure huile d'Œillette. Elle a une densité de 0,92022, se colore en rouge par l'acide hypoazotique et forme avec la soude un savon dur incolore.

12. Huile de Courge.

L'huile de Courge, extraite des graines de plusieurs espèces de *Cucurbita*, a été parfois employée en parfumerie ; elle est siccative et aussi lourde que l'huile de Lin, d'après Cloëz ; sa densité varie, en effet, suivant cet auteur, de 0,93403 (huile de *C. maxima*) à 0,93791 (huile de *C. perennis*).

L'huile de *Cucurbita maxima* est utilisée assez fréquemment dans la médecine vétérinaire en Alsace, où elle est appelée Kürbiskernoel. On l'obtient par expression à chaud ; ses caractères récemment étudiés sont les suivants, d'après Merckling[1] : sa densité à + 15° serait de 0,920, chiffre bien différent de celui de Cloëz ; elle est neutre, de couleur brun rougeâtre, et à peine soluble dans l'alcool à 95°, qu'elle colore néanmoins en vert jaunâtre. Traitée par l'acide hypoazotique, elle devient opaque au bout de six heures, plus épaisse et brun rouge foncé après vingt-quatre et quarante-huit heures, mais sans se solidifier. L'acide sulfurique de densité = 1,828 (procédé Heydenreich) y produit une coloration vert clair avec stries brunes, qui devient brun foncé après agitation : plus tard on observe des caillots bleus sur fond vert sale. Pour en saponifier 1 gramme, il a fallu 190,27 milligrammes de potasse ; elle n'a donné aucune réaction immédiate avec la solution alcoolique d'azotate d'argent ;

[1] Merckling : *Journ. de pharm. d'Alsace-Lorraine*, octobre 1886. — *Journ. de pharm. et de chimie*, 5e série, XV, 1887, p. 30.

au bout de douze heures seulement, l'argent était en partie réduit.

13. Huiles de Sapin et de Pin.

Plusieurs espèces de Conifères fournissent encore des huiles siccatives douces et comestibles, par exemple le Sapin du Nord *(Picea excelsa)*, les Pins Pignon *(Pinus Pinea)*, Cembro *(P. Cembro)*, sylvestre *(P. sylvestris)*, maritime *(P. Pinaster)*. Ces huiles ont été peu étudiées ; on signale seulement une huile de Pin comme très difficilement congelable (— 30°), et quelques chiffres de densité variant de 0,919,63 (Cloëz), pour l'huile du Pin Pignon, à 0,9312 (Schubler) pour l'huile du Pin sylvestre, si on laisse de côté l'huile du Sapin du Nord, pour laquelle il y a complet désaccord entre ces deux auteurs (0,9258 Schubler ; 0,93515 Cloëz).

14. Huile de Savignon.

L'huile du Savignon ou Cornouiller sanguin *(Cornus sanguinea)* qui après épuration est parfois employée pour l'éclairage ou la savonnerie, a été peu étudiée et ses caractères sont mal connus.

HUILES D'EUPHORBIACÉES

La famille des Euphorbiacées comprend un bon nombre d'huiles plus ou moins purgatives ou caustiques. Les deux plus importantes sont celles de Croton et de Ricin ; j'en signalerai ensuite plusieurs autres, celles de Pignons d'Inde, d'Epurge, de *Fontainea Pancheri*, d'*Anda*

Gomesii, de Bancoulier, et des deux arbres à huile du Japon et de la Chine.

15. Huile de Croton.

L'huile de Croton, produite par les graines du *Croton Tiglium* des Moluques (fig. 28) se distingue des précédentes par son âcreté et sa causticité. On l'extrait tantôt par expression, tantôt par l'action des dissolvants, comme l'éther ou le sulfure de carbone. Dans le premier cas elle est jaune clair, limpide, fluorescente, légèrement visqueuse; dans le second cas elle est épaisse, plus visqueuse et fortement colorée en brun foncé plus ou moins rou-

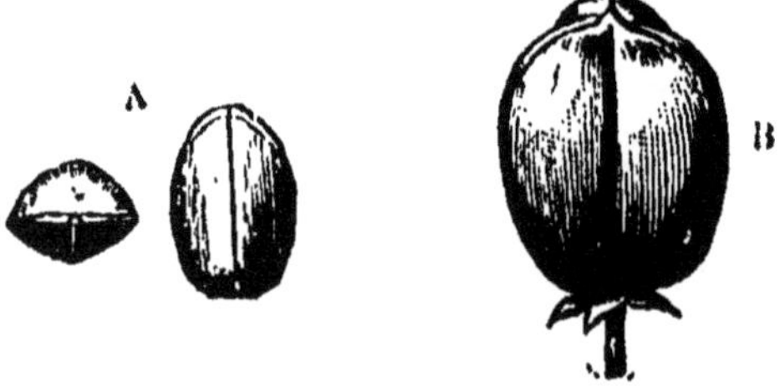

Fig. 28. — *Croton Tiglium*: A, graines; B, fruit.

geâtre. Bien que, sous ces deux états, elle doive présenter des différences notables dans sa composition chimique, elle ne semble pas avoir été l'objet d'analyses à ce point de vue; d'ailleurs on pourrait en dire autant de la plupart des huiles, qui, suivant leur mode d'extraction, présentent des propriétés différentes et ne doivent pas avoir la même composition, quant à la proportion des corps gras définis et surtout des substances accessoires qu'ils peuvent tenir en dissolution.

Si je répète cette remarque à propos de l'huile de Croton, c'est parce qu'elle paraît être l'une des plus compliquées parmi celles qui ont été analysées. On y a signalé, en effet, la *stéarine*, la *palmitine*, la *myristine*, la *laurostéarine*, la *cholestérine*, les acides *acétique*, *butyrique*, *valérique*, deux acides spéciaux appartenant à la série de l'acide oléique, les acides *tiglinique* et *crotonique*, un alcaloïde indéterminé, et une substance huileuse mal connue appelée *crotonol ;* certains contestent la présence de l'acide crotonique, qui ne serait qu'un produit artificiel, dérivé de l'acide *méthylcrotonique*, préexistant dans l'huile, mais peut-être seulement dans l'huile déjà oxydée, rancie, et non dans l'huile fraîche telle qu'elle est retirée de la graine. Les chimistes ne s'entendent pas non plus sur ceux des principes contenus dans l'huile de Croton, auxquels celle-ci doit ses propriétés énergiques.

La densité de cette huile varie de 0,942 à 0,955; elle est siccative et rancit assez facilement ; elle est soluble aux deux tiers dans l'alcool ordinaire et laisse comme résidu un liquide huileux insipide; sa solubilité varie d'ailleurs suivant qu'elle est plus ou moins fraîche ; elle augmente avec le degré d'oxydation et de résinification de l'huile.

Malgré cette variabilité, contenue d'ailleurs dans certaines limites, on peut s'appuyer sur ce caractère pour reconnaître les falsifications de l'huile de Croton. En effet, si elle est mélangée avec de l'huile de Ricin, qui est complètement soluble dans l'alcool absolu froid, ou avec d'autres huiles grasses qui y sont insolubles ou à peu près, la proportion de résidu insoluble sera diminuée ou augmontée notablement. La prise de densité pourra donner également de bonnes indications.

On ajoute quelquefois à une huile inerte, ou à un mélange d'huiles, une certaine quantité de gomme-résine d'Euphorbe pour leur donner des propriétés analogues à celles de l'huile de Croton ; cette falsification est révélée par ce fait qu'alors la solution alcoolique blanchit par addition d'eau.

L'huile de Croton n'est employée qu'en médecine à l'extérieur comme rubéfiante et vésicante, à l'intérieur comme purgative, à la dose de deux gouttes au plus.

16. Huile de Ricin.

L'huile de Ricin, appelée encore *huile de Palma-Christi*, ou en anglais *Castor-Oil*, est retirée des graines du *Ricinus communis* (fig. 29, 30 et 31) par expression, combinée à une douce température (+ 21°) considérée actuellement comme un optimum.

Caractères. — Les amandes donnent, dans ces conditions, environ 40 pour 100 d'huile presque incolore ou légèrement jaunâtre, épaisse et filante (D = 0,961 à 0,966) dont l'odeur est fade, la saveur douceâtre mêlée d'un peu d'âcreté ; cette huile est purgative, mais beaucoup moins que l'huile exprimée à chaud, dont l'âcreté serait insupportable, ou que l'huile obtenue par l'action des dissolvants, ou que les graines et le tourteau lui-même.

L'huile de Ricin refroidie laisse déposer un précipité granuleux et se congèle vers — 18° en une masse jaune transparente. Elle est soluble en toutes proportions dans l'alcool absolu, ce qui la distingue de toutes les autres huiles, un peu moins soluble dans l'alcool étendu (dans 5 p. d'alcool à 90°, et 6 p. d'alcool à 88°), insoluble dans

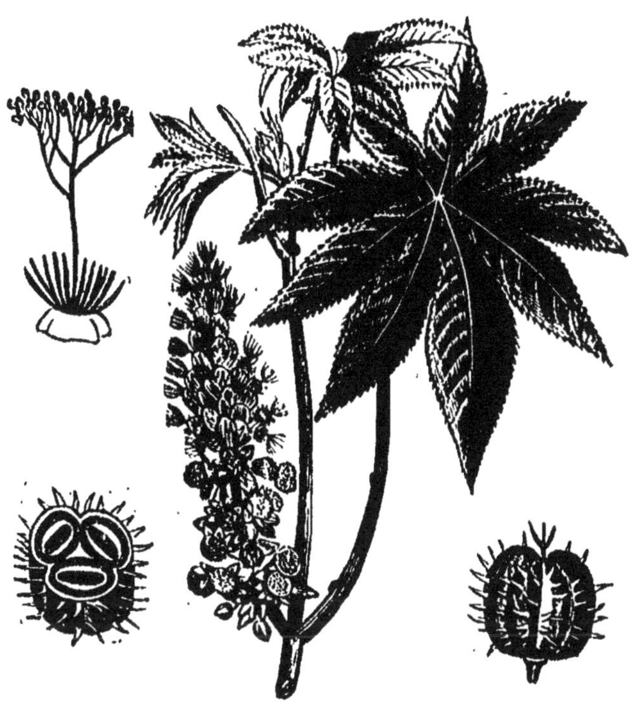

Fig. 29. — Ricin : branche fleurie; fleur mâle dont la plupart des étamines ont été enlevées; fruit entier et coupé en travers.

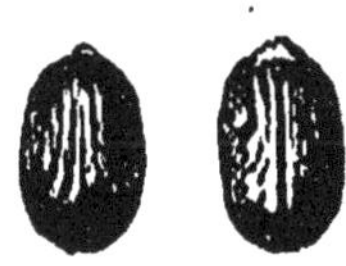

Fig. 30. — Graines de Ricin de France.

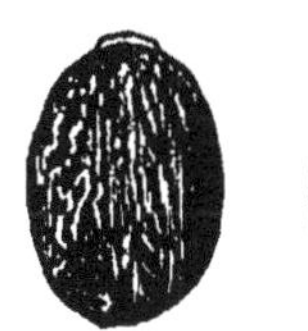

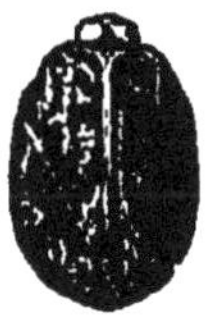

Fig. 31. — Graines de Ricin d'Amérique.

l'essence et l'huile de pétrole, dans la benzine et ses homologues.

Siccativité. — Exposée à l'air, elle rancit rapidement, devient plus épaisse, plus visqueuse et plus âcre; mais se dessèche-t-elle? Sur ce point, qui paraît pourtant bien simple, les avis sont très partagés. J. Bouis[1] affirme qu'elle est siccative, Flückiger dit positivement qu'étalée en couche mince elle se dessèche en formant un vernis. Fr. Chatin[2] proteste énergiquement, affirme que c'est l'huile qui absorbe le moins d'oxygène par son exposition à l'air, qu'elle s'épaissit à peine, et il ajoute : « Tous les auteurs pourtant l'indiquent comme siccative; mais c'est une erreur qu'il faut faire disparaître. » Chevallier et Baudrimont formulent la même opinion et assurent que l'huile de Ricin n'est pas siccative; « presque tous les auteurs se trompent en disant le contraire ».

Qui croire? Le cas est embarrassant. Peut-être les deux opinions sont-elles également fondées, mais alors toutes deux trop absolues, trop exclusives. Il peut se faire que l'huile de Ricin soit siccative dans certaines conditions et pas dans d'autres; il faudrait préciser ces conditions, origine botanique et géographique, procédés d'extraction, âge des graines, âge de l'huile, etc.

D'autre part, il est certain que plusieurs de ses caractères sont un peu intermédiaires et permettent de supposer que l'huile de Ricin appartiendrait à un petit groupe formant transition entre les huiles siccatives et les huiles non siccatives.

Composition et réactions. — Ainsi elle ne contient

[1] *Dict. de chimie*, de Würtz, II, 49.
[2] Fr. Chatin, thèse citée, p. 83-84.

pas d'oléine[1]; à la distillation sèche, vers + 270°, elle donne de l'hydrure d'œnanthyle, de l'acide œnanthylique, de l'acroléine et des acides gras solides, et pas d'acide sébacique; mais chauffée avec de la potasse (10 à 12 grammes pour 25 grammes d'huile), elle donne de l'alcool caprylique (5 centimètres cubes) et de l'acide sébacique qui reste combiné à la potasse. C'est même là un procédé de dosage utilisable en cas de falsification (J. Bouis).

La solution mercurique de Massie, qui la colore d'abord en rose, puis en jaune clair, ne la solidifie pas; mais après dix heures environ de contact, l'acide hypoazotique de Boudet et de Fauré la solidifie en une substance jaune d'or appelée *palmine* ou *ricinélaïdine*, analogue à l'élaïdine des huiles non siccatives. L'ammoniaque la coagule également et la convertit en *ricinolamide*, ayant une belle couleur blanc de lait, une consistance peu épaisse, mais unie.

L'acide azotique étendu la colore en jaune orangé clair; l'acide azotique fumant la détruit avec explosion. Elle se saponifie facilement et donne des savons durs, onctueux, inaltérables, desquels on peut retirer deux acides spéciaux, l'acide *ricinoléique* et l'acide *ricinisoléique*, un peu d'acide *palmitique* et d'acide *stéarique;* certains d'entre eux doivent se trouver à l'état libre dans l'huile de Ricin, car celle-ci rougit le papier de tournesol.

Cette huile contient encore, outre les glycérides des

[1] K. Hazura et A. Grüssner (voir *Monit. scient.*, 1889, p. 492 et suiv.), emploient même cette formule assez caractéristique : « L'huile de Ricin, *seule de toutes les huiles siccatives* que nous avons examinées jusqu'ici, ne contient *pas d'oléine.* »

acides en question, de la *cholestérine* et un alcaloïde appelé *ricinine*. Quant au principe purgatif, il est peu ou point connu.

Falsifications et essai. — La solubilité de l'huile de Ricin dans l'alcool, sa densité, la plus élevée de toutes, son faible point d'échauffement sulfurique permettent d'en reconnaître aisément toutes les falsifications.

Elle est surtout falsifiée avec l'huile d'Œillette, à laquelle on ajoute quelques gouttes d'huile de Croton, ou encore avec l'huile de Pignons d'Inde; ces deux dernières huiles étant solubles dans l'essence et dans l'huile de pétrole, dans la benzine et ses homologues, qui sont sans action sur l'huile de Ricin, pourront en être facilement séparées par ces dissolvants volatils (Maillot).

Mais comme l'huile de Croton ne pourrait s'y trouver qu'en très faible quantité, le même chimiste a imaginé un autre procédé plus sensible pour en révéler la présence.

Mettre dans un large tube à essai quelques grammes de grenaille de zinc avec 7 ou 8 centimètres cubes d'eau; ajouter 4 ou 5 grammes d'alcool à 10 grammes de l'huile suspecte et verser avec précaution le mélange sur la couche aqueuse; puis, au moyen d'un tube effilé, on fait arriver sur le zinc quelques gouttes d'acide sulfurique pur, et, au bout d'un moment, on perçoit à l'orifice du tube une odeur éthérée d'Ananas fort agréable et caractéristique de l'huile de Croton; cette odeur est due à l'éthérification, en présence de l'alcool, de l'acide butyrique résultant de l'action de l'hydrogène sur l'acide crotonique.

Si, comme cela arrive parfois[1], l'huile de Ricin est additionnée d'huile de résine, ce qui ne change rien à ses caractères de solubilité, on pourra le reconnaître à l'odeur et à la saveur ; en outre l'indice saponique sera abaissé ; l'huile de résine pourra être isolée, après saponification, par épuisement au moyen de l'éther et évaporation de celui-ci ; enfin, l'huile agitée avec l'acide azotique noircira visiblement et colorera l'acide en brun jaunâtre, tandis que l'huile pure est à peine brunie et laisse l'acide incolore.

17. Huile de Pignons d'Inde.

L'huile de Pignons d'Inde, dont il vient d'être question, provient des graines du Médicinier cathartique ou Pulghérier, *Jatropha Curcas* (fig. 32) ; appelée parfois

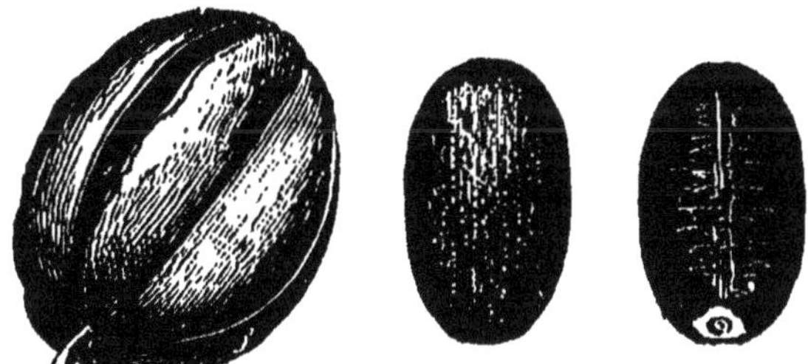

Fig. 32. — Médicinier cathartique : fruit et graines appelés Pignons d'Inde.

Huile infernale, en raison de ses propriétés drastiques, elle est pourtant moins active que celle de Croton, puisqu'elle n'est pas rubéfiante et ne purge qu'à la dose de huit à douze gouttes.

[1] H. Gilbert, *Chemiker Zeitung*, 1889, p. 1428. — *Monit. scientif.*, 1890, p. 1263.

Par sa composition, elle se rapproche de l'huile de Ricin, mais en diffère toutefois de façon à continuer la transition entre les huiles siccatives et les huiles non siccatives ; elle contient en effet de l'*oléine*, en forte proportion (68 à 70 pour 100) ; par conséquent elle donne de l'acide sébacique par distillation et est solidifiable par la solution mercurique (au bout de deux heures), et par l'acide hypoazotique (au bout de deux heures et demie) ; elle contient encore de la *ricinoléine*, de la *palmitine* et de la *myristine*. C'est le mélange des deux acides palmitique et myristique qu'on avait pris précédemment pour un acide spécial appelé *isocétique*.

L'huile de Pignons d'Inde diffère de l'huile de Ricin, par sa faible solubilité dans l'alcool, 1/24 à froid suivant Fr. Chatin, 1/100 à l'ébullition suivant Maillot, et sa grande solubilité dans l'essence et l'huile de pétrole, ainsi que dans la benzine et ses homologues. L'acide azotique fumant, l'acide hypoazotique et la solution mercurique la colorent en rouge.

Elle est congelable à — 8°, beaucoup plus légère que les huiles de Ricin et de Croton ; mais sa densité paraît mal connue ; car on la trouve fixée suivant les auteurs à 0,92454 à + 15° (Cloëz), 0,910 à + 19° (J. Bouis) et 0,88 à + 15° (Cauvet). Peu employée dans la médecine européenne malgré son activité, elle a surtout appelé l'attention comme servant à falsifier les huiles de Ricin et de Croton fabriquées dans les pays tropicaux, et pouvant rendre la première trop forte et la seconde trop faible.

18. Huile d'Épurge.

L'huile d'Epurge, *Euphorbia Lathyris* (fig. 33), est fauve clair, très fluide (D = 0,92616), âcre, odorante. Elle est rubéfiante et vésicante, et purge à la dose de dix, vingt ou trente gouttes suivant les auteurs. Elle se

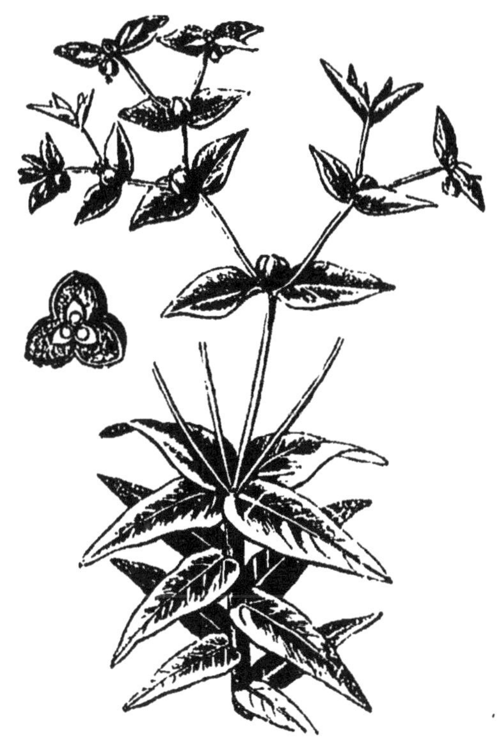

FIG. 33. — Euphorbe Epurge.

congèle à — 11°, est soluble dans l'éther et complètement insoluble dans l'alcool, caractère qui peut la distinguer de l'huile de Croton et de l'huile de Ricin. Son prix de revient assez élevé fait d'ailleurs qu'elle est peu employée, malgré son activité.

19. Huile de Fontainea Pancheri.

L'huile de *Fontainea Pancheri*, petit arbre de la Nouvelle-Calédonie, se rapproche encore de l'huile de Croton par ses propriétés, elle est caustique comme cette dernière et purge violemment à la dose de quelques gouttes.

20. Huile d'Andaaçu.

L'huile d'Andaaçu du Brésil peut au contraire être considérée comme un bon succédané de l'huile de Ricin, utilisable aux mêmes doses. Elle est siccative et a pour densité 0,927.

21. Huile de Bancoulier.

L'huile de Bancoulier ou de Camiri *(Aleurites moluccana. — Al. Ambinux)*, très employée dans les pays chauds, est un laxatif plus doux que l'huile de Ricin, dont elle n'a ni l'odeur ni la saveur désagréables ; elle est plus fluide (D = 0,923), et dépourvue de toute âcreté.

22. Huile d'Abrami.

L'huile d'Abrami, de l'arbre à huile du Japon *(Aleurites cordata. — Elæococcus verrucosus)*, et celle de l'arbre à huile de la Chine *(Elaeococcus Vernicia)*, sont toutes deux très siccatives et employées pour faire des vernis et imperméabiliser les étoffes. Elles sont, dit-on, également employées en médecine dans leurs pays d'origine.

HUILES DE CRUCIFÈRES

Les huiles de Crucifères méritent d'être rapprochées, quoique les unes soient siccatives et que les autres ne le soient pas.

23. Huile de Caméline.

L'huile de Cameline *(Camelina sativa)* est très siccative, a une densité de 0,925 à 0,930, se congèle seulement à — 18°, est décolorable par le chlorure de zinc ; elle est colorée par l'acide sulfurique en jaune passant à l'orangé vif, par l'acide azotique en rouge cerise ; fraîche, elle fait effervescence avec la solution mercurique, qui la colore en rouge, puis en orangé, enfin elle donne avec l'ammoniaque un savon jaune, peu épais et grenu.

Elle se distingue en outre des autres huiles de Crucifères par sa plus grande solubilité dans l'alcool : en effet 1000 grammes d'alcool absolu dissolvent 78 grammes d'huile de Caméline, et seulement 27 grammes d'huile de Moutarde, 20 grammes d'huile de Colza et 15 grammes d'huile de Navette.

24. Huile de Moutarde noire.

L'huile de Moutarde noire *(Brassica nigra. — Sinapis nigra)* (fig. 34), siccative, est colorée en bleu verdâtre par l'acide sulfurique, en jaune marron par l'acide azotique, et en jaune rougeâtre par la solution mercurique. Sa densité serait de 0,9170 d'après Schubler, de 0,9175 d'après Dalican, de 0,918 d'après Massie, et s'élèverait suivant Cloëz à 0,93383, chiffre bien discordant qui fait soupçonner une erreur.

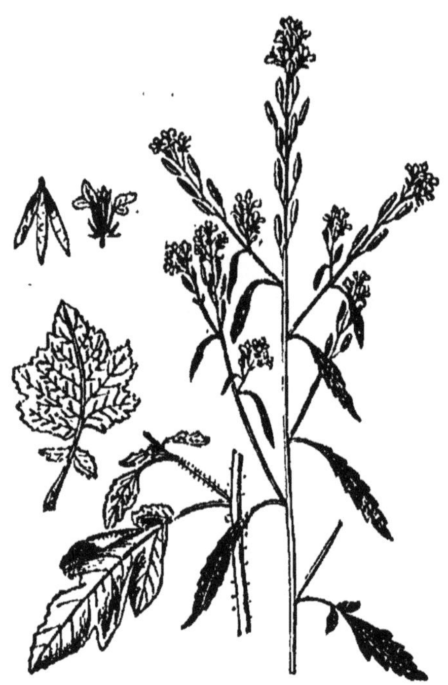

Fig. 34. — Moutarde noire.

Quant au point de congélation de l'huile de Moutarde noire, il y a également un écart considérable entre les chiffres de Massie (— 1° ou — 2°) et de Th. Château (— 17°,5).

L'analyse chimique y a révélé la présence de trois acides gras, dont deux solides, les acides *bénostéarique* et *érucique*, et un liquide, l'acide *sinapoléique*. Cette huile, comme les deux suivantes, est surtout employée comme falsification des huiles de Navette et de Colza.

25. Huile de Ravison.

L'huile de Ravison, Moutarde des champs ou Sénevé *(Brassica arvensis. — Sinapis arvensis)* est à peu près identique à celle de Moutarde noire. Sa densité est de 0,921, d'après Lefebvre, Cloëz et Dalican.

26. Huile de Moutarde blanche.

L'huile de Moutarde blanche *(Brassica alba. — Sinapis alba)* (fig. 35), non siccative, congelable à

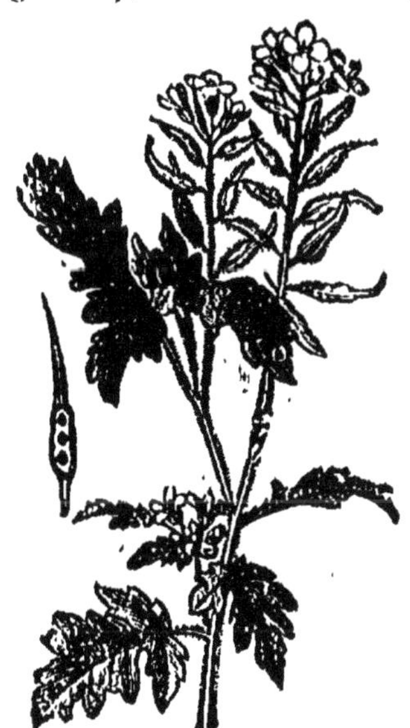

FIG. 35. — Moutarde blanche.

— 17°,5, suivant Th. Château n'a pu être congelée par Massie. Sa densité, fixée par ce dernier à 0,9130, par

Dalican à 0,9142, s'élèverait à 0,92174 d'après Cloëz, dont le chiffre, ici encore, est bien supérieur à celui des autres expérimentateurs.

Cette huile contiendrait en combinaison les trois acides gras signalés plus haut pour la Moutarde noire. Elle est colorée en rouge cerise par l'acide azotique, en jaune orangé vineux, puis jaune rougeâtre par la solution mercurique.

27. Huile de Navette.

L'huile de Navette *(Brassica Rapa, var. oleifera)* non siccative, se congèle vers —3°, a une densité moyenne de 0,915 et donne avec l'ammoniaque un savon très blanc; ce savon est au contraire blanc jaunâtre, si elle est additionnée d'huile de Caméline, d'Œillette, de Moutarde ou de Baleine.

28. Huile de Colza.

L'huile de Colza *(Brassica campestris. — B. Napus, var. oleifera)* (fig. 36) est quelquefois employée comme alimentaire, mais seulement lorsqu'elle est exprimée à froid et bien fraîche. Sa densité varie beaucoup (de 0,910 à 0,917); elle est jaune limpide, et possède une odeur et une saveur d'abord douces, mais devenant bientôt fortes et désagréables ; en vieillissant elle brunit, s'épaissit, devient visqueuse et plus dense. Elle se congèle vers — 6° en une masse butyreuse. Elle est très peu soluble dans l'alcool, très soluble dans l'éther. L'acide azotique la colore en rouge orangé brun, et la solution mercurique en jaune légèrement orangé. On a retiré de ses savons deux acides particuliers, l'acide *brassique* qui parait identique avec l'acide *érucique* des huiles de Moutarde, et l'acide *brassoléique*, identique avec l'acide *sinapoléique* et très voisin de l'acide oléique, dont il diffère seulement en ce qu'il ne donne pas d'acide sébacique par distillation.

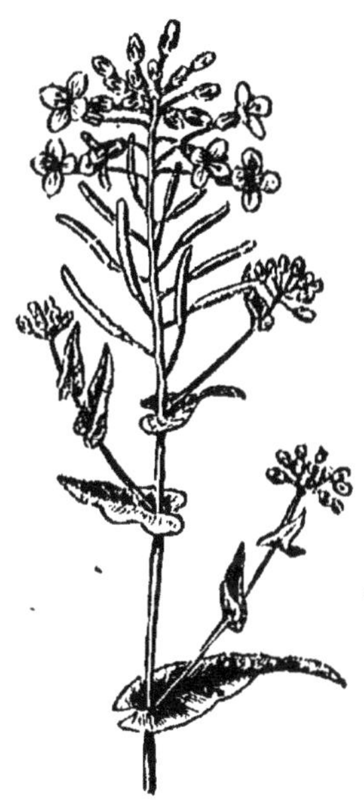

Fig. 38. — Colza.

Cette huile très couramment employée, après épuration, pour l'éclairage, est l'objet d'assez nombreuses falsifications, par addition d'huile d'Œillette, de Caméline, de Lin, de Moutarde, de Baleine, de Poissons ou de suif. La densité bien différente de ces diverses huiles pourra faire soupçonner la fraude ; à l'exception de l'acide oléique qui est plus léger, elles sont toutes plus denses que l'huile de Colza.

L'*oléomètre à chaud de Laurot* est construit spécialement en vue de l'essai des huiles de Colza, et porte une graduation conventionnelle qui, sans donner le chiffre de la densité, indique, en opérant à + 100°, les moindres différences de poids spécifique. On appréciera sa sensibilité d'après les quelques chiffres suivants :

L'huile de Colza pure marque.	0°
L'huile de Poissons marque.	83°
— d'Œillette.	124°
— de Chènevis.	136°
— de Lin.	210°

Des tables spéciales sont annexées à cet instrument et permettent d'apprécier dans quelle proportion l'huile de Colza est falsifiée avec telle ou telle autre.

L'huile de suif (acide oléique) se reconnaîtra à son acidité, les huiles de Poissons et de Baleine par l'emploi de chlore qui les brunit ; les autres huiles par leur point de congélation, ou d'échauffement sulfurique, ou par les réactions colorées qu'elles présentent avec les divers réactifs nitreux et autres.

Inversement si l'huile de Colza ou toute autre huile de Crucifères est employée pour falsifier une huile supérieure, on peut en révéler la présence par l'emploi de l'azotate d'argent qui fait apparaître, dans des conditions déterminées, une coloration brune ou noire, qui serait due à la formation de sulfure d'argent, aux dépens du soufre que contiendraient toujours les huiles de Crucifères :

cette explication a été récemment contestée, sans que pour cela la réaction ait perdu de sa valeur.

Deux procédés ont été employés avec succès : le procédé Schneider qui consiste à mélanger 1 partie d'huile à 2 parties d'éther, ajouter trente gouttes d'une solution alcoolique concentrée d'azotate d'argent, agiter et laisser reposer à l'ombre ; la couche inférieure se colore en brun ou en noir suivant que l'huile de Crucifères est en petite ou en grande quantité.

Le procédé Mailho est un peu plus long : on fait bouillir 25 ou 30 grammes d'huile dans une capsule de porcelaine avec une solution de 2 grammes de potasse pure dans 20 grammes d'eau distillée, puis on jette sur un filtre préalablement mouillé ; le filtratum alcalin noircit immédiatement un papier imprégné d'azotate d'argent ou d'acétate de plomb, s'il y a 1/100 seulement d'huile de Crucifères. On peut abréger le procédé en remplaçant la capsule de porcelaine par une capsule d'argent qui noircira dans le même cas pendant l'ébullition, sans qu'on ait besoin de filtrer pour essayer la solution aqueuse avec le papier colorable.

20. Huile de Coton.

L'huile de Coton, retirée des graines de diverses espèces de Cotonniers (fig. 37 et 38), est employée depuis longtemps au Brésil pour l'alimentation. Importée en Europe, elle y est souvent substituée à l'huile d'Olives, soit ouvertement, soit par fraude. Suivant les conditions de fabrication ou d'épuration, elle peut être blanche ou brune, souvent rougeâtre quand elle est vue en grande masse, et jaune foncé sale sous une faible épaisseur; sa densité paraît aussi pouvoir varier entre 0,922 et 0,936. Ses autres caractères sont également variables. Pour

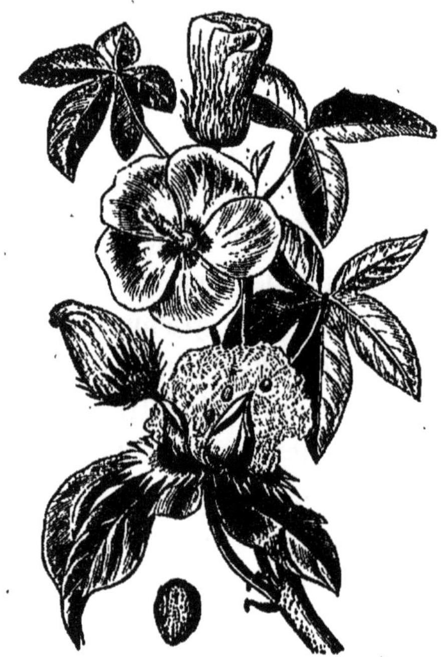

FIG. 37. — Branche de Cotonnier avec fleurs et fruit; graine isolée.

Massie, ils seraient très tranchés et la rendraient très reconnaissable : colorée en marron foncé par l'acide azotique, elle le colore en rouge clair-marron; la solution mercurique lui donne une couleur rouge orangé ou abricot, et la solidifie en une heure quarante minutes ou une heure cinquante minutes; elle ne serait donc pas siccative.

Pour Adriani, elle est siccative, verdie d'abord, puis

rougie par l'acide azotique, colorée en pourpre par l'acide sulfurique, épaissie et verdie en vingt-quatre heures par l'acide phosphorique, congelable à — 2° ou — 3°.

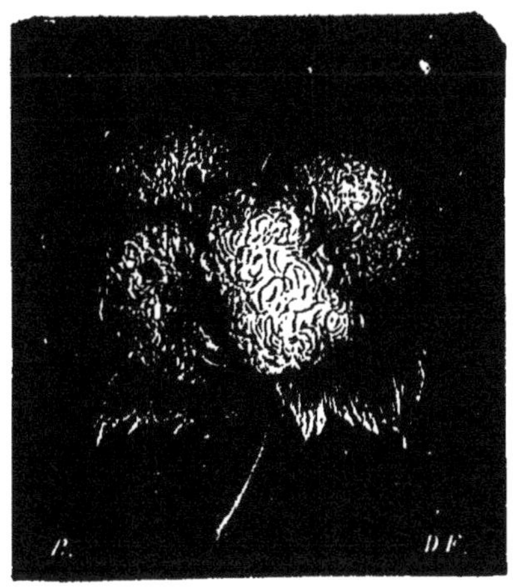

Fig. 38. — Cotonnier : capsule ouverte laissant échapper les graines.

L'acide sulfurique la colore en jaune avec stries brunes au centre (Heydenreich), ou en brun rouge (Château), ou en brun (Sacc). L'acide phosphorique (Château) la colore non pas en vert, mais en jaune d'or à froid, et en jaune rouge à chaud.

Ces contradictions s'expliquent peut-être par les divers procédés d'épuration, décoloration, désinfection auxquels elle est soumise. Il en résulte une grande incertitude quant aux moyens de la reconnaître surtout à l'état de mélange : à propos des falsifications de l'huile d'Olives, je signalerai quelques travaux récents faits dans cette direction.

30. Huile de Noisettes.

L'huile de Noisettes *(Corylus avellana)*, employée comme alimentaire, est épaisse, jaune pâle; elle a une saveur douce et une odeur agréable. Sa densité est en moyenne de 0,920; elle se congèle entre — 10° et — 18°,5. L'acide azotique ne la colore pas; la solution mercurique lui donne une nuance verdâtre qui disparaît bientôt.

31. Huile de Faînes.

L'huile de Faînes retirée des fruits du Hêtre *(Fagus sylvatica)*, souvent vendue comme huile d'Olives, est également comestible. Elle a une couleur jaune, une saveur douce fade, une odeur spéciale. Récente elle est un peu âcre, mais cette âcreté disparaît rapidement, et l'huile s'améliore en vieillissant. Elle a une densité de 0,918 à 0,921, et se congèle vers — 17°. L'acide azotique la colore en rouge cerise et la solution merc[illegible]ique en rouge orangé.

32. Huile de Sésame.

L'huile de Sésame *(Sesamum orientale)* est peu sujette à rancir. Elle se congèle à — 5° en une masse blanc jaunâtre et a une densité moyenne de 0,923. L'acide azotique la colore en jaune orangé, et prend à son contact une nuance verte qui passe au jaune. La solution mercurique la colore également en jaune orangé; un mélange d'acides azotique et sulfurique en parties égales lui donne une nuance vert pré foncé caractéristique (Behrens).

Elle est utilisée dans la pharmacopée suisse, en particulier dans la composition du cérat, mais elle donne aux emplâtres une consistance trop molle; prise à l'intérieur elle est un peu laxative. Elle est surtout employée pour falsifier les huiles d'Olives, d'Amandes douces, et d'Œillette. On la mélange souvent avec l'huile d'Arachide et on vend le produit sous le nom de l'une ou l'autre des deux huiles, suivant les fluctuations de leurs cours sur les marchés.

33. Huile d'Arachide.

L'huile d'Arachide, *Arachis hypogea* (fig. 39), exprimée à froid, est incolore; son odeur est agréable, sa saveur rappelle celle des Noisettes ou des Haricots verts; elle est alors utilisable pour l'alimentation; exprimée à chaud, elle est, comme toutes les autres huiles, assez fortement colorée et d'une odeur désagréable.

Elle commence à se troubler à + 3° et se fige complètement vers — 3° ou — 7°. Sa densité à + 15° est comprise entre 0,916 et 0,922. Elle rancit assez facilement, ce qui, malgré son bas prix, empêche de la substituer à l'huile d'Olives dans les préparations pharmaceutiques, comme on l'avait proposé; il faut tout au moins savoir qu'elle ne peut être employée que tout à fait récente, et de préférence pour les préparations externes comme les emplâtres.

Elle est peu soluble dans l'alcool, très soluble dans l'éther et les essences. L'acide azotique et la solution mercurique la colorent en abricot clair. Avec la soude, elle donne un savon blanc incolore, d'où on peut retirer les acides *oléique* et *hypogéique*, *palmitique* et *arachidique*.

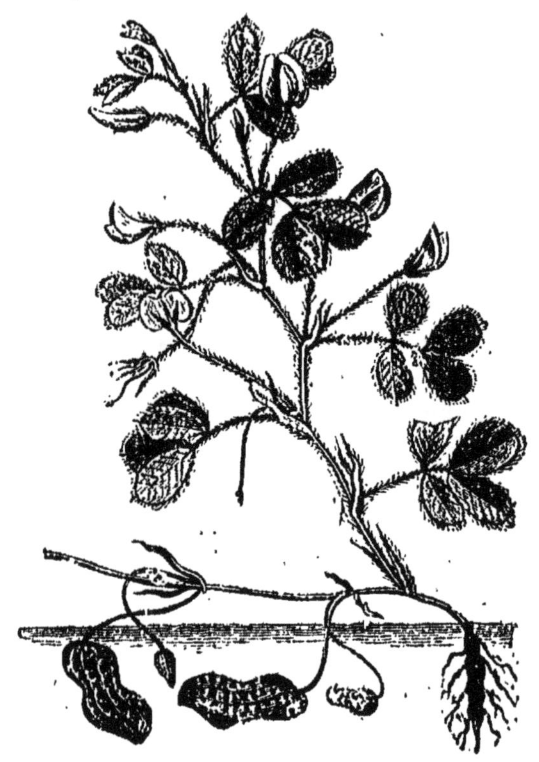

FIG. 39. — Arachide ou Pistache de terre, enterrant ses fruits dans le sol.

Ce dernier acide, un des moins fusibles parmi les acides gras, peut servir à la caractériser et même à la doser dans les huiles qu'elle sert trop souvent à sophistiquer (huile d'Olives et d'Amandes douces principalement). Le procédé Renard que l'on emploie pour cela consiste dans la suite des opérations suivantes, un peu délicates, mais donnant des résultats très sûrs entre des mains exercées.

Saponifier 10 grammes d'huile, avec 5 grammes de litharge dans 100 centimètres cubes d'eau bouillante ; décomposer le savon par l'acide chlorhydrique ; dissoudre les acides gras dans 55 centimètres cubes d'alcool à 90° ; précipiter par l'acétate de plomb ; filtrer et épuiser le résidu avec l'éther à 66° pour dissoudre complètement l'oléate de plomb ; décomposer à chaud par l'acide chlorhydrique étendu le résidu resté sur le filtre ; séparer par décantation les acides gras ; les laisser refroidir, les dissoudre dans 50 centimètres cubes d'alcool à 90° ; alors l'on voit se former des cristaux mamelonnés d'acide arachidique que l'on n'a plus qu'à purifier et à peser. Pour cela on filtre, on les lave avec 10 à 20 centimètres cubes d'alcool à 90° pour enlever les traces d'autres acides gras, puis avec l'alcool à 70° dans lequel l'acide arachidique est tout à fait insoluble ; on verse ensuite sur le filtre de l'alcool absolu bouillant qui le dissout ; on reçoit le liquide dans une capsule préalablement tarée, on évapore à siccité et on pèse. On doit ajouter au poids trouvé la quantité d'acide arachidique qui est restée en solution dans les 60 ou 70 centimètres cubes d'alcool à 90°, sachant que 100 parties de cet alcool dissolvent à + 20° 0,045, et à + 15° 0,025 de cet acide.

Connaissant le poids de l'acide, on en déduit le poids de l'huile, sachant que celle-ci en contient de 1/20 à 1/22.

34. Huile d'Amandes douces.

L'huile d'Amandes douces est ainsi nommée couramment bien qu'elle soit souvent préparée avec les Amandes amères, ce qui n'a d'ailleurs aucun inconvénient. Elle est fluide (D = 0,918), ambrée, inodore, insipide, peu soluble dans l'alcool, très soluble dans l'éther, se congèle entre — 20° et — 25° et est formée d'*oléine* presque pure; peut-être contient-elle un peu de stéarine. Elle n'est pas colorée par l'acide azotique seul ni par la solution mercurique de Massie. Le mélange des acides azotique et sulfurique de Behrens lui donne une nuance rose fleur de pêcher. L'ammoniaque forme avec elle une pâte homogène unie, qui devient granulée lorsque l'huile d'Amandes n'est pas pure et en particulier, si elle est additionnée d'huile d'Œillette.

Bien qu'elle rancisse assez facilement, au point qu'elle ne puisse être conservée plus de trois mois, elle est préférée à toutes les huiles pour la plupart des préparations destinées à l'usage interne; employée seule elle est émolliente, et devient laxative à la dose de 30 à 60 grammes.

La plupart des adultérations qu'on peut lui faire subir étant les mêmes que pour l'huile d'Olives, je ne puis que renvoyer le lecteur à l'article relativement très développé qui concerne cette dernière, me bornant à ajouter un seul détail. L'huile d'Amandes douces peut être falsifiée avec l'huile d'Olives elle-même; alors le point de congélation s'élèvera et le degré d'échauffement sulfurique s'abaissera.

35. Huile d'Abricots.

On substitue souvent à l'huile d'Amandes douces l'huile d'Amandes d'Abricots de l'Abricotier commun *(Prunus Armeniaca)* et l'huile d'Abrignon ou huile de Briançon, du *Prunus brigantiaca*, dont les propriétés sont sensiblement les mêmes, mais qui se colorent en rouge par l'acide azotique et en rose par la solution mercurique.

36. Huile de Ben aptère.

L'huile de Ben aptère, *Moringa aptera* (fig. 40), est

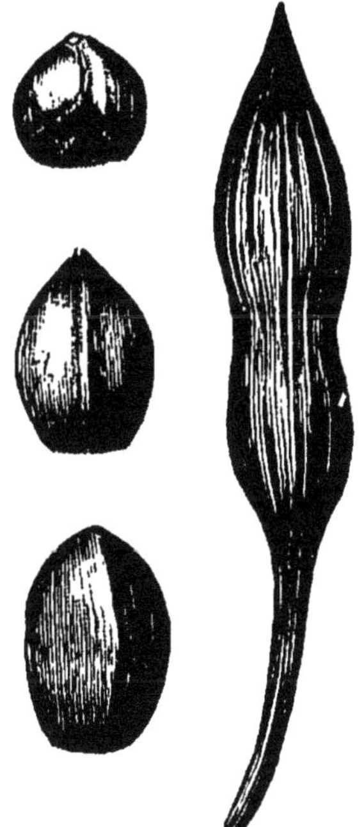

Fig. 40. — Fruit et graines de Ben aptère.

douce et inodore; elle rancit difficilement et n'est pas

siccative ; elle se congèle partiellement vers — 10° ; la partie liquide constitue une huile très recherchée pour l'horlogerie et la parfumerie. On a signalé dans l'huile de Ben aptère les glycérides de deux acides particuliers : l'acide *bénique*, ou mieux *bénomargarique*, et l'acide *moringique;* mais ce dernier paraît n'être qu'un mélange des acides palmitique et oléique.

37. **Huile de Ben ailé.**

Une espèce voisine, le Ben ailé, *Moringa pterygo-*

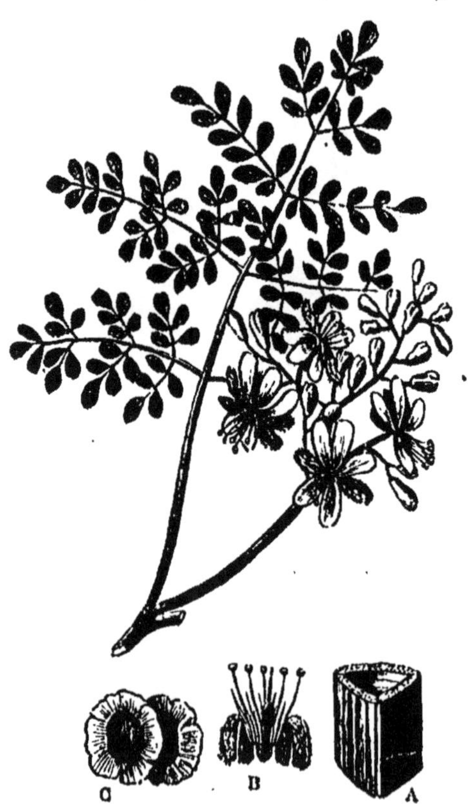

Fig. 41. — Ben ailé ; A, coupe du fruit ; B, coupe de la fleur ; C, graine

sperma (fig. 41), donne une huile analogue à la précédente, mais dont le savon fournit de l'acide *oléique* et un autre acide *bénique* distingué du premier sous le nom d'acide *bénostéarique*.

38. Huile d'Argan.

L'huile d'Argan est retirée des graines de l'*Argania Sideroxylon*, Sapotacée du Maroc, et exportée depuis peu de ce pays où elle est employée pour l'alimentation. Quoiqu'on lui ait attribué un goût âcre et désagréable, il paraît que, convenablement préparée, elle est douce et rappelle par sa saveur l'huile de Noisettes ; elle n'entraîne pas alors avec elle un principe amer, l'*arganine*, qui a été récemment isolé par un pharmacien de Lyon, M. Cotton, et qui peut-être s'y trouve mélangé dans certains cas, grâce à de défectueux procédés d'extraction. Cette huile n'est pas siccative et se congèle à 0° ; elle s'épaissit au bout de douze heures par le réactif Poutet, sans se solidifier complètement ; sa densité est de 0,914.

39. Huile de Marrons d'Inde.

L'huile de Marrons d'Inde, retirée des graines bien connues de l'*Æsculus Hippocastanum* (Sapindacées), est préconisée contre la goutte, les rhumatismes et les névralgies. Elle a une couleur brun verdâtre, une odeur empyreumatique, une saveur amère, et se conserve très bien. Sa composition chimique ne paraît pas connue ; ses réactions n'ont guère été étudiées. Elle est facilement saponifiable et donne avec la potasse un savon mou jaune pâle, avec l'ammoniaque un savon épais, caillebotté, jaune serin.

40. Huile de Fougère mâle.

Je signalerai encore l'huile de Fougère mâle, *Aspidium Filix-mas* (fig. 42), extraite par l'éther des rhizomes frais de cette plante et présentant alors une belle couleur verte; dans cet état c'est un excellent ténifuge. Mais lorsqu'elle est préparée avec les rhizomes secs, elle est noire ou brune et sans action. Elle est constituée surtout par une substance grasse appelée *filixoline*, de laquelle on a retiré deux acides gras, l'un volatil, l'acide *filosmylique*, l'autre fixe, l'acide *filixolinique*; cette huile paraît contenir, en outre, diverses autres substances, entre autres une essence à laquelle paraissent dues ses propriétés médicinales.

III. HUILE D'OLIVES

L'huile d'Olives est de beaucoup la plus importante des huiles par ses usages, ses qualités et l'extension de la culture, de l'industrie et du commerce dont elle est l'objet. Elle est aussi, en raison de sa valeur, la plus fréquemment falsifiée. Aussi son étude devra-t-elle nous retenir plus longtemps.

J'exposerai d'abord sommairement les procédés d'extraction par lesquels on l'obtient et les diverses sortes d'huiles qu'il y a lieu de distinguer au point de vue de leur qualité, de leurs caractères et de leur emploi, et je passerai ensuite en revue les nombreux procédés qui ont été préconisés pour la recherche de ses falsifications.

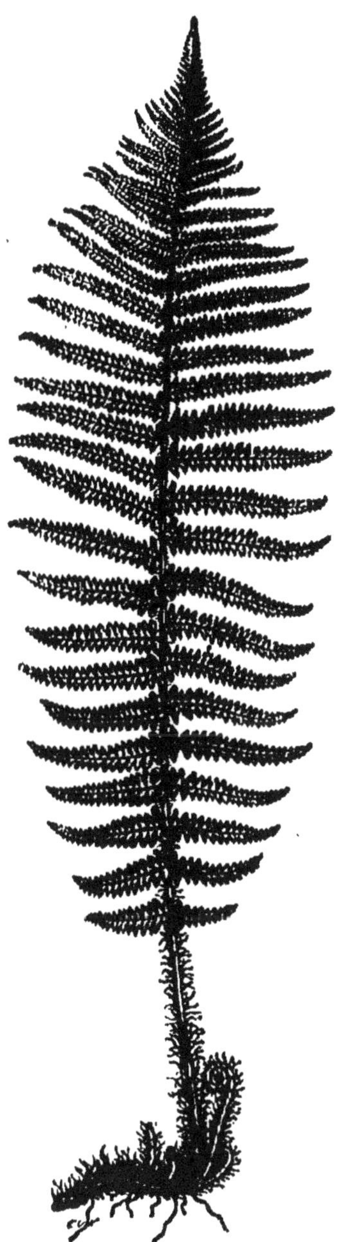

FIG. 42. — Fougère mâle.

1. Extraction et Principales sortes.

L'huile d'Olives provient à la fois du péricarpe des drupes et de l'amande des graines de l'Olivier commun *Olea europæa* (fig. 43) qui croît spontanément et est cul-

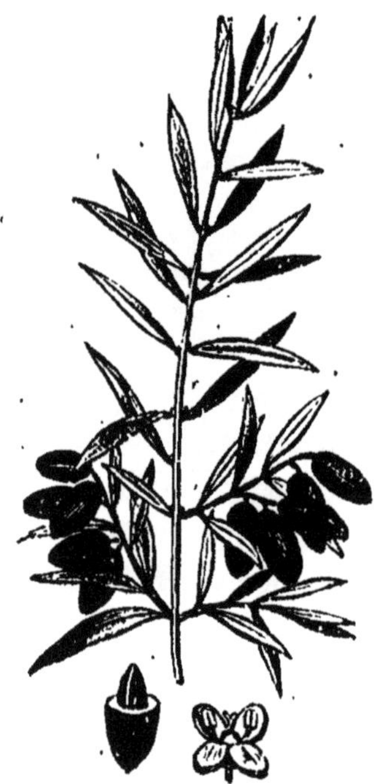

Fig. 43. — Olivier.

tivé en abondance dans toute la région méditerranéenne.

Les principales sortes d'huiles d'Olives que l'on distingue surtout d'après les conditions de leur fabrication, sont les suivantes :

1° *Huile vierge, surfine* ou de *première expression*, retirée des Olives préalablement écrasées au moulin et soumises à froid à une pression modérée dans des sacs de toile; elle a une saveur et une odeur douces et agréables, est peu sujette à rancir; elle a plus ou moins le goût de fruit suivant la qualité des Olives; sa couleur assez pâle est plus ou moins verdâtre ou jaunâtre, suivant que les fruits étaient plus ou moins mûrs; elle est très recherchée pour la table et pour l'horlogerie.

2° *Huile ordinaire* ou de *deuxième expression*, retirée du résidu de la première, délayée dans un peu d'eau bouillante et exprimée plus fortement; elle est jaune, un peu inférieure à la précédente, rancissant un peu plus facilement, mais encore douce et assez agréable quand elle est récente et très couramment usitée comme alimentaire.

3° *Huile fermentée*, extraite des Olives que l'on a mises en tas et abandonnées pendant quelque temps à la fermentation; celle-ci désagrège le tissu du fruit et facilite l'écoulement de l'huile, qu'on recueille plus vite et en plus grande abondance que dans ces deux premiers cas, par expression à l'eau bouillante; mais en revanche cette huile a-t-elle une saveur âcre peu agréable et même parfois un goût de moisi; elle est employée tantôt pour l'industrie, tantôt pour l'alimentation, par ceux à qui son goût n'inspire pas de répugnance. On peut en rapprocher l'huile obtenue par les deux premiers procédés, mais retirée d'Olives trop mûres, ou même plus ou moins gâtées, ayant en somme un peu fermenté spontanément sans qu'on les ait entassées tout exprès.

4° *Huile lampante* ou de *recense*, ou de *troisième expression*, provenant des tourteaux ou *grignons* déjà pressés deux fois, délayés de nouveau dans l'eau et soumis encore une fois à la presse dans des ateliers nommés *recenses*; elle est verdâtre et désagréable au goût et à l'odorat; elle n'est employée que pour l'éclairage et la savonnerie. Le nom d'*huile lampante* n'est pas toujours donné comme synonyme d'*huile de recense*, et est parfois appliqué aux qualités inférieures d'huiles de première ou de deuxième expression; c'est ce qui explique par exemple que Th. Château signale des caractères différents pour ces deux sortes.

5° *Huile tournante* : cette qualification signifie que l'huile est facile à émulsionner, qu'elle forme rapidement une émulsion parfaite avec les lessives alcalines faibles, ce qui ne paraît pas se rapporter forcément à un procédé particulier d'extraction, mais indiquer seulement un début de rancissement ayant mis un peu d'acide oléique en liberté; néanmoins on signale cette variété d'huile comme obtenue par la troisième expression de tourteaux ayant subi un certain degré de fermentation; elle est verdâtre, acide et mucilagineuse; les huiles tournantes sont naturellement employées plus particulièrement dans la fabrication des savons.

6° *Huile d'enfer* ou d'*infect* : on appelle ainsi l'huile verte pâteuse, très odorante, qu'on recueille sur les eaux grasses de lavages qui ont servi à toutes les opérations précédentes et à la surface desquelles elle vient former une sorte d'écume, dans les vastes réservoirs appelés *enfers*, où elles sont rassemblées et abandonnées au repos pendant plus ou moins longtemps.

On signale comme perfectionnement intéressant l'emploi

des presses en fer, en Italie et en Espagne, pour l'expression des huiles d'Olives de bonne qualité; ces huiles sont alors bien plus pures et bien plus rapidement clarifiées que celles qui sont obtenues au moyen des pressoirs en bois habituellement usités.

Aux anciens procédés d'extraction de l'huile d'Olives par expression à froid ou à chaud, il faut ajouter l'emploi récent du sulfure de carbone au moyen duquel on épuise soit les tourteaux déjà pressés, soit les Olives simplement écrasées; l'huile se dissout dans le sulfure de carbone qu'on chasse ensuite par distillation. Ce procédé a commencé à se répandre il y a quelques années déjà, depuis qu'on a trouvé le moyen industriel de se débarrasser des vapeurs dangereuses de sulfure de carbone en les utilisant comme combustible.

2. Caractères physiques et composition.

L'huile d'Olives a une densité qui, suivant les auteurs, varie entre 0,914 et 0,917; ce dernier chiffre paraît être le plus constant et le plus exact, il est généralement adopté.

Par le refroidissement elle se congèle plus tôt que toutes les autres huiles végétales; mais son point de congélation n'est pas bien rigoureusement déterminable : il varie, en effet, sous l'influence de diverses causes, telles que l'expression à froid ou à chaud, la qualité des Olives, etc. A partir d'une température comprise entre + 10° et + 5°, elle commence à se troubler et à former un précipité grenu qui flotte dans le liquide, puis, le refroidissement continuant, toute la masse arrive à se figer entièrement en une consistance molle, butyreuse, entre + 2° et 0°. En pressant cette masse congelée, on peut en séparer environ 72 pour 100 d'*oléine*[1] liquide, qui laisse un résidu de 28 pour 100 de matière grasse solide, paraissant formée surtout de *palmitine*, avec un peu de *stéarine*, de *cholestérine* et peut-être d'*arachidine* (?). On a signalé encore dans l'huile d'Olives une matière colorante jaune, une substance aromatique, parfois du mucilage et des traces de matières azotées neutres. Elle se conserve longtemps sans rancir, ce qui est un de ses principaux avantages pour les usages alimentaires et médicinaux.

3. Falsifications.

L'huile d'Olives est falsifiée avec les huiles d'Œillette, de Sésame, d'Arachide, de Faines, de Coton, de Colza, de Navette, de Noix et de Lin; on y ajoute parfois du miel et de la graisse de volaille.

4. Essai par les procédés organoleptiques.

Les huiles d'Arachide, de Colza, Navette, Noix et Lin, si elles sont en proportion notable, pourront être reconnues par leur saveur ou leur odeur spéciale ; aussi, sauf la première, ne sont elles guère employées que pour falsifier les huiles de fabrique.

L'addition du miel sera mise en évidence par l'agitation de l'huile avec l'eau chaude; celle-ci dissoudra le

[1] Contenant, d'après K. Hazura et A. Grüssner, 1/10 environ de *linoléine*.

miel, aura une saveur sucrée, et réduira la liqueur cupro-potassique.

5. Essai par les procédés physiques.

Tous les procédés physiques peuvent être employés utilement à la recherche des falsifications de l'huile d'Olives.

Densité. — La prise de densité pourra se faire par les divers procédés énumérés plus haut, et plus particulièrement avec l'oléomètre de Lefebvre, l'alcoomètre centésimal ou la balance aréothermique.

Dans le cas où on aura lieu de supposer la falsification par l'huile d'Œillette, qui est une des plus fréquentes, on pourra encore employer l'élaïomètre de Gobley (fig. 44), densimètre construit et gradué spécialement pour cette circonstance. Il est lesté de telle façon qu'à + 12°,5 l'huile d'Œillette affleure au bas de la tige, marqué 0, et l'huile d'Olives au sommet de la tige, marqué 50; l'intervalle est divisé en 50 degrés; on doit lire le degré marqué au-dessous du ménisque d'affleurement, le doubler, et la différence entre le chiffre obtenu et 100 indiquera la proportion pour 100 d'huile d'Œillette ajoutée à l'huile d'Olives.

Si l'essai n'est pas fait à la température de + 12°,5, on devra corriger les indications de l'élaïomètre en y ajoutant 3,6 pour chaque degré au-dessous, en en retranchant 3,6 pour chaque degré au-dessus de + 12°,5.

Quel que soit le procédé employé, il faut goûter l'huile au préalable et la rejeter si elle présente un arrière-goût de moisi, d'huile chauffée, d'âcreté ou de rancidité. Alors, en effet, on constate que l'huile est mauvaise, quelle qu'en soit la cause, et la prise de densité ne pourrait pas donner

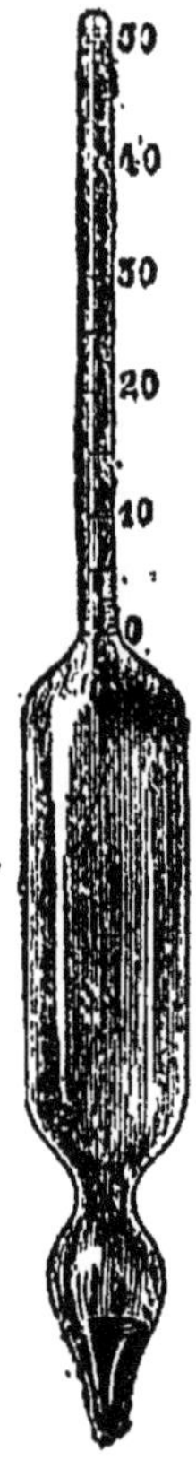

Fig. 44. — Elaïomètre de Gobley.

de renseignement exact. Car l'huile provenant d'Olives fermentées et plus ou moins altérées peut avoir une densité inférieure au chiffre normal et être additionnée d'huile d'Œillette en quantité convenable pour la ramener à ce chiffre; inversement elle peut avoir, par suite de rancissement, une densité plus élevée. Si donc on se contentait de prendre la densité sans dégustation préalable, on pourrait, dans le premier cas, méconnaître l'huile d'Œillette réellement ajoutée et, dans le second, croire à sa présence lorsque l'huile essayée n'en contient pas.

D'ailleurs comme d'autres mélanges frauduleux peuvent être combinés, de façon à présenter le chiffre normal de la densité de l'huile d'Olives, ainsi que cela a été dit plus haut d'une manière générale, on ne devra jamais se contenter de la prise de densité, lorsqu'elle donnera ce chiffre, qui, à lui seul, ne prouve rien.

Congélation. — Le point de congélation pourra donner d'utiles indications par une simple détermination approximative. On a vu, en effet, qu'il varie dans de certaines limites en raison de certains détails de préparation, tels que l'expression à froid ou à chaud. Mais comme l'huile d'Olives commence toujours à se congeler à quelques degrés au-dessus de zéro et que sa congélation est toujours complète à 0°, il pourra suffire de mettre un morceau de glace dans un peu d'huile : si elle ne se solidifie pas c'est qu'elle est falsifiée ; si elle se congèle c'est qu'elle est ou pure ou seulement peu falsifiée.

On pourra faire cet essai d'une manière plus précise, et, en particulier, employer le procédé par la glace et à l'aide du thermomètre (Roth), basé à la fois sur la densité des huiles, sur leur point de congélation et sur leur séparation d'après leur densité. Si deux huiles mélangées ont une densité et un point de congélation différents et qu'on les soumette à un refroidissement progressif dans un mélange réfrigérant, elles se superposent par ordre de densité décroissante de bas en haut et se congèlent l'une après l'autre. Si elles diffèrent seulement par l'un de ces deux caractères, le point de congélation de leur mélange est inférieur à celui des deux huiles prises isolément. Un thermomètre plongé dans l'huile essayée donnera la température avec une approximation suffisante.

En opérant ainsi par exemple sur un mélange d'huiles d'Olives et de Colza, et sur un mélange d'huiles d'Olives et de Lin, on obtiendra dans le premier cas l'huile d'Olives congelée en bas du tube à expérience et l'huile de Colza liquide en haut, dans le second cas l'huile de Lin liquide en bas et l'huile d'Olives congelée en haut.

Dans le cas particulier de mélange d'huile d'Arachide, on pourra voir se former entre + 8° et + 6° des grumeaux ayant l'aspect du sable, qui gagnent le fond du vase et laissent le liquide supérieur parfaitement clair, tandis que pendant la congélation de l'huile d'Olives pure les grumeaux formés restent en suspension dans le liquide; de plus, la solidification du mélange ne sera complète qu'à un degré un peu inférieur, ces deux huiles étant à la fois assez rapprochées par leurs densités et leurs points de congélation.

Figure de cohésion. — La figure de cohésion de l'huile d'Olives est assez différente de celle des huiles qu'on y ajoute le plus souvent pour qu'on puisse y reconnaître leur mélange, au moins en proportion notable (voir fig. 14, page 42). Une auréole de petites gouttelettes, soit très nombreuses et égales, soit moins nombreuses et inégales, autour de la goutte principale, indiquera par exemple l'addition d'huile de Sésame ou d'huile d'Arachide.

Fluidité. — Le degré de fluidité pourra être recherché au moyen de l'ixomètre de Barbey (voir page 45).

La différence de viscosité des deux huiles d'Olives et d'Œillette donne lieu à un phénomène bien facile à constater, dit phénomène du chapelet : on agite l'huile dans un flacon bouché qu'elle ne remplit qu'à moitié ou aux deux tiers et on laisse reposer. Les bulles d'air, un moment introduites dans le liquide par l'agitation, remontent à la surface et y disparaissent aussitôt si l'huile d'Olives est pure ; au contraire, si elle contient de l'huile d'Œillette, les bulles persistent quelque temps à la surface en formant le chapelet le long de la paroi du flacon.

Conductibilité électrique. — Le diagomètre de Rousseau pourrait être utilisé dans les conditions indiquées plus haut (voir page 43), pour apprécier les variations produites dans la conductibilité électrique de l'huile d'Olives par l'addition d'huile d'Œillette.

Réfringence. — La réfringence de l'huile pourra être appréciée par la recherche de l'indice de réfraction (réfractomètre Abbe) ou du degré de déviation (oléoréfractomètre Amagat et F. Jean).

Polarisation. — Enfin, la présence de l'huile de Sésame pourra être révélée par l'action sur la lumière polarisée, cette huile étant la seule qui agisse sensiblement de cette façon, puisqu'elle dévie la lumière polarisée de $+ 3^{\circ}$ à $+ 9^{\circ}$ saccharimétriques, (W. Bishop).

4. Essai par les procédés chimiques.

Les procédés chimiques appliqués à la recherche des falsifications de l'huile d'Olives sont innombrables. Je rappellerai d'abord les procédés généraux signalés plus haut, en indiquant quelques-uns des résultats qu'ils donnent dans ce cas particulier, et je citerai parmi les autres ceux qui paraissent les plus importants.

Acide sulfurique. — L'acide sulfurique employé seul, peut être utilisé, soit pour la détermination du degré d'échauffement, soit pour l'observation des colorations produites.

Au point de vue de l'échauffement, l'huile d'Olives présente un degré (42°, Maumené. — 37°,7, Fehling) très inférieur à celui de toutes celles qui servent à la falsifier. Seules les huiles de suif et de Ben s'échauffent moins encore que l'huile d'Olives, mais comme elles ne peuvent y être mélangées, il n'y a pas lieu de s'en inquiéter. Ce caractère est donc très précieux et on ne devra pas manquer d'y recourir, d'autant qu'il peut servir, non seulement à signaler une falsification, mais encore à la doser après que la nature exacte en aura été reconnue : en effet le degré d'échauffement est en rapport direct avec celui des deux huiles mélangées. Ainsi avec le réactif Fehling la température s'élève de 37°,7 pour l'huile d'Olives, de 70°,5 pour l'huile d'Œillette ; la différence est de 32°,8 ; donc chaque centième d'huile d'Œillette contenu dans le mélange élèvera la température de 0°,328 en plus de 37°,7 ; le mélange à :

10 pour 100 devra donner	$37^\circ,7 + 3^\circ,28 = 40^\circ,98$		
20	—	—	$37^\circ,7 + 6^\circ,56 = 44^\circ,26$
50	—	—	$37^\circ,7 + 16^\circ,40 = 54^\circ,10$
80	—	—	$37^\circ,7 + 26^\circ,24 = 63^\circ,94$

chiffres théoriques qui concordent avec ceux que Fehling a observés sur des mélanges connus.

Dans le cas de falsification par l'huile d'Œillette ou toute autre huile siccative à point d'échauffement élevé, la fraude sera mise en évidence avant même l'observation thermométrique, par l'effervescence et le boursouflement du liquide, et le dégagement abondant d'acide sulfureux. Avec les autres (Sésame, Arachide, etc.), cette réaction pourra se manifester encore, mais bien moins vivement, surtout si leur proportion est faible.

Quant aux colorations produites par l'acide sulfurique, elles ne pourraient guère permettre, d'après le tableau d'Heydenreich (voir page 75), de reconnaître les mélanges, sauf ceux où entreraient les huiles de Lin, de Sésame, de Colza et de Navette; mais l'addition d'huiles d'Œillette, d'Arachide ou de Coton n'y s'aurait être ainsi décelée. Toutefois, d'après Eug. Marchand, l'acide sulfurique développe dans un mélange d'huiles d'Olives et d'Œillette, au bout d'un certain temps une série de colorations rose, lilas, bleu plus ou moins violacé, caractéristiques de l'huile d'Œillette. Ces colorations sont en contradiction avec les nuances jaunes, que signalent, pour cette huile, Calvert, Château et d'autres.

Ajoutons une remarque importante : l'huile d'Olives pure, mais décolorée par l'exposition au soleil, présente des caractères très différents de ceux qu'elle avait auparavant; elle a toujours la même densité, mais par le procédé Heydenreich elle se colore, non plus en jaune verdâtre, mais en rouge, ce qui pourrait faire soupçonner à tort l'addition d'huile de Sésame; l'acide azotique ou la soude caustique ne lui donnent plus une nuance plus ou moins verte ou jaune clair, mais blanchâtre. Enfin, ce qui est encore plus grave, l'huile d'Olives qui a subi deux ou trois mois d'insolation ne se coagule plus par le réactif Poutet (Luigi Moschini).

Réactifs nitreux. — En dehors du cas particulier qui vient d'être signalé, le réactif Poutet (voir page 62), préparé au moment même de l'essai, est un des plus utilement employés. Il solidifie complètement l'huile d'Olives au bout de trois ou quatre heures en hiver, de six à sept heures en été; c'est à elle qu'il donne le degré maximum de consistance, degré qui peut s'apprécier par le toucher et l'ouïe combinés (Soubeiran et Blondeau), en frappant avec une baguette de verre la surface de l'huile solidifiée. L'huile pure est ferme et sonore : elle l'est d'autant moins qu'elle est moins pure; ainsi avec 1/20 d'huile d'Œillette, elle a une consistance intermédiaire entre celles du suif et de l'axonge; avec 1/10, la consistance d'huile figée; au delà de cette proportion, une partie de la masse reste liquide et surnage la portion solidifiée.

On peut avoir recours aux procédés Boudet, Fauré, Barbot, Massie, Wimmec, pour la solidification par les acides hypoazotique ou azoteux obtenus de diverses façons (voir page 63 et suivantes).

Le temps nécessaire à la solidification devra être noté

quoique ne donnant pas des indications aussi sûres qu'on le croyait tout d'abord, comme l'ont remarqué Soubeiran et Blondeau à propos du réactif Boudet.

Voici néanmoins quelques-uns des résultats obtenus dans cette direction par plusieurs des auteurs ci-dessus.

L'huile d'Olives (pour la fabrication des draps), traitée par le réactif Barbot :

					h.	
Pure, se solidifie en.					» 40	minutes.
Contenant	50	pour 100	d'huile d'Arachide.		» 50	—
—	25	—	—	— . .	» 44	—
—	50	—	—	de Colza. . .	2,20	—
—	25	—	—	— . . .	1	—
—	50	—	—	de Lin . . .	3	—
—	25	—	—	— . . .	1,25	—
—	50	—	—	d'Œillette. .	2,30	—
—	52	—	—	— . .	1,17	—

Avec le réactif Fauré :

					h.	
L'huile d'Olives pure, se solidifie en. . .					» 55	minutes.
Contenant	5	pour 100	d'huile d'Œillette. .		1,30	—
—	10	—	—	— . . .	2,25	—
—	20	—	—	— . . .	4, 5	—
—	30	—	—	— . . .	11,20	—
—	50	—	—	— . . .	20,37	—
—	5	—	—	de Noix. . .	1,25	—
—	10	—	—	— . . .	1,48	—
—	20	—	—	— . . .	2,27	—
—	30	—	—	— . . .	5,10	—
—	50	—	—	— . . .	7,15	—

Pour obvier aux inconvénients réels que présentent pour leur confection et leur conservation les divers réactifs nitreux employés jusqu'ici, M. J. Bellier, directeur du laboratoire municipal de Lyon, leur a substitué le suivant : il prépare tout d'abord une solution aqueuse d'azotite de soude à 20 pour 100, qui se conserve sans altération, et est facile à mesurer en volume au moment de l'usage. Il en prend 0cc,5, y ajoute 1 centimètre cube d'acide azotique commercial et 50 grammes de l'huile à essayer, le tout dans un ballon à fond plat qu'il agite fréquemment. Voici le résultat de quelques essais qu'il a faits, dans une pièce à la température de + 10°, sur l'huile d'Olives pure et sur des mélanges contenant 40 grammes d'huile d'Olives et 10 grammes d'une huile étrangère.

NUMÉROS	HUILES	SOLIDIFICATION commence après	CONSISTANCE après 24 heures	COLORATION après une demi-heure
		h min.		
1	Olives pure.	1,15	très dure sonore[1].	blanc lég. jaunâtre.
2	— av. 20 0/0 h. de Coton.	7	de miel.	jaune orangé pas tr. foncée.
3	— — — Œillette..	7	un peu plus ferme.	j. un peu plus foncé que n° 1.
4	— — — Sésame. .	2	de suif.	jaune orangé assez foncé.
5	— — — Arachide.	1,30	dure[2].	comme n° 3 mais pl. orang
6	— — — Colza. .	1,45	beurre fondu.	comme n° 2.

Le procédé Massie paraît insuffisant pour la coagulation, à cause du rapprochement des délais et des faibles différences qu'il révèle, ce qui est une cause d'erreur;

[1] Un agitateur ne pénètre pas dans la masse.
[2] Un agitateur a beaucoup de peine à pénétrer.

en revanche il rendra des services au point de vue des colorations. L'huile d'Olives ne présentant que des nuances comprises entre le blanc, le jaune paille et le vert, l'apparition d'une teinte jaune foncé, orangé, abricot, rose, rouge ou marron, indiquera une falsification évidente et pourra contribuer largement à en préciser la nature.

Acide azotique. — Avant Massie, Diesel avait déjà fait quelques remarques sur l'emploi de l'acide azotique seul, et noté les résultats suivants : tandis que l'huile d'Olives pure prend une couleur verte qui passe au brun au bout de douze heures, celle qui contient 30 pour 100 d'huile de Navette est colorée en gris jaunâtre passant au brun; celle qui contient 30 pour 100 d'huile d'Œillette, en blanc jaunâtre persistant.

D'après Ramon Codina Langlies [1], un réactif formé de trois parties d'acide azotique à 40°, étendu d'une partie d'eau distillée, ajouté dans la proportion de 1 gramme pour 3 grammes d'huile, et chauffé au bain-marie, éclaircit l'huile d'Olives pure et la colore en jaune, tandis qu'il donne une nuance rouge à celle qui contient de 5 à 10 pour 100 d'huile de graines.

Les différentes décolorations obtenues par ces trois expérimentateurs tiennent probablement aux différences de proportion entre l'acide et l'huile, et montrent bien la nécessité de suivre rigoureusement dans ses plus minutieux détails le procédé décrit par chaque auteur.

Réactifs nitro-sulfuriques. — Le réactif Roth (2 grammes d'acide sulfurique saturé de vapeurs nitreuses

1 *Journ. de pharm. et de chimie*, 4e série, XI, 1870, 57.

pour 10 grammes d'huile) colore l'huile d'Olives pure en jaune clair faible, l'huile d'Arachide en brun jaunâtre, l'huile de Sésame en rouge vif foncé, nuances voisines de celles qu'a constatées Heydenreich avec l'acide sulfurique seul ; 3 pour 100 d'une de ces deux huiles étrangères pourraient être ainsi révélés dans l'huile d'Olives.

Le réactif Behrens, déjà signalé (5 grammes d'acide sulfurique et 5 grammes d'acide azotique pour 10 grammes d'huile), colore :

L'huile d'Olives.	en jaune clair.
— de Sésame.	en vert pré foncé.
— d'Œillette.	en rouge brique.
— de Colza.	en brun rougeâtre.
— de Lin.	en rouge brun.

Toutefois, Fr. Chatin affirme n'avoir pu obtenir avec les huiles d'Œillette et de Colza qu'une coloration rose fleur de pêcher. Mais la réaction verte de l'huile de Sésame est des plus caractéristiques et des plus sensibles.

Le procédé Audoynaud[1] modifie ainsi qu'il suit le procédé Behrens auquel il ajoute le bichromate de potasse et l'éther : mettre dans un tube gradué 2 centimètres cubes d'huile, 1 gramme de bichromate de potasse pulvérisé et agiter ; compléter avec l'acide azoto-sulfurique un volume de 4 centimètres cubes ; agiter de nouveau ; laisser reposer deux minutes le liquide rouge brun ; ajouter éther ordinaire à 65° pour compléter 5 centimètres cubes ; agiter encore : le liquide verdâtre tend à se diviser, une

[1] *Journ. de pharm. et de chimie*, 5e série, XII, 1885, 518.

vive effervescence se manifeste avec dégagement de vapeurs rutilantes et finalement l'huile surnage avec une couleur particulière, verte pour l'huile d'Olives pure, vert jaunâtre, jaune ou jaune rougeâtre, suivant la nature et la proportion du mélange, avec 5 pour 100 ou plus d'huile de Sésame, Arachide, Coton ou Œillette.

Acide chromique. — Lailler[1] a tiré de bonnes indications de l'acide chromique employé seul ou associé à l'acide azotique. Si on ajoute à 8 grammes d'huile 2 grammes d'acide chromique à 1/8, au bout de vingt-quatre heures le réactif est resté limpide, si l'huile d'Olives est pure; il est devenu au contraire plus ou moins opaque par réflexion ou par transparence, si elle est falsifiée. D'autre part, si l'on met en contact dans un tube à expérience 8 grammes d'huile d'Olives pure et fraîche avec 2 grammes d'un réactif composé de 2 parties d'acide chromique et de 1 partie d'acide azotique à 40°, au bout de quarante-huit heures l'huile commence à se concréter; cette concrétion et l'absorption du réactif sont complètes au bout de quelques jours et la masse a pris une coloration bleue. Cette réaction est exclusive et ne se produit jamais sur une huile rance ou falsifiée.

Acide chlorhydrique. — L'acide chlorhydrique (10 grammes) additionné de sucre pulvérisé (1 gramme) et agité pendant cinq à dix minutes avec l'huile (10 grammes) constitue pour M. Latil un bon réactif, l'huile d'Olives pure ne présentant après repos aucun changement, tandis qu'elle se colore en *rose* plus ou moins

[1] *Bull. Soc. chim.*, 1815. — *Union pharm.*, 1865, VI, 123.

foncé si elle contient des huiles de Sésame, Ricin ou Courge, en *rouge acajou* si elle contient de l'huile d'Arachide. Mais M. E. Milliau[1] ayant constaté que la coloration rose peut se produire sur une huile pure et occasionner des contestations regrettables, la partie aqueuse de la pulpe du fruit pouvant être la cause de ce phénomène, a perfectionné le procédé Latil en opérant sur les acides gras séparés par saponification et desséchés à + 110°; dans ces conditions, l'acide chlorhydrique sucré produit toujours la coloration rose avec les acides gras de l'huile de Sésame et jamais avec ceux de l'huile d'Olives.

M. W. Bishop[1], après avoir constaté la coloration *rouge cerise* de l'huile de Sésame sous l'influence de l'acide chlorhydrique sucré, a eu l'idée d'étudier sur cette huile l'action de l'acide chlorhydrique seul, et il a constaté les faits suivants : l'huile de Sésame dans des conditions ordinaires ne réagit pas; mais si elle a été préalablement abandonnée pendant quelques jours à l'air et à la lumière solaire et qu'on en agite 8 centimètres cubes avec 12 centimètres cubes d'acide chlorhydrique à 21°-22° B, le mélange se colore en vert, et, après repos, la couche acide est seule colorée. Après une action longtemps prolongée de l'air et de la lumière, il se produit des flocons colorés en bleu violet, l'acide se colore en bleu et laisse ensuite déposer la plus grande partie de la matière bleue en restant coloré en vert pur. Donc il suffit

[1] *Moniteur scientifique*, 1888, p. 307. — *Journ. de pharm. et de chimie*, 5e série, XVIII, 1888, 160.

[2] *Journ. de pharm. et de chimie*, 5e série, XX, 1889, 244.

de laisser l'huile d'Olives suspecte exposée à l'air et à la lumière pendant quelques jours, et, si dans les conditions indiquées l'acide chlorhydrique agité avec elle se colore en vert, c'est qu'elle contient de l'huile de Sésame.

Albumine et acide azotique. — Un nouveau procédé pour reconnaitre la présence d'huiles de graines dans l'huile d'Olives a été récemment indiqué par M. R. Brullé[1]: il consiste à mettre dans un tube 0gr,1 d'albumine en poudre, 2 centimètres cubes d'acide azotique et 10 centimètres cubes d'huile, à chauffer doucement et également en tenant le tube incliné de façon que l'ébullition de l'acide mélange bien l'albumine à l'huile où elle se dissout. Alors l'huile d'Olives pure est d'un *jaune légèrement verdâtre;* avec 5 pour 100 d'huile de graines, elle est franchement *jaune d'ambre*, et la teinte se fonce de plus en plus, si la proportion augmente, jusqu'à la couleur *orangé foncé* qui se produit sur un mélange à 50 pour 100. Les résultats ont été constants sur des mélanges d'huile d'Olives avec les huiles d'Œillette, Coton, Arachide, Sésame, Colza, Cameline et Lin. Seule l'huile dite d'Aveline exotique a donné une nuance *rose* avec des taches blanchâtres.

Azotate d'argent. — Le même chimiste[2] a, plus récemment encore, appliqué avec succès l'azotate d'argent à la recherche de l'huile de graines dans l'huile d'Olives dans les conditions suivantes : mettre dans une capsule

[1] *Comptes rendus Ac. sc.*, CVI, 1888, 1017. — *Journ. de pharm. et de chimie*, 5e série, XVIII, 1888, 171.

[2] *Bull. Soc. chim. de Paris*, 1889. — *Journ. de pharm. et de chimie*, 5e série, XX, 1889, 320.

en porcelaine 10 centimètres cubes d'huile avec $0^{cc},5$ d'acide azotique fumant, chauffer en agitant vivement jusqu'à formation de mousse et apparition de couleurs diverses qu'on néglige; ajouter alors 5 centimètres cubes d'une solution à 25/1000 d'azotate d'argent dans l'alcool à 90°; vers + 115° le sel se réduit brusquement et laisse déposer de l'argent métallique; on continue à chauffer pour faire disparaître les premiers reflets, et on observe alors, en inclinant un peu la capsule, 1° la coloration de la mince couche huileuse qui l'imprègne, 2° les reflets métalliques chatoyant à la surface du liquide.

En opérant successivement sur des huiles naturelles et sur les mêmes huiles préalablement saponifiées, on obtient des résultats tout différents, comme l'indique le tableau suivant :

HUILES	COLORATIONS OBTENUES AVEC L'AZOTATE D'ARGENT SUR LES HUILES			
	A L'ÉTAT NATUREL		SAPONIFIÉES	
	Couche huileuse	Reflets	Couche huileuse	Reflets
Olives. . .	Vert olive.	Vert.	Orangé de Mars	Vert de Chypre.
Coton. . . .	Verte.	Cendre verte.	Terre de Sienne.	Violet de cobalt.
Sésame. . .	Vert de chrome.	Bleu de Sèvre cl.	Jaune d'or.	Violet de cobalt.
Arachide. .	Jaune verdâtre.	Vert émeraude.	Laque de Perse.	Violet clair.
Œillette. .	Vert olive.	Vert lumière bl.	Ocre d'or.	Bleu.
Cameline. .	Laque de Perse.	Bleu clair.	Chrome foncé	Bleu.
Lin.	Sang-dragon.	Vert émeraude.	Noire.	Vert.
Colza. . . .	Laque de Perse.	Vert de Chypre.	Carmin brûlé [1].	Bleu outremer.

Pour plus de précision, l'auteur a employé pour la

[1] Après refroidissement, il se forme à la surface une cristallisation en aiguilles de couleur bleue.

désignation des couleurs celles qui sont employées pour l'aquarelle; il assure que par ce procédé on peut arriver, avec un peu d'habitude, à déceler la présence d'une huile de graines dans l'huile d'Olives, et à en déterminer la proportion à moins de 5 pour 100.

L'azotate d'argent avait déjà été appliqué depuis longtemps à la recherche des huiles de Crucifères. On l'a employé depuis peu pour la détermination de l'huile de Coton.

Le procédé E. Milliau[1] consiste à séparer d'abord les acides gras par saponification, à en dissoudre 5 centimètres cubes au bain-marie dans 20 centimètres cubes d'alcool à 92°, à y ajouter 2 centimètres cubes d'une solution à 30/100 d'azotate d'argent dans l'eau distillée, et à maintenir au bain-marie jusqu'à réduction aux 2/3. Alors les acides restent inaltérés si l'huile d'Olives est pure, quelle que soit d'ailleurs sa provenance; si elle contient de l'huile de Coton, si peu que ce soit, le sel d'argent est réduit et l'argent métallique colore en noir les acides gras qui montent à la surface à l'état pâteux.

Le procédé Becchi, contrôlé par M. Ferdinand Jean[2], s'applique directement à l'huile suspecte dont on prend 10 centimètres cubes, auxquels on ajoute 1 centimètre cube d'une première solution (azotate d'argent légèrement acide, 1 gramme, dissous dans 200 centimètres cubes d'un mélange à parties égales d'alcool à 90° et d'éther sulfu-

[1] *Moniteur scientifique*, mars 1888, p. 306. — *Journ. de pharm. et de chimie*, 5e série, XXVIII, 1888, 170.

[2] *Rev. internat. des falsif.*, 1888, — *Journ. de pharm. et de chimie*, 5e série, XVII, 1888, 190.

rique), puis 10 centimètres cubes d'une deuxième solution (huile de Colza pure 15 parties, dans 80 parties d'alcool amylique ayant un point d'ébullition vers 130°-132°). Ce mélange maintenu un quart d'heure dans un bain d'eau bouillante ne prendrait la coloration *brune* que si l'huile essayée contenait de l'huile de Coton, et aucune coloration ne se produirait ni avec l'huile d'Olives, ni avec celles d'Œillette, d'Arachide et de Sésame. Malheureusement, la généralité de cette règle a été contestée et on assure, par exemple, que les huiles d'Olives pures de Corfou offrent la réaction qui tendrait à y faire admettre la présence de l'huile de Coton.

Acétate de plomb et ammoniaque. — Il faut signaler encore à propos de l'huile de Coton le procédé Labiche [1] : mélanger parties égales d'huile avec une solution saturée d'acétate neutre de plomb, ajouter de l'ammoniaque et agiter fortement; l'acétate se décompose et l'oxyde de plomb naissant agit sur l'huile. Avec les huiles d'Olives, d'Amandes douces, de Ricin, Colza, Œillette, foie de Morue, tout le mélange reste *blanc de lait* et lisse; s'il y a de l'huile de Coton, on voit se produire peu à peu une teinte *rouge*, puis après repos la superficie est *rouge orange* et liquide, la partie inférieure plus ou moins colorée et grumeleuse.

Acide pyrogallique. — Une sorte particulière appelée dans le commerce huile d'Olives verte de Malaga est assez appréciée, et donne lieu à une falsification spéciale qui consiste à colorer une huile quelconque, telle que l'huile

[1] *Journ. de pharm. et de chimie*, 5e série, XVI, 1887, 427.

d'Arachide, au moyen de l'acétate de cuivre : un des procédés Cailletet est à recommander pour découvrir cette fraude : agiter 10 centimètres cubes d'huile avec 5 centimètres cubes d'éther ordinaire et 1 gramme d'acide pyrogallique; l'huile se colore en brun et, après repos suffisant, laissera déposer du pyrogallate de cuivre.

Recherche de l'acide arachidique. — L'huile d'Arachide pourra d'ailleurs dans ce cas, comme dans les autres où elle peut intervenir, être caractérisée par le dosage de l'acide arachidique, exposé plus haut dans l'article qui la concerne spécialement.

Brome. — Le procédé de dosage en poids par le brome pourra être utilement employé à la recherche des falsifications de l'huile d'Olives, celle-ci étant de toutes les huiles celle qui en absorbe le moins.

On pourra encore recourir aux méthodes générales d'analyse de Calvert, Château, Sacc, et aux procédés nombreux et délicats de Cailletet qui ont été déja signalés et que leur étendue n'a pas permis d'exposer ici.

TROISIÈME PARTIE

LES MATIÈRES GRASSES SOLIDES BEURRES, GRAISSES ET SUIFS

CHAPITRE PREMIER

CARACTÈRES ET PROCÉDÉS GÉNÉRAUX D'ESSAI

I. CARACTÈRES GÉNÉRAUX

Les matières grasses solides à la température ordinaire de nos climats sont plus ou moins voisines des huiles proprement dites, par leur point de fusion ou par d'autres caractères ; aussi en est-il un certain nombre auxquelles on conserve parfois cette dénomination ; le plus souvent on leur donne d'autres noms, suivant leur origine, leur consistance ou quelques autres caractères physiques.

Ainsi, parmi les substances d'origine animale, on distingue les beurres, les moelles, les graisses, les suifs et les cires.

Les *beurres*, retirés du lait des Mammifères, sont mous au-dessus de + 20° et fondent vers + 30°.

Les *moelles* extraites des os de certains Mammifères, sont très molles et très fusibles.

Les *graisses*, provenant du tissu adipeux sous-cutané ou sous-séreux sont plus ou moins molles et fondent entre + 15° et + 45°.

Les graisses des Ruminants, distinguées des autres sous le nom de *suifs*, sont plus fermes et leur point de fusion est toujours supérieur à + 36°.

Enfin on classe en dernier lieu les *cires*, produites surtout par des Insectes, commençant à se ramollir vers + 35° et ne fondant guère qu'au-dessus de + 60°, ayant d'autre part une composition chimique assez différente, qui les fait souvent rejeter en dehors du groupe des matières grasses.

Les substances grasses solides d'origine végétale sont désignées, par analogie, sous l'un ou l'autre des noms précédents ; mais on paraît tendre à les réunir toutes sous le nom de *beurres végétaux*, en raison de la difficulté d'établir parmi elles une distinction sérieuse entre des beurres, des graisses et des suifs. Toutefois certaines d'entre elles ont reçu, à cause de certains caractères physiques, le nom de *cires*, qui est plus ou moins bien justifié, et dont la valeur sera discutée dans le chapitre spécial qui leur est consacré.

C'est alors seulement que nous pourrons nous rendre compte de la parenté qui rattache les *cires* animales ou végétales aux autres matières grasses solides.

J'examinerai tout d'abord les procédés généraux d'essai qui sont applicables aux beurres, graisses et suifs, puis je passerai en revue les principales substances de ce groupe qui sont utilisées ou utilisables.

II. PROCÉDÉS ORGANOLEPTIQUES

Ces procédés consistent, comme on l'a vu plus haut, dans l'examen superficiel des substances et la constatation des impressions qu'elles font sur nos sens, consistance, couleur, odeur et saveur.

Ces deux derniers caractères surtout peuvent servir et servent couramment pour reconnaître l'altération par rancissement ou certains mélanges grossiers, tels que l'addition de suif de Mouton à toute autre matière grasse. Les personnes qui ont acquis, par leur longue pratique, une grande délicatesse de goût et d'odorat, sont capables d'apprécier de très minimes différences de pureté ou de qualité. Malgré cela, on ne saurait se fier d'une manière absolue à leur expérience, que certaines fraudes peuvent parfaitement mettre en défaut : on en a une preuve frappante par l'exemple de certaines oléomargarines primées à des concours de beurres, après une dégustation sérieuse faite par des experts particulièrement exercés.

On verra plus loin que dans certains cas l'odorat pourra être appliqué, non pas seulement aux substances à l'état naturel, mais à l'appréciation de l'odeur qu'elles dégagent quand on les chauffe à une température plus ou moins élevée.

Mais c'est surtout à propos des procédés organoleptiques qu'on peut faire une remarque analogue à celle qui a déjà été faite plus haut à propos de la densité des huiles : ils sont précieux quand ils donnent une indication positive d'altération ou de falsification en faisant constater un mauvais goût ou une odeur désagréable ; ils n'ont qu'une valeur insignifiante dans le cas contraire, et lorsqu'ils ne révèlent pas une falsification, on ne doit jamais en conclure qu'ils garantissent la pureté de la substance. Il y a donc toujours lieu, dans ce cas, de recourir aux procédés physiques et chimiques.

III. PROCÉDÉS PHYSIQUES

1. Prise de densité.

Cette opération ne peut plus ici se faire dans les mêmes conditions que pour les huiles. Car si l'on veut opérer à la température ordinaire, à + 15° par exemple, certains procédés ne sont plus applicables, notamment ceux qui ont recours aux divers aréomètres.

On pourrait bien employer les méthodes du flacon et de la balance hydrostatique, modifiées pour la circonstance, telles qu'on les emploie à la détermination de la densité de bien des corps solides. Mais pour cela il faut immerger ces corps dans l'eau, afin d'apprécier d'une manière ou de l'autre le poids du volume de ce liquide qu'ils déplacent.

Or, comme l'eau ne mouille pas les matières grasses, les fragments de celles-ci qui y sont plongés retiennent à leur surface des bulles d'air qui les allègent et troublent l'opération. Il est possible, à la vérité, de se débarrasser de ces bulles d'air au moyen d'une machine pneumatique, mais on conviendra que c'est là une complication qui rend ces procédés peu pratiques.

Aussi a-t-on été amené naturellement à prendre la densité à une température suffisamment élevée pour que la substance grasse s'y trouve à l'état liquide, de telle façon qu'on puisse employer les aréomètres ou la balance aréothermique. Certains opèrent à + 100°, d'autres à une température de très peu supérieure au point de fusion de la substance à essayer. Dans les deux cas la température voulue est obtenue au moyen de bains-marie où plongent des tubes à essai, contenant le beurre ou la graisse à examiner et au besoin des échantillons types de substance pure, pour la comparaison.

Pour les matières grasses qui contiennent des substances volatiles, la prise de densité à chaud ne peut donner des résultats absolument exacts.

Ces procédés d'ailleurs exigent toujours des précautions très minutieuses pour assurer la constance de la température, dont les moindres variations fausseraient sensiblement les résultats de l'expérience. Aussi bien souvent se dispense-t-on de les employer, et préfère-t-on recourir à d'autres caractères pour la recherche des falsifications.

2. Détermination du point de fusion.

Pour déterminer le point de fusion d'une matière grasse solide, le procédé le plus simple est celui-ci : on introduit un petit fragment, taillé autant que possible à arêtes vives, de la substance à examiner, dans un tube de verre *t*, (fig. 45), étroit et effilé en pointe fermée à son extrémité inférieure; on introduit ce tube et, à côté de lui, un thermomètre très sensible T, marquant les dixièmes de degré, dans un grand ballon presque plein d'eau dont ils traversent le bouchon. Le réservoir du thermomètre et la portion du tube qui contient le petit fragment de la substance doivent plonger profondément dans l'eau.

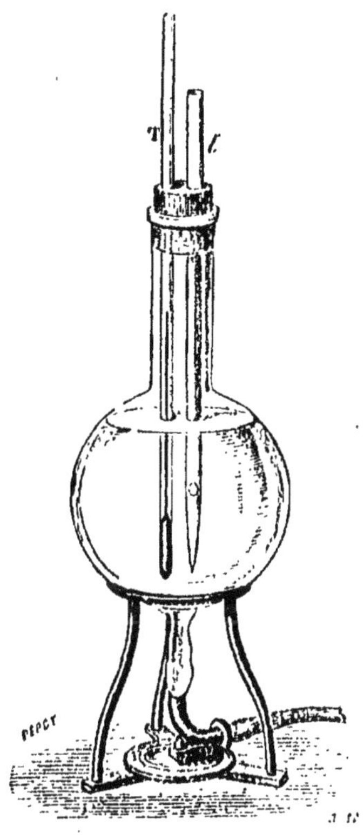

Fig. 45. — Appareil pour la détermination du point de fusion.

Cela fait, on chauffe progressivement l'eau du ballon au moyen d'un bec de gaz, et quand le degré indiqué par le thermomètre devient voisin du point de fusion supposé de la substance, on modère la flamme de façon à n'augmenter que très lentement la température; alors on surveille attentivement l'opération pour noter le moment précis où la substance commence à fondre, en un point où une de ses arêtes touche la paroi du tube et le degré que donne en même temps le thermomètre; on répète plusieurs fois l'expérience et on prend la moyenne des résultats obtenus, qui donne le point de fusion cherché avec une approximation très suffisante.

On peut encore recouvrir le réservoir d'un thermomètre d'une couche mince de la substance préalablement fondue, puis, après refroidissement, le plonger dans l'eau d'un ballon qu'on chauffe comme ci-dessus; on note la température au moment où la fusion commence et celui où elle finit et on prend la moyenne. Cette double lecture est plus délicate; mais, avec un peu d'habitude, on en retire des résultats plus précis qu'avec le premier procédé. On peut, du reste, les contrôler l'un par l'autre et prendre la moyenne de leurs résultats.

Un procédé intermédiaire aux deux précédents consiste à opérer comme dans le premier cas, mais avec un tube ouvert aux deux extrémités, contenant une petite quantité de matière grasse qui adhère à sa paroi interne, sans boucher la cavité du tube dans laquelle l'eau doit pénétrer. On chauffe alors jusqu'à ce que la graisse liquéfiée vienne surnager l'eau dans laquelle elle était d'abord immergée; le thermomètre placé tout à côté donne la température.

Enfin l'appareil électrique de M. Ferdinand Jean mérite d'être signalé [1]. Il comporte d'abord l'emploi d'un petit tube de verre mince recourbé en U, dont une branche,

[1] *Journ. de pharm. et de chimie*, 5e série, XX, 1889, 337.

plus courte, est évasée en entonnoir. La matière grasse est introduite dans cet entonnoir de telle façon qu'étant fondue, elle vienne remplir la courbure G du tube (fig. 40), et on engage dans chacune des deux branches de celui-ci

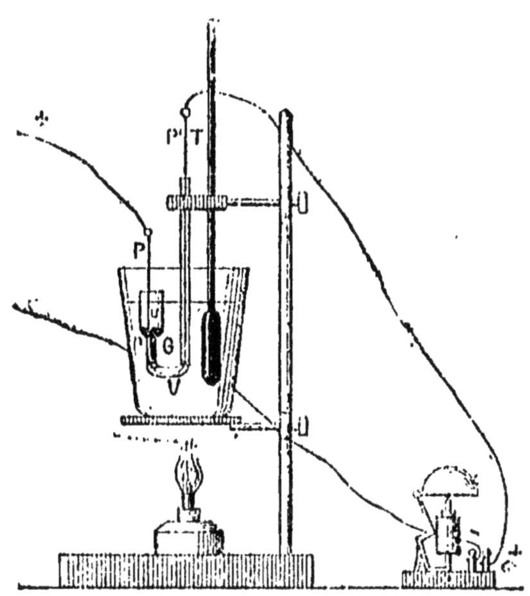

FIG. 40. — Appareil électrique de M. Ferdinand Jean pour la détermination du point de fusion.

des fils de platine P P', dont les extrémités plongeant dans la matière grasse se trouvent très rapprochées l'une de l'autre vers le fond de la courbure. Ces deux fils de platine sont mis en communication avec les deux pôles d'une pile au bichromate, l'un directement, l'autre par l'intermédiaire d'une sonnerie électrique.

La grande branche du tube est maintenue, en même temps qu'un thermomètre T, par un support en bois, de telle façon que la courbure du tube et le réservoir du thermomètre plongent dans un vase V, rempli d'eau formant bain-marie, et on verse du mercure dans la petite branche évasée en entonnoir, par dessus la matière refroidie.

Celle-ci, liquéfiée par l'échauffement progressif du bain-marie, est aussitôt chassée dans la grande branche par le mercure qui vient remplir la courbure, fermer le circuit de la pile en établissant le contact entre les deux fils de platine et, par suite, mettre en jeu la sonnerie électrique.

On n'a qu'à noter le degré marqué par le thermomètre au moment où la sonnerie se fait entendre.

3. Détermination du point de solidification.

On peut employer pour cette détermination l'appareil figuré ci-contre (fig. 47), qui se compose des parties suivantes : 1° un petit flacon qui contient la substance fondue; 2° un thermomètre *t* qui, traversant le bouchon du flacon, plonge dans cette substance; 3° une enceinte remplie d'air A, où est suspendu le flacon; 4° une deuxième enceinte B, remplie d'eau à la température ambiante; 5° un deuxième thermomètre plongeant dans cette eau et un agitateur permettant d'en mélanger toutes les couches; 6° une troisième enceinte C, remplie d'air et enveloppant les deux autres qu'elle protège contre la température extérieure; 7° enfin une allonge à robinet contenant de l'eau froide où plonge un troisième thermomètre, et permettant de refroidir l'eau de l'enceinte B pour la maintenir à une température constante.

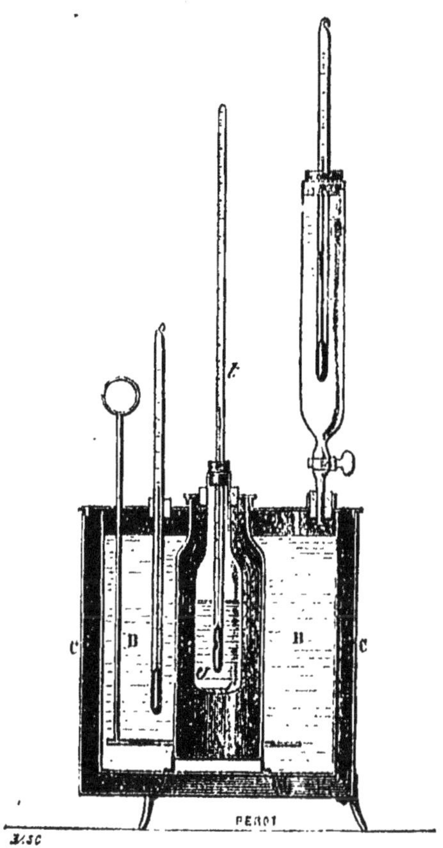

Fig. 47. — Appareil pour la détermination du point de solidification.

On note, toutes les minutes au moins, le degré indiqué par le premier thermomètre *t*. On remarque alors que la température, après avoir baissé régulièrement s'arrête tout d'un coup, ou qu'elle subit une décroissance irrégulière et qu'elle remonte subitement, par suite de surfusion. Le degré auquel elle demeure stationnaire dans le premier cas, ou auquel elle remonte dans le second, indique le point de solidification cherché.

Cet appareil est un peu compliqué, et, dans la pratique, on peut négliger de recourir aux minutieuses précautions en vue desquelles il est construit.

Le procédé Dalican, plus simple, est généralement préféré et assez couramment employé dans la pratique.

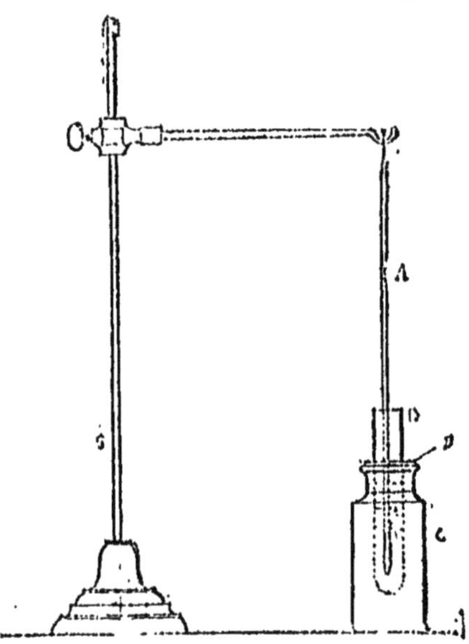

Fig. 48. — Appareil Dalican-d'Eudeville pour la recherche du point de solidification des beurres, des suifs et des acides gras.

La matière grasse à étudier est introduite dans un tube à essai, en quantité suffisante pour le remplir aux deux tiers environ. On chauffe ce tube sans dépasser la température nécessaire à la fusion ; on introduit alors le tube dans un flacon, où il se trouve suspendu par le bouchon qu'il traverse à frottement; on plonge dans la masse fondue un thermomètre très sensible, divisé en cinquièmes de degré et suspendu lui-même à un support (fig. 48); puis on observe attentivement le thermomètre.

La solidification commence en bas du tube, puis s'étend sur la partie latérale; on note alors le degré marqué et on agite légèrement le thermomètre en lui faisant décrire un mouvement circulaire, trois fois à droite et trois fois à gauche. Le mercure descend encore quelque peu, puis remonte rapidement au-dessus du premier degré noté, et reste stationnaire au moins deux minutes à un nouveau point, qui indique la température exacte de solidification.

Nous verrons plus loin que, pour l'analyse des beurres en particulier, le procédé Dalican ne saurait suffire à préciser d'une manière convenable le point de solidification, et surtout, ce qui est plus important, les conditions de la solidification. Il est indispensable alors, d'après M. Chastaing, de procéder par voie de refroidissement très lent, et de noter toutes les phases de l'opération, depuis l'apparition du premier trouble ou des premiers flocons de cristaux, jusqu'à la congélation en masse.

Après avoir signalé les principaux procédés relatifs à la détermination des températures de fusion et de solidification, je résume dans le tableau ci-après (p. 180) les résultats donnés par divers auteurs pour le point de fusion de quelques graisses et beurres, en y joignant quelques chiffres de densité.

NOMS DES SUBSTANCES	POINT DE FUSION	DENSITÉ A + 15°
	degrés	
Suif de Bœuf.	33; 30-37	0,881-0,8863
— Mouton.	51	
Axonge.	27; 26-31	0,938
Axine.	31	»
Beurre de Vache.	26; 27; 20-30; 34-37	0,920
— Coco.	18; 20; 21-31	0,92176
— Mohwah.	21; 35	»
— Laurier.	»	0,93317
— Cacao.	29; 30; 32	0,944; 0,970
— Dika.	»	0,903
— Palme.	20; 27-37; 30-35	0,965 (péricarpe) 0,9574 (amande)
— Illipé.	25-30; 35	»
— Ghee.	35; 50	»
— Muscades.	31; 41-51	0,99000-1,0088
— Kombo.	»	0,974
— Kanya.	30-40; 42	0,924
— Karité.	29; 30; 35-43	0,938
— Kokum.	30, 60; 42-45	»
— Maloukang.	35-52	»
— Carapa.	»	0,940
— Touloucouna.	»	0,935
— Djavé.	»	0,944
— Noungou.	»	0,958

Ces résultats, si contradictoires quant au point de fusion, sont dus dans certains cas à une confusion entre certaines substances ; mais ils paraissent dus le plus souvent aux différents procédés opératoires employés et en particulier à une confusion entre le point de fusion et le point de solidification. On pourra s'en faire une idée, d'après le tableau suivant résumant les constatations de Wimmel [1], et dont les trois colonnes donnent : la première le point de

[1] *Annalen* de Poggendorff, 133, p. 792.

fusion; la deuxième la température marquée par le thermomètre au moment de la solidification; la troisième le degré auquel le mercure montait aussitôt après.

NOMS DES SUBSTANCES	FOND A	SE SOLIDIFIE A	EN S'ÉCHAUFFANT A
	degrés	degrés	degrés
Suif de Bœuf frais.	43	33	36-37
— — plus vieux. . .	42,5	34	38
— Mouton frais. . . .	47	36	40-41
— — plus vieux. . .	50,5	39,5	44-45
Saindoux.	41,5-42	30	32
Beurre de Vache frais. . .	31-31,5	19-20	19,5-20,5
— Cacao.	33,5-34	20,5	27-29,5
— Coco.	24,5	20-20,5	22-23
— Palme frais, doux. . .	30	21	21,5
— — — dur. . .	36	24	25
— — — vieux. . .	42	38	39,5

On voit que ces observations justifient les réserves faites dans la première partie du présent volume[1].

On en trouvera plus loin une confirmation nouvelle dans les récents travaux de M. Chastaing sur l'analyse des beurres.

D'ailleurs, plusieurs expérimentateurs estiment que, dans bien des cas, la détermination du point de fusion et du point de solidification des matières grasses solides n'a, dans la pratique, qu'une utilité très relative; en effet, il est facile, pour les frauder, de combiner, avec des graisses plus fusibles et des graisses moins fusibles que le produit naturel, un mélange qui présente approximativement les points de fusion et de solidification de celui-ci.

[1] Voir pages 6 et suivantes.

4. Réfringence.

On a songé à rechercher ce caractère sur les beurres et graisses fondus, mais on a été arrêté par la difficulté de le déterminer d'après les méthodes ordinaires en maintenant la substance fondue à une température constante. Il est facile de comprendre, en particulier, pourquoi le *réfractomètre Abbe* est absolument inapplicable dans cette circonstance.

On a trouvé néanmoins[1] un moyen de l'utiliser indirectement en l'appliquant, non à l'examen de la matière grasse elle-même, mais à l'étude de l'huile liquide qu'on peut en retirer par expression (à + 17°); cette huile, composée d'oléine et de quelques autres glycérides, réfracte d'autant plus la lumière qu'elle renferme moins de palmitine et de stéarine dissoutes. C'est surtout à l'étude des falsifications du beurre de Vache que ce procédé a été appliqué.

L'*oléoréfractomètre Amagat et Ferdinand Jean*, contrairement au réfractomètre Abbe, est, en raison même des conditions dans lesquelles il est construit, facilement utilisable pour l'essai des beurres et graisses fondus. Pour cet usage, l'appareil[2] est réglé, toujours avec la même huile type, sur le zéro B de l'échelle inférieure (fig. 19); le réglage et les observations doivent être faits à la température de + 45°. On peut recon-

[1] Müller, *Milchzeitung*, 1886.
[2] Voir la description de l'oléoréfractomètre, pages 51 et suiv.

naître aisément par ce moyen les falsifications du beurre de Vache, du saindoux et des suifs.

Voici quelques-uns des résultats obtenus dans ces conditions :

	Déviation.
Beurre pur de 1re qualité.	+ 35°
— de 2e qualité.	+ 34°
— de 3e qualité.	+ 33°
Oléomargarine.	+ 15°
Beurre contenant 50 pour 100 d'oléomargarine.	+ 27°,5
Saindoux pur.	— 12°,5
Huile de Coton.	+ 20°
Saindoux contenant 5 pour 100 d'huile de Coton.	— 10°
Suif de Bœuf.	— 16°
— de Mouton.	— 20°
— de Veau.	— 19°
— de place.	— 17°
— de la Plata.	— 19°

5. Solubilité.

Ce caractère peut être utilisé dans l'examen des matières grasses solides, par exemple pour rechercher la proportion de substances solubles dans une quantité déterminée d'alcool, absolu ou étendu, froid ou chaud, ou d'éther, de benzine, de pétrole, etc.

On peut encore, après avoir dissous totalement la substance dans un liquide, rechercher quelle quantité d'un autre liquide il faudra ajouter à cette dissolution pour obtenir un précipité (procédé Bockairy pour l'essai des beurres).

On peut avoir recours à ce caractère pour rechercher certaines falsifications, en employant, soit un dissolvant de la matière grasse qui met en évidence la présence de poudres minérales ou organiques ajoutées frauduleusement ou de débris de tissus animaux provenant des suifs, soit un liquide tel que l'eau, qui, sans action sur la matière grasse, soit au contraire capable de dissoudre certaines substances qui y sont mélangées, telles que des sels alcalins par exemple.

Il sera nécessaire alors d'opérer à chaud et avec agitation ; en employant ce procédé, on amènera encore la précipitation des substances pulvérulentes insolubles dans l'eau. Quant à celles qui ont pu s'y dissoudre, on les caractérisera par les procédés ordinaires de l'analyse chimique.

L'action de la chaleur seule, à la température de fusion de la matière grasse, peut d'ailleurs servir aussi à déceler les substances solides qui y sont insolubles et qui se déposeront au fond du vase ou pourront être recueillies par filtration. L'eau contenue dans la masse pourra être chassée par le chauffage à + 100° et dosée ainsi par deux pesées successives faites avant et après cette dessiccation.

6. Examen microscopique.

Le microscope pourra servir soit pour la détermination directe de certains corps gras ou acides gras dont les cristaux offrent des aspects caractéristiques, soit pour reconnaître la nature exacte des débris solides ou des poudres diverses isolées par une des opérations précédentes, cellules animales, fibres musculaires, vaisseaux sanguins, fécules, cellules, fibres et vaisseaux d'origine végétale, etc.

L'examen microscopique des graisses est facile : on peut se borner à écraser sous la lamelle une parcelle de produit ; il est préférable d'employer comme véhicule une huile pure et limpide. L'étude des dépôts obtenus par fusion et repos à l'état liquide, ou après dissolution dans l'éther, ou mieux un mélange d'éther et d'alcool, renseigne sur la présence de corps étrangers ; les graisses animales renfermant toujours des débris cellulaires donnent régulièrement un dépôt lorsqu'on les traite comme il vient d'être dit, mais il doit être minime. Enfin on peut avoir intérêt à reconnaître la forme des cristaux des acides gras qu'elles contiennent en combinaison, et qu'on isole après saponification.

7. Calcination.

L'action de la chaleur poussée jusqu'au rouge amènera la destruction de toutes les substances organiques, grasses ou autres, et ne laissera pour résidu que des cendres dont le dosage présente parfois un réel intérêt pratique.

IV. PROCÉDÉS CHIMIQUES

Les procédés chimiques applicables à l'essai des beurres et graisses sont peu nombreux en principe, quoique très variés dans l'application, et ils s'appuient en général sur une base scientifique sérieuse, c'est-à-dire sur la composition en corps gras définis des substances à examiner. Nous ne retrouvons plus ici presque aucune trace de ce luxe de réactions colorées que nous avons vues à propos des huiles. Le point de départ fondamental de la plupart de ces procédés consiste dans la saponification.

1. Saponification.

Cette opération consiste, comme on le sait, dans la décomposition des matières grasses par une base minérale qui s'unit aux acides gras pour former un *savon* et met la glycérine en liberté.

La saponification peut être faite à deux points de vue différents : elle peut être le but immédiat de l'expérimentation, ou, bien plus souvent, n'être qu'un acte préliminaire, préparant l'isolement des acides gras, que l'on sépare du savon obtenu en faisant agir sur lui un acide minéral qui s'empare de la base.

Envisagée en elle-même, la saponification peut être qualitative ou quantitative : dans le premier cas, elle a simplement pour but la fabrication du savon et l'examen de ses caractères; dans le second cas, elle a pour but la recherche de la quantité de base nécessaire et suffisante pour saponifier la matière grasse.

Ce dernier procédé, auquel il a déjà été fait allusion et qui est dû à Kœttstorfer, s'appuie sur cette notion, déduite de la composition chimique des matières grasses, que celles-ci exigent pour être complètement saponifiées, des quantités d'autant plus grandes de base qu'elles renferment des acides gras à poids moléculaire moins élevé.

La substance à essayer étant fondue et filtrée, on en pèse 1 gramme et on y ajoute 25 centimètres cubes d'une solution alcoolique de potasse renfermant 28gr,5 de potasse par litre ; le tout est maintenu au bain-marie jusqu'à saponification complète, et additionné d'une petite quantité de phénolphthaléine, qui colore le liquide en rouge et servira de réactif limite.

On titre alors la liqueur alcaline avec une solution d'acide chlorhydrique contenant 18gr,25 d'acide par litre et dont chaque centimètre cube sature 1 gramme de potasse. On sature donc ainsi l'excès de potasse non employé à la saponification, et on en déduit par différence la quantité d'alcali neutralisée par les acides gras d'un gramme de substance.

Ce chiffre est ce qu'on appelle *l'indice saponique* ou *degré saponique* de Kœttstorfer; il est beaucoup plus élevé pour le beurre que pour les graisses animales.

	Milligr. de potasse.
1 gramme de Beurre est saponifié par	232,4 (maximum)
	227 (moyenne)
	221,5 (minimum)
Oléomargarine.	195,5
Suif de Bœuf.	196,5
Suif (?).	196,8
Graisse de rognons (?).	195,8
— de lard fumé.	196,7

La valeur rigoureuse de ce procédé a été contestée par quelques chimistes. On lui reproche, comme à tous les procédés de saponification par des solutions alcalines alcooliques, de provoquer la formation d'éthers éthyliques des acides gras volatils, dont une partie se perd au cours de l'opération. D'autre part, si l'écart est très grand entre le suif et le beurre de Vache, il n'en est pas de même si l'on a affaire à certaines autres falsifications de ce dernier.

Ici encore, par conséquent, les résultats anormaux seront significatifs et prouveront la sophistication, tandis que les résultats normaux ne permettront pas de conclure avec certitude à la pureté du beurre essayé.

2. Dosage des acides gras.

De nombreux procédés ont été préconisés pour doser, soit la totalité des acides gras, soit les acides fixes et insolubles dans l'eau, soit les acides volatils, soit les acides solubles dans l'eau, soit enfin chacun des acides contenus dans la matière grasse à l'état de glycérides. Je me bornerai à signaler un des plus importants, qui est encore assez couramment employé dans la pratique et est applicable à toutes les matières grasses solides : c'est le procédé Hehner et Angell qui a pour but le dosage des acides fixes et insolubles dans l'eau.

La substance à essayer étant débarrassée de son eau par la fusion à + 100°, et de ses impuretés par la filtration, on en pèse 5 grammes dans une capsule, on y ajoute 50 centimètres cubes d'alcool et 1 à 2 grammes de potasse caustique, et on chauffe environ cinq minutes au bain-marie. On est assuré que la saponification est complète, si l'eau distillée, ajoutée goutte à goutte, ne produit aucun trouble dans la liqueur; sinon, on continue à chauffer jusqu'à ce que ce résultat soit obtenu.

On chasse alors l'alcool en faisant évaporer la solution de savon au bain-marie jusqu'à consistance sirupeuse, et on redissout le résidu dans 100 à 150 centimètres cubes d'eau distillée. Puis on ajoute un excès d'acide sulfurique dilué ; les acides gras mis en liberté viennent peu à peu surnager la liqueur. Quand la séparation est complète, on laisse refroidir et on verse d'abord le liquide, puis les acides gras, sur un filtre en papier épais, taré et préalablement mouillé. On lave avec soin à l'eau chaude la capsule et l'agitateur qui ont servi à l'opération, pour enlever la totalité des acides gras et on continue ce lavage sur le filtre jusqu'à ce que l'eau qui s'écoule ne présente plus la moindre réaction acide.

Alors on refroidit l'entonnoir et on met les acides gras solidifiés avec leur filtre dans une capsule tarée que l'on porte à l'étuve à + 100°, où on laisse le tout pendant sept à huit heures, temps considéré comme nécessaire et suffisant pour la dessiccation complète. En réalité, on doit s'assurer que ce résultat est obtenu ; pour cela, on pèse la capsule toutes les heures et on n'arrête l'opération que quand deux pesées consécutives ont donné un résultat identique.

Le procédé Hehner et Angell a subi de nombreuses modifications de détail relatives soit aux quantités de substance grasse et de réactif à employer, soit à la substitution d'un réactif à un autre : soude au lieu de potasse, acide chlorhydrique au lieu d'acide sulfurique, etc. Une de ces modifications, le procédé Dalican, sera signalé plus loin à propos du beurre de Vache, ainsi que les procédés relatifs au dosage des acides volatils ou solubles.

Lorsqu'on a isolé les acides gras fixes, on peut chercher à apprécier certains de leurs caractères et tout particulièrement leur point de fusion ou de solidification. Comme c'est surtout pour l'essai des suifs qu'on a recours à cette recherche, c'est à l'article qui les concerne que sera décrit le procédé général qui s'y rapporte.

CHAPITRE II

CARACTÈRES ET PROCÉDÉS PARTICULIERS D'ESSAI DES MATIÈRES GRASSES SOLIDES

I. BEURRES, GRAISSES ET SUIFS D'ORIGINE ANIMALE

1. Beurre de Vache.

Caractères et composition. — Le beurre de Vache est le seul intéressant au point de vue pratique, en raison de son usage courant dans notre alimentation. A l'état naturel, après battage, il retient toujours une certaine proportion des autres substances qui l'accompagnaient dans le lait : albuminoïdes, lactose et sels. On peut l'en débarrasser par fusion et décantation. Ainsi purifié, il a une densité d'environ 0,9207 à + 15°, 0,911 à 0,913 à + 38°, 0,866 à 0,868 à + 100°, et est à peu près insoluble dans l'eau, peu soluble dans l'alcool, très soluble dans l'éther, la benzine et le sulfure de carbone.

Les auteurs sont en grand désaccord sur son point de fusion, fixé par les uns entre + 26° et + 30°, élevé par d'autres jusqu'à + 38°, et son point de solidification pouvant varier de + 18°,9 à + 37°.

M. P. Chastaing a repris récemment cette question[1], et ses expériences répétées l'ont amené à formuler une série de règles et de conclusions pratiques de la plus haute importance, sur lesquelles je reviendrai plus loin. Je me bornerai à dire ici qu'il ne peut s'expliquer que par une faute d'impression ou d'observation le chiffre de + 20°, si souvent reproduit, d'après Chevreul, comme indiquant le point de fusion du beurre.

En réalité, d'après lui le beurre pur fond vers + 30°, et, par refroidissement lent, n'est totalement solidifié qu'à + 22°.

Une analyse chimique, déjà bien ancienne (Bromeis, 1843) le donnait comme composé de *margarine* (68 pour 100), *oléine* (30 pour 100), *butyrine*, *caproïne* et *caprine* (ensemble 2 pour 100). Mais, d'une part, les chimistes admettent aujourd'hui que la *trimargarine*, qu'on peut obtenir artificiellement, n'existe dans aucune substance grasse naturelle, et que, partout où elle a été signalée, on a pris pour elle un mélange de *palmitine* et de *stéarine*. En second lieu, l'oléine du beurre ne donnant pas d'acide sébacique par distillation sèche, doit être distinguée de l'oléine vraie sous le nom de *butyroléine*. En outre, certaines analyses plus récentes ont annoncé dans le beurre au moins 5 pour 100 de butyrine ; enfin les travaux successifs de nombreux chimistes ont démontré la présence dans le beurre de plusieurs autres substances qu'on n'y avait pas reconnues tout d'abord ; si bien qu'aujourd'hui

[1] De l'analyse du beurre, *Société et syndicat des pharmaciens de l'Oise*. Beauvais, 1889.

on peut y trouver, outre la butyroléine, les glycérides des dix acides gras suivants : *acétique*, *butyrique*, *caproïque*, *caprylique*, *caprique*, *laurique*, *myristique*, *palmitique*, *stéarique* et *arachidique*. Chose remarquable, ces dix acides constituent la série de tous les acides gras saturés contenant un nombre pair d'atomes de carbone, depuis $C^2 H^4 O^2$ jusqu'à $C^{20} H^{40} O^2$.

La matière grasse proprement dite, formée par le mélange, en quantités très inégales et un peu variables, de tous ces glycérides, entre dans la composition des beurres commerciaux pour une proportion qui peut varier de 78,05 à 89,36 pour 100 (en moyenne 85 à 87), le reste étant constitué par l'eau (8,17 à 17,25 pour 100), la caséine (0,28 à 2,17 pour 100), le sucre de lait (0,11 à 0,50 pour 100), et les sels minéraux (0,07 à 2,93 pour 100).

Ce qu'il y a de certain, c'est que le beurre, comme toutes les matières grasses naturelles, est un mélange dont la composition chimique peut varier sous l'influence de nombreuses causes biologiques tenant, soit à l'animal lui-même, soit à de certaines conditions du milieu où il se trouve (race et âge de la Vache, âge du lait, climat, saison, alimentation, état de santé ou de maladie, circonstance, de la traite du lait, etc.). On s'est bien occupé de ces diverses causes pour déterminer leur action sur la proportion du beurre dans le lait, mais beaucoup moins en ce qui concerne la proportion des divers corps gras dans le beurre lui-même ; si bien qu'on a donné, pour le dosage des acides gras fixes, des chiffres trop absolus, qui ont occasionné de fâcheuses contestations, en faisant incriminer comme falsifiés des beurres absolument purs[1].

Falsifications. — Les falsifications du beurre de Vache sont nombreuses. On y ajoute diverses substances solides, inertes, plus ou moins pesantes, dont la présence est facilement reconnue par la fusion ou la dissolution dans l'éther ou le sulfure de carbone, qui les laissent déposer. Grâce à l'intermédiaire de certaines de ces substances, on peut encore y incorporer une plus grande quantité d'eau que celle qu'il pourrait retenir par lui-même.

On fabrique souvent des mottes de beurre *fourrées*, dans lesquelles un beurre de mauvaise qualité, ou même mélangé de fromage blanc, est seulement recouvert à la surface d'une couche relativement mince de beurre de qualité supérieure. Une double prise d'échantillon, à la surface et dans la profondeur, mettra la fraude en évidence

On colore artificiellement le beurre avec du Rocou, du Curcuma, du suc de Carotte, des fleurs de Souci ou de Carthame. Mais les fraudes les plus importantes consistent dans l'addition d'autres matières grasses, huiles végétales, beurre de Coco, ou graisses animales, telles que le suif de Veau, et surtout dans le mélange ou la substitution totale de ces produits bien connus qu'on désigne sous les noms de *margarine* et d'*oléomargarine ;* ces substances sont retirées des suifs par la pression à une douce tempéra-

1 Andouard, *Journ. de pharm. et de chimie*, 5e série, XII, 1885, p. 453.

ture : la stéarine reste et l'oléomargarine s'écoule et est ensuite traitée de diverses façons pour obtenir un beurre artificiel.

C'est surtout pour la recherche de ces falsifications que l'on a recours aux procédés généraux exposés plus haut et à divers procédés particuliers que je passerai en revue en n'insistant que sur les plus importants d'entre eux, en renvoyant pour les autres au travail de MM. Ch. Girard et J. de Brevans [1], dans lequel on trouvera sur ce sujet les détails les plus circonstanciés.

Mais avant d'aborder l'exposé de ces procédés d'analyse quantitative, je dois signaler un certain nombre de procédés rapides, susceptibles de donner immédiatement des indications plus ou moins précises sur la pureté d'un beurre. La plupart d'entre eux sont empruntés à l'ouvrage qui vient d'être cité.

Margarimètre. — Cet instrument, imaginé par M. Bronot, permet de reconnaître approximativement l'addition de margarine au beurre d'après le plus ou moins de limpidité de celui-ci quand il est fondu, le beurre pur étant parfaitement limpide, tandis que la margarine reste trouble.

Le margarimètre se compose d'une plaque de fonte que l'on chauffe avec une lampe à alcool, et sur laquelle on place une palette en fer blanc dans laquelle sont estampés des godets destinés à recevoir le beurre à essayer et les mélanges types servant de points de comparaison.

[1] Ch. Girard et J. de Brevans, *La Margarine et le Beurre artificiel* (Petite Bibliothèque scientifique, Paris, 1889).

Mais, comme il existe aujourd'hui dans le commerce des margarines très diverses, il faut savoir que certaines

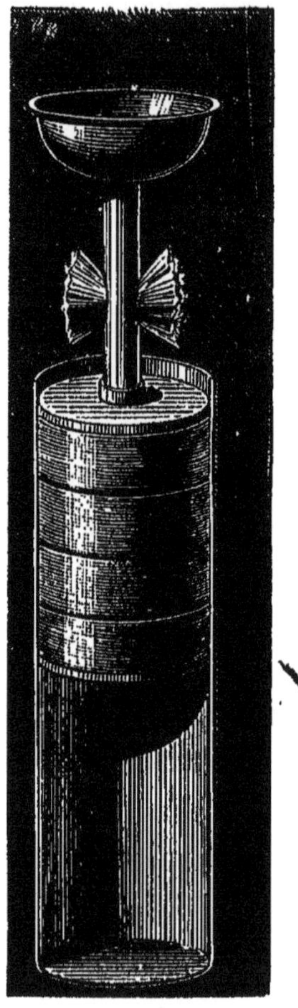

FIG. 49 — Le vérifie-beurre avant l'essai.

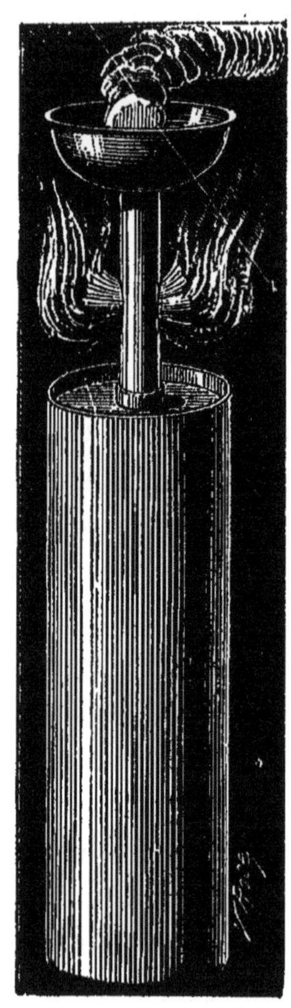

FIG. 50. — Le vérifie-beurre après l'essai.

d'entre elles ne sont pas mises en évidence par ce procédé.

Vérifie-beurre. — Cet instrument (fig. 49 et 50) est destiné à vérifier la pureté du beurre d'après l'odeur qu'il dégage lorsqu'il est chauffé à une température assez élevée. Il se compose d'une lampe à alcool à mèche d'amiante, surmontée d'une petite coupelle dans laquelle on projette le beurre à essayer, lorsqu'elle a été chauffée pendant quelques secondes.

S'il est pur, la fumée a l'odeur franche du beurre fondu ; s'il contient d'autres graisses, la fumée a l'odeur de côtelettes grillées. Dans les mêmes conditions, les huiles végétales dégagent une odeur de lampe à huile mal éteinte ; la vaseline, l'odeur d'une lampe à pétrole qui brûle mal.

O. Kuntsmann[1], au lieu de faire griller ainsi le beurre sur une coupelle chauffée, le fait brûler à la façon d'une veilleuse ordinaire : dans un petit verre contenant du beurre préalablement fondu, il place une petite mèche maintenue par un fil métallique, l'allume, la laisse brûler quelques minutes et l'éteint; l'odeur qui se dégage alors est assez caractéristique, comme dans le cas précédent, pour permettre de reconnaître la présence et même la nature des graisses étrangères frauduleusement ajoutées au beurre.

Hager[2] complète ce procédé par une autre réaction odoriférante : un volume de beurre, bien clarifié et complètement débarrassé de toute trace de caséine, est distillé lentement avec deux volumes d'un mélange de 1 partie d'acide sulfurique concentré pur, et de 2 parties d'alcool à 95°, jusqu'à ce qu'on ait recueilli 2 à 3 centimètres cubes de liquide. On fait alors évaporer sur la

[1] *Pharm. Centralhalle*, 1875, n° 9.
[2] *Pharm. Centralhalle*, 18, p. 413.

main quelques gouttes de ce liquide : elles dégagent, si le beurre est pur, une agréable odeur d'Ananas, due à l'éther butyrique, et si l'on a affaire à du beurre artificiel, une odeur qui rappelle d'abord celle d'autres fruits, et finalement celle du vieux suif.

Ces procédés sont un peu primitifs ; ils peuvent néanmoins rendre quelques services. Inutile d'ajouter qu'on ne devra jamais se contenter de leurs indications, quand elles ne décèleront pas une falsification manifeste, dont il sera toujours bon d'ailleurs de préciser la nature par un autre moyen.

Figure de cohésion. — Ce caractère, déjà signalé à propos de l'essai des huiles, a été indiqué comme pouvant servir à distinguer la falsification du beurre naturel par les oléomargarines ou les beurres artificiels. Voici comment il y a lieu d'opérer, d'après MM. C.-J. van Lookeren et H. Gerlings : on fait tomber dans un verre de montre, d'environ 15 centimètres de diamètre, contenant de l'eau distillée bouillante, une goutte de beurre à essayer préalablement fondu dans une cuiller à café et chauffé jusqu'à dégagement de vapeurs.

Si le beurre est pur, la goutte forme une mince couche à la surface de l'eau, et de nombreuses gouttelettes s'en séparent aussitôt pour aller se réunir au bord du verre de montre.

Au contraire, une goutte de beurre artificiel forme une couche qui se divise ensuite en grosses gouttes répandues sur toute la surface du liquide.

Un beurre falsifié par mélange offrira des caractères intermédiaires aux deux précédents.

L'aspect des gouttelettes figées après refroidissement permet de reconnaître leur nature quand on a pris l'habitude de procéder en opérant sur des échantillons types.

Réfringence. — Le procédé Müller, mentionné ci-dessus [1], consistant à examiner au *réfractomètre Abbe* l'huile retirée du beurre par pression à + 17°, donne les résultats suivants : un beurre est douteux : 1° s'il fournit dans ces conditions plus de 50 pour 100 de matière grasse liquide ; 2° si, à cette même température, l'indice de réfraction de cette huile dépasse 1,465 (celui de l'eau étant égal à 1,333). Dans les mêmes conditions, le beurre artificiel donne 75 pour 100 d'huile dont l'indice de réfraction varie entre 1,4698 et 1,4728.

Je rappellerai seulement en quelques mots que l'*oléo-réfractomètre E.-H. Amagat et F. Jean* [2] donne d'excellents résultats pour l'examen des beurres à la température de + 45°, puisque les beurres naturels y marquent de + 33° à + 35°, l'oléomargarine + 15° seulement, et les suifs de — 10° à — 20°. L'emploi de cet instrument pour cet usage spécial a été l'objet d'expériences tout à fait favorables qui lui ont attiré l'approbation de commissions nommées à cet effet par la *Société des Agriculteurs de France*, la *Société française d'encouragement à l'industrie laitière*, et la *Chambre syndicale du commerce des beurres*.

Solubilité. — De nombreux procédés d'examen rapide

[1] Voir p. 182.
[2] Voir plus haut, p. 51 et 182.

sont fondés sur ce caractère. J'en mentionnerai seulement quelques uns :

Dans un verre à essai [1] ou mieux un tube gradué, introduire 1 gramme de beurre et 20 grammes d'un mélange de 3 parties d'éther avec 1 partie d'alcool à 95°, et plonger le verre ou le tube dans un verre contenant de l'eau maintenue à + 20°.

A cette température, le beurre pur se dissout, tandis que la plupart des graisses et les autres matières étrangères se déposent, et on peut alors en évaluer approximativement la proportion, surtout en opérant comparativement sur des mélanges connus.

La solution de beurre dans l'éther n'est pas précipitée à + 20° par l'alcool méthylique [2], tandis que ce phénomène se produit quand le beurre est additionné de certaines graisses qui auraient pu échapper à l'essai précédent par leur solubilité à + 20° dans l'éther.

La solution éthérée de beurre, refroidie à — 18°,5, laisse déposer de beaux cristaux aigus, tandis que la graisse de viande se dépose en grains, le suif en cristaux filamenteux et le saindoux en grains fins.

On peut encore chercher à apprécier l'importance de ce résidu solide en opérant de la façon suivante [3] : un petit tube ouvert aux deux bouts est fermé à son extrémité inférieure par de la toile et taré ; on y met une quantité connue de beurre et on suspend le petit tube

[1] O. Bach, *Pharm. Centralhalle*, 1877, p. 166.
[2] Horsley, *Chemical News*, 30, p. 135 et 151.
[3] Reichhardt, *Archiv für Pharm.*, X, p. 330.

dans l'éther à 18°,5. Au bout de quelques instants, on retire le tube et on le pèse avec le résidu après évaporation de l'éther.

Dans ces conditions, le beurre de Vache laisse 12 0/0 de résidu ; le suif de Bœuf 63 0/0 ; la graisse de Porc 60 0/0 ; le beurre mélangé à parties égales de suif de Bœuf 45 0/0 ; le beurre contenant 1/4 de cette dernière graisse, 20 0/0.

On a encore recommandé [1], pour les essais de solubilité, un mélange de 40 volumes d'alcool amylique et de 60 volumes d'éther. A la température de + 27°,77, il faut, pour dissoudre :

1 gramme	de beurre pur.		3cc	du dissolvant.
—	de saindoux.		16	—
—	de suif de Bœuf.		50	—
—	de stéarine.		530	—
—	Mélange de beurre avec 20 pour 100 de saindoux.		4,8	—
—	— 50 pour 100	—	7,8	—
—	— 80 pour 100	—	13	—

M. P. Bockairy [2], après avoir étudié les conditions de la précipitation par l'alcool des solutions de beurres et de graisses dans la benzine et le toluène, s'est arrêté à ce dernier dissolvant, qui lui a donné des résultats préférables.

Pour mettre en pratique le procédé qu'il recommande, on met dans une éprouvette graduée 15 centimètres cubes de toluène pur et 15 centimètres cubes de beurre préalablement fondu et filtré, puis 40 centimètres cubes d'alcool à

[1] Scheffer, *Pharm. Rundschau*, IV, 1886, p. 248.

[2] *Bull. de la Soc. chim. de Paris*, XLIX, p 247. — Ch. Girard et J. de Brevans, *op. cit.*, p 128-138.

06°,7. A + 18° la solution de beurre dans le toluène reste au fond et l'alcool surnage. On chauffe l'éprouvette dans une cuve à + 50°, puis on agite de façon à mélanger les deux liquides. Dans ces conditions, la solution d'une graisse quelconque se troublerait aussitôt, tandis qu'avec du beurre, même additionné de graisse, il ne se produit aucun trouble.

Pour savoir si le beurre est pur, il suffit de placer l'éprouvette, après l'avoir agitée rapidement, dans une cuve à + 40°, où on la maintient pendant 30 minutes. Alors la solution de beurre pur ne se trouble pas ou se trouble à peine, tandis que, si le beurre est additionné d'une graisse étrangère, il se produit d'abord un trouble manifeste, puis il se forme un précipité dont on note la hauteur.

Les beurres purs ne précipitent généralement que par l'addition de 45 centimètres cubes d'alcool. Ceux qui précipitent par l'addition de 40 centimètres cubes d'alcool sont suspects, si le précipité ne dépasse pas 2 à 3 centimètres cubes, et certainement fraudés, s'il est plus abondant. Ainsi les beurres additionnés de 10 pour 100 de graisses étrangères donnent de 10 à 12 centimètres cubes de précipité.

Analyse sommaire. — L'analyse sommaire d'un beurre comporte le dosage de l'humidité, des matières insolubles dans l'éther, de la matière grasse, et la recherche particulière de diverses substances telles que certains agents conservateurs, les matières colorantes, etc.

L'analyse complète comprendra en outre la saponification, le dosage des acides gras et l'examen de leurs caractères sur lesquels il y aura lieu d'insister tout particulièrement.

Le dosage de l'humidité se fait en chauffant au bain-marie, pendant une heure, 20 grammes de beurre dans une capsule tarée, en ayant soin de remuer continuellement la masse, et en portant ensuite la capsule à l'étuve à + 100° où on la maintient jusqu'à cessation de la diminution de poids; la perte constatée donne la quantité d'eau que contenait l'échantillon; elle ne doit pas dépasser 16 à 17 pour 100.

Pour doser la matière grasse, les substances insolubles dans l'éther et les cendres, on épuise par l'éther le résidu des 20 grammes de beurre dont on vient de chasser l'humidité. On dessèche à + 120° la partie insoluble et on la pèse, puis on la calcine et on pèse les cendres. On dose la matière grasse par différence, et on fait le contrôle en la pesant directement après évaporation de la solution éthérée.

Les matières insolubles que la calcination détruit sont normalement la caséine et le sucre de lait; les chiffres donnés plus haut sur leurs proportions sont des chiffres moyens; il arrive assez souvent que des beurres naturels, mais mal fabriqués, mal lavés, avec ou sans intention de fraude, contiennent une assez forte proportion de caséine; mais un grand excès indique certainement une falsification volontaire consistant dans l'addition de fromage blanc.

La proportion exagérée de substances insolubles dans l'éther et détruites par la calcination peut tenir à une autre cause qu'à un excès de caséine; alors on recommence l'opération sur une nouvelle prise de 20 grammes de beurre; après épuisement par l'éther, on traite le résidu par l'ammoniaque qui dissout la caséine; la différence des pesées faites avant et après cette réaction donne le poids de la caséine; les substances insolubles dans l'ammoniaque sont alors examinées au microscope ou traitées par des réactifs convenables d'après leur nature supposée.

De même, les cendres sont soumises à l'analyse chimique qui, lorsqu'il y a excès, peut faire reconnaitre la nature des substances minérales ajoutées au beurre, soit pour en assurer la conservation (borates, salicylates, sel marin), soit pour en augmenter le poids ou favoriser l'absorption d'eau (craie, plâtre, alun, etc.)

On peut encore doser en volume les impuretés y compris l'eau d'après le procédé de Horn[1], qui les isole en dissolvant le beurre dans l'éther de pétrole, ayant une densité de 0,69 à + 15° et bouillant entre + 80° et + 110°; il emploie pour cela un tube de verre de 20 centimètres de long fermé par le bas, dont les deux tiers supérieurs ont 2 centimètres de diamètre, et dont le tiers inférieur est rétréci et gradué en dixièmes de centimètre cube; on y introduit 10 grammes de beurre que l'on y fait fondre au bain-marie, et on y ajoute 30 centimètres cubes d'éther de pétrole; on agite avec précaution et on laisse reposer. Au bout de 30 à 40 minutes la solution est limpide et les éléments insolubles sont rassemblés dans la partie graduée du tube, on peut facilement en évaluer la proportion en lisant la graduation marquée au

[1] *Zeitschrift für anal. Chemie*, 1872, p. 331.

point de séparation des deux couches d'éther de pétrole et d'eau.

On obtiendra une détermination plus exacte en versant l'éther de pétrole qui a servi à une première dissolution et en recommençant l'opération; on aura soin seulement de laisser reposer la masse pendant deux à trois heures.

Dans ces conditions le bon beurre donne de 10 à 14 pour 100 d'impuretés, le mauvais beurre 20 pour 100 et le beurre falsifié jusqu'à 40 pour 100.

D'autre part on isole la matière grasse, en chassant l'éther de pétrole par évaporation; on reprend 1 gramme du résidu et on le dissout dans 1 centimètre cube d'éther de pétrole; cette solution est faite dans un petit flacon bien bouché qu'on maintient, pendant quelques heures, à la température de + 15°. Comme, d'après l'auteur, l'éther de pétrole dissout beaucoup mieux les corps gras dont le point de fusion est peu élevé que ceux qui ne fondent qu'à une plus haute température, il en résulte, dans ces conditions de proportions et de températures, que le beurre pur est totalement dissous, tandis que les graisses étrangères, suifs, axonge, etc., se séparent, si leur proportion dans le beurre falsifié excède 10 pour 100.

Pour rechercher les matières colorantes, on agite le beurre avec de l'alcool faible, tiède; celui-ci est décanté et évaporé.

Le beurre pur ne cède rien.

Le Rocou donne un résidu rouge brun, qui bleuit par l'acide sulfurique.

Le Curcuma donne également un résidu rouge brun, qui devient brun par l'acide chlorhydrique, brun foncé par les alcalis ; la solution dans l'alcool ou la benzine est fluorescente.

Le Safran donne un précipité orange par le sous-acétate de plomb.

La Carotte devient verte par les alcalis.

On peut contrôler cette dernière réaction par le procédé de Moore[1] : on dissout le beurre dans le sulfure de carbone : cette solution est jaune ; on y ajoute de l'alcool additionné d'une goutte de perchlorure de fer suffisamment diluée pour ne pas le colorer : l'alcool surnage la solution sulfo-carbonique. Dans ces conditions, si le beurre est pur, on n'observera aucun changement ; s'il est coloré par la Carotte, on verra le sulfure de carbone se décolorer graduellement, en même temps que l'alcool se colorera.

Les colorants tirés de la houille sont extraits du beurre, en agitant celui-ci avec un mélange de deux volumes de pétrole léger et d'un volume d'alcool à 25° ; on décante l'alcool, on l'évapore, on traite le résidu par quelques gouttes d'ammoniaque et on le reprend par l'eau qui dissout les dérivés de la houille, reconnaissables à leurs caractères chimiques et spectroscopiques.

Examen microscopique. — Le microscope peut être appliqué à la détermination de la matière grasse, ou des acides gras qu'on en retire. On peut encore employer ce procédé à la détermination des matières étrangères organiques ou minérales, fécules, poudres colorantes végétales, sels inorganiques, débris de tissus animaux, œufs

[1] *Pharmaceutical Journal*, 1887, p. 1025 — *Journ. de pharm. et de chimie*, 5e série, XVI, 1887, p. 174.

ou larves de parasites introduits dans le beurre avec des graisses diverses.

Pour examiner la matière grasse, on peut la préparer par le procédé Husson qui consiste dans les opérations suivantes : 1 gramme de beurre est fondu et émulsionné avec 10 grammes de glycérine, puis additionné d'un mélange de 10 grammes d'alcool à 90° avec 10 grammes d'éther à 66° ; le tout est versé dans une fiole que l'on plonge dans un bain-marie à + 25°. Le liquide est divisé en deux couches, la glycérine en bas et l'éther en haut;

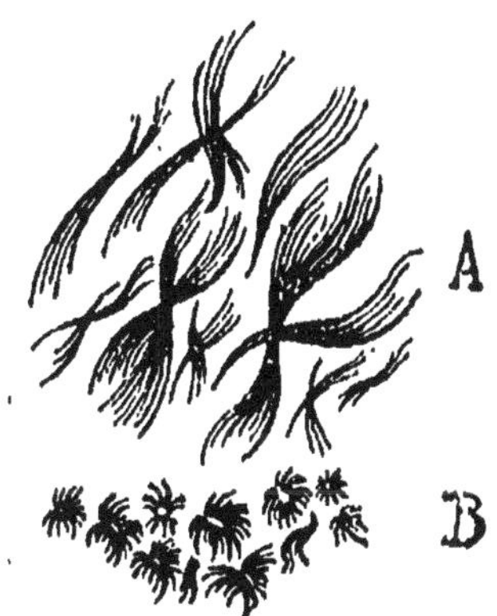

Fig. 51. — Margarine (?) ou palmitine (?) : A, du beurre de Vache frais; B, du beurre rance fondu (d'après Husson).

si le beurre est pur et bien préparé, on n'observe d'ordinaire aucun dépôt entre les deux couches; s'il s'en forme un en ce point, il peut être dû à des substances féculentes, tandis que les matières minérales et les fragments de tissus divers tomberaient au fond. On laisse ensuite refroidir jusque vers + 18° : entre les deux couches se forment des flocons de matière grasse que l'on examine au microscope.

Avec le beurre pur (fig. 51, A), ce sont de longues houppes d'aiguilles flexueuses ; avec le beurre rance et fondu, (fig. 51, B), ces cristaux beaucoup plus courts, sont irrégulièrement groupés autour d'un point central et ont l'aspect chevelu.

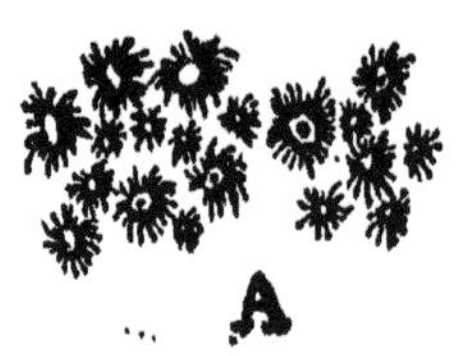

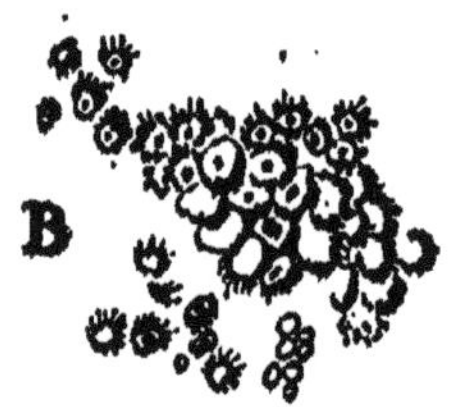

Fig. 52. — Stéarine : A, retirée du beurre falsifié avec le suif du commerce ; B, provenant du suif de Veau (d'après Husson).

Avec le suif du commerce (fig. 52, A), on observe des cristaux de stéarine en petites masses arrondies, hérissées d'aiguilles et rappelant l'aspect d'un Oursin.

Avec le suif de Veau (fig. 52, B), les cristaux sont moins nets, plus polygonaux et accompagnés de fines aiguilles, isolées ou groupées en petites houppes très courtes ; il en est de même pour l'axonge.

MM. A. Padé et Ch. Dubois[1], ont également recherché les caractères microscopiques du beurre, et de l'oléomargarine, qu'il ont reproduits par la photographie (fig. 53).

Je ne puis mieux faire que d'emprunter à un excellent ouvrage, tout récemment publié, de M. le professeur Macé, de Nancy[2], de nombreux détails complémentaires sur l'analyse microscopique du beurre.

[1] *Bull. de la Soc. chim. de Paris*, XLIV, 1885, p. 602.

[2] E. Macé, *Les substances alimentaires étudiées au microscope*, Paris, 1891.

Le beurre bien frais ne doit montrer au microscope que des globules graisseux, en tout semblables à ceux du lait ou de la crème. Lorsqu'il est fait sans les soins nécessaires, il renferme une certaine quantité de petit-lait, qui forme des gouttelettes plus pâles, moins réfringentes

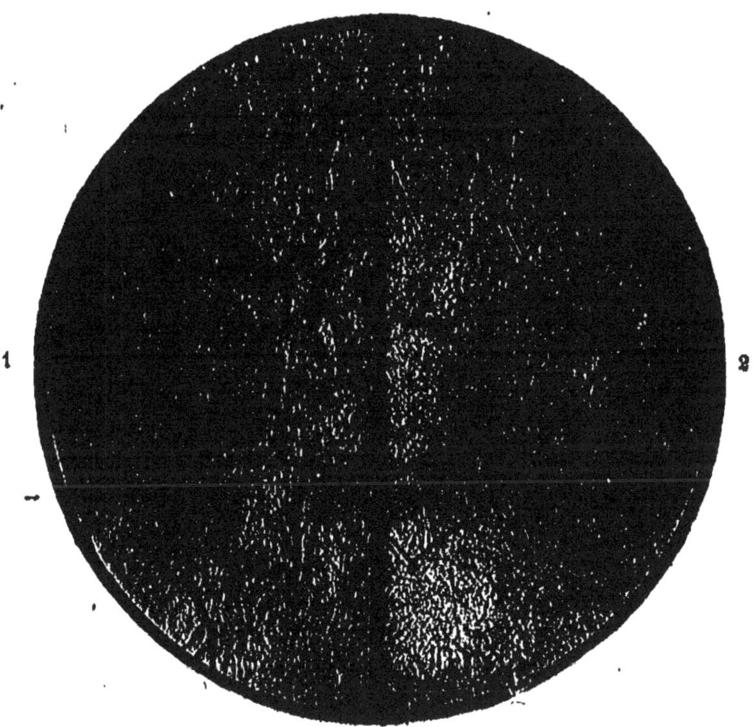

Fig. 53. — Caractères microscopiques : 1, du beurre de Vache; 2, de l'oléomargarine (d'après une photographie de MM. Padé et Dubois).

que celles de la matière grasse. L'examen se fait facilement en écrasant sous la lamelle une parcelle de beurre ou, mieux, en se servant comme milieu d'une huile bien pure et bien liquide. Sur le champ noir de l'appareil à polarisation, tout est sombre, sauf les bords de quelques gouttelettes graisseuses, fortement illuminés.

Le beurre salé ne doit montrer en plus que des cristaux de chlorure de sodium, reconnaissables à leur forme cubique.

Dès que le beurre fond, sous l'influence d'une chaleur modérée, et est soumis à un refroidissement lent, on trouve une grande quantité de cristaux de matière grasse qui, pour la plupart, s'illuminent vivement dans le champ noir de l'appareil à polarisation. Ce sont des sphéro-cristaux formés par la réunion de fines aiguilles courbées ; ils présentent une croix noire assez nette, qui les divise en quatre houppes brillantes.

L'addition frauduleuse de toute graisse étrangère qui a subi la fusion et le refroidissement lent produit des effets semblables à ceux du beurre fondu. A l'aspect des cristallisations, à leurs réactions chimiques et physiques, on peut souvent reconnaître l'origine de sa matière grasse.

Il importe surtout actuellement de reconnaître le mélange avec le produit désigné sous le nom de beurre artificiel, obtenu avec l'oléo-margarine, retirée de la graisse de Bœuf ou de Veau, barattée avec du lait et de l'eau.

Ce dernier produit renferme, en proportions variables, les cristaux bien nets de margarine. Ceux qui sont représentés (fig. 54) sont plus nets et plus beaux que ceux que l'on rencontre dans le produit commercial ; on peut du reste les obtenir semblables en reprenant par l'éther un peu du produit et faisant évaporer le liquide.

Dans ces conditions, le beurre frais ne donne comme résidu que des globules graisseux irréguliers, jamais de cristaux. Les cristaux de margarine, sur le champ noir de l'appareil à polarisation, apparaissent comme des houppes lumineuses ; les portions dissociées forment des aiguilles brillantes ; les masses sphériques radiées, présentent une croix noire qui les divise irrégulièrement. Les filaments qui forment les amas cristallins par leur réunion ne sont pas rigides et aigus; laplupart sont cour-

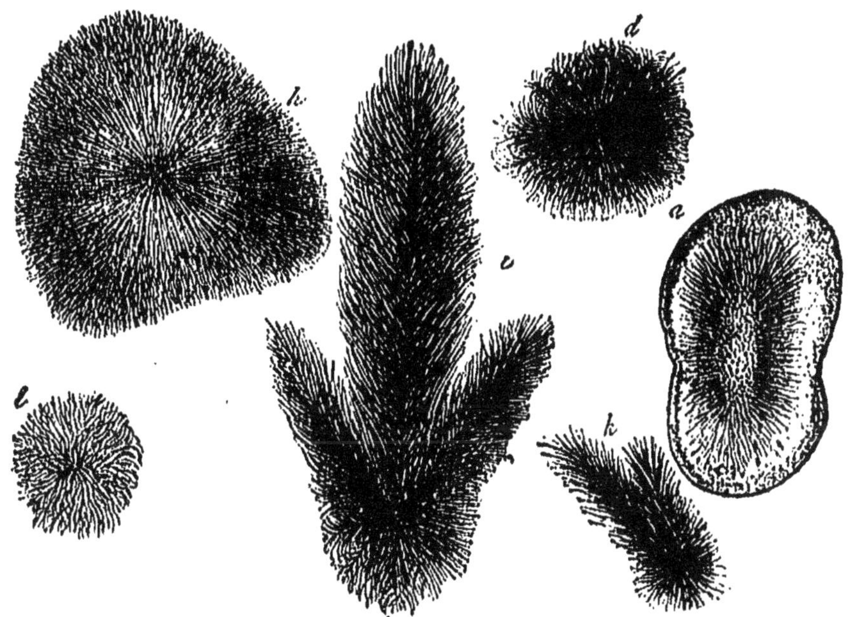

Fig. 54. — Cristaux de margarine (?) ou palmitine (?) : *a*, dans une vésicule adipeuse ; *d*, *h*, *i*, *k*, *l*, obtenus de solutions alcooliques.

bés, beaucoup sont flexueux, formant souvent d'élégants panaches. On leur trouve de la ressemblance avec des plumes duveteuses, ou des fourrures à poils régulièrement disposés. On rencontre en outre des débris de membranes animales, des cellules adipeuses qui peuvent renfermer de petits cristaux radiés de margarine (a).

Certaines de ces graisses animales cependant, mélangées par fusion au beurre, et refroidies rapidement, en versant le liquide dans l'eau froide par exemple, peuvent ne pas présenter ces sphéro-cristaux ; il y existe toutefois une cristallisation très confuse ; sur le champ noir de l'appareil à polarisation, on reconnaît des amas irréguliers qui s'illuminent plus ou moins vivement.

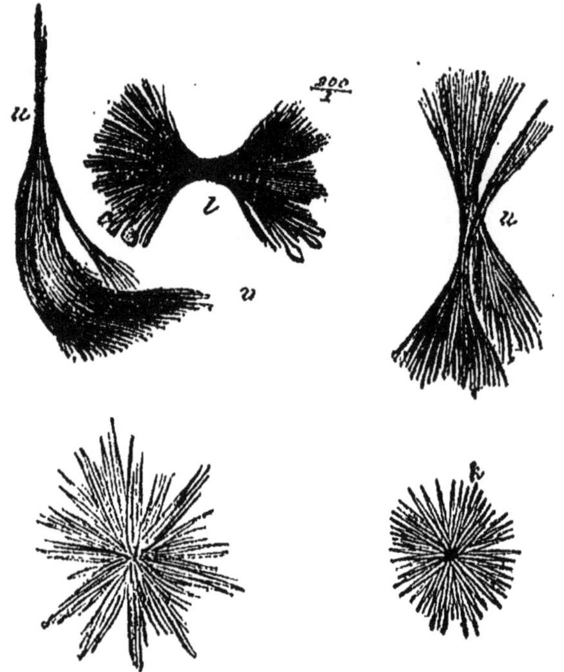

FIG. 55. — Cristaux de margarine ou palmitine *(u, l)* et de stéarine *(k, s)*.

L'axonge, mêlée au beurre, se reconnaît aussi à ses cristaux. Il s'y trouve des cristaux de margarine, semblables aux précédents, mais aussi beaucoup de cristaux de stéarine, sous forme de masses radiées également, à aiguilles plus rigides, plus pointues et souvent plus épaisses (fig. 55, *k. s.*). Elles s'illuminent aussi fortement à la lumière polarisée. D'habitude, on rencontre de nombreux débris du tissu graisseux, d'où a été retirée l'axonge (fig. 56).

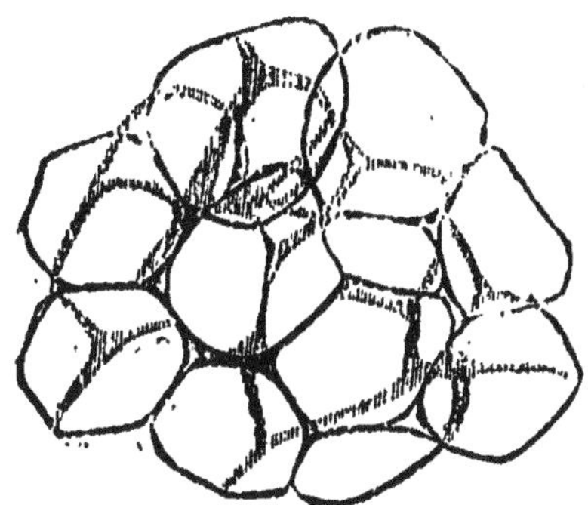

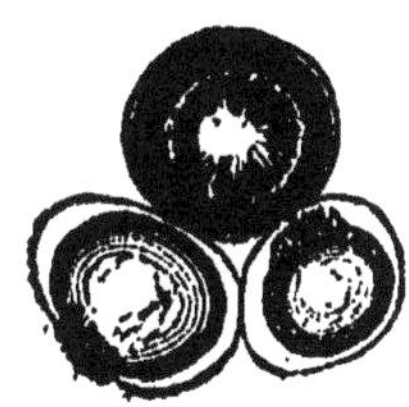

Fig. 56. — A, tissu adipeux à cellules polyédriques (gross. 300/1). — B, vésicules adipeuses isolées, prises sur un sujet émacié.

Le suif de Mouton peut se rencontrer dans les beurres de qualité très inférieure. On le reconnaît à la présence de nombreux cristaux de stéarine, formés par la réunion d'aiguilles très rigides pointues et même de plaquettes cristallines (fig. 55 et 57). Les masses radiées sont moins nettes que celles de la margarine ; elles sont irrégulières, en fouillis ; elles s'illuminent vivement pour la plupart dans le champ noir de l'appareil à polarisation.

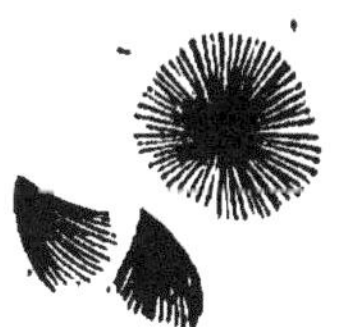

Fig. 57. — Cristaux de stéarine.

Les débris de membranes animales sont plus nombreux.

L'emploi de la lumière polarisée offre donc un moyen rapide et sûr de la vérification des beurres au point de vue de l'addition de graisses étrangères.

On ajoute encore d'autres substances au beurre dans un but frauduleux. On y a fréquemment rencontré de la fécule de pommes de terre ou d'autres amidons. Les grains

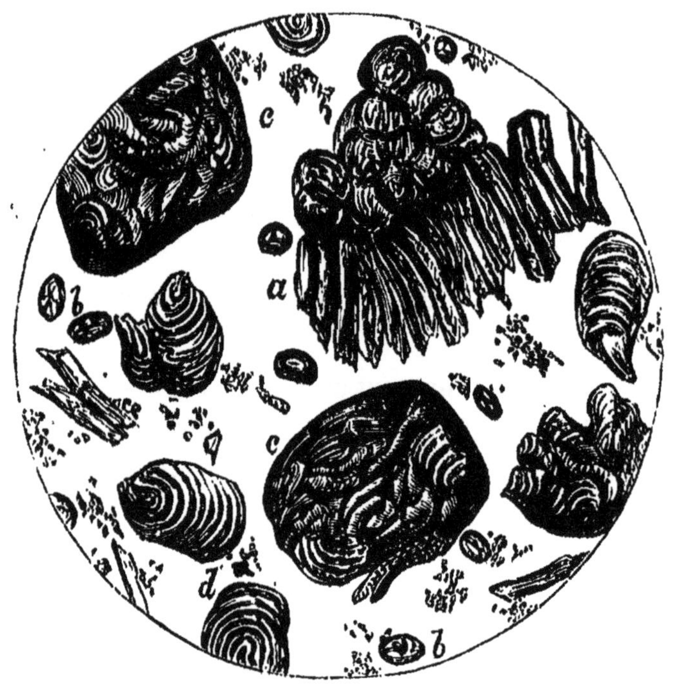

FIG. 58. — Mélange de Rocou et de Curcuma, d'après Hassall (225/1) : *a*, cellules en palissade et cellules sous-jacentes de la graine du Rocouyer; *b*, amidon de cette graine; *c*, cellules amylifères du Curcuma ; *d*, amidon du Curcuma traité par la potase.

d'amidon se reconnaissent très bien au microscope[1] ; ils sont colorés en violet par l'iode. D'ailleurs, à la lumière

[1] Voir plus loin l'article *Axonge*.

polarisée, ils s'illuminent aussi et présentent une croix noire très nette.

La plupart des produits colorants mentionnés plus haut contiennent des particules de tissus végétaux, qui permettent de les reconnaître.

Le Rocou et le Curcuma (fig. 58) laissent des morceaux assez gros, d'un jaune brillant pour le premier, d'un jaune roux pour le second.

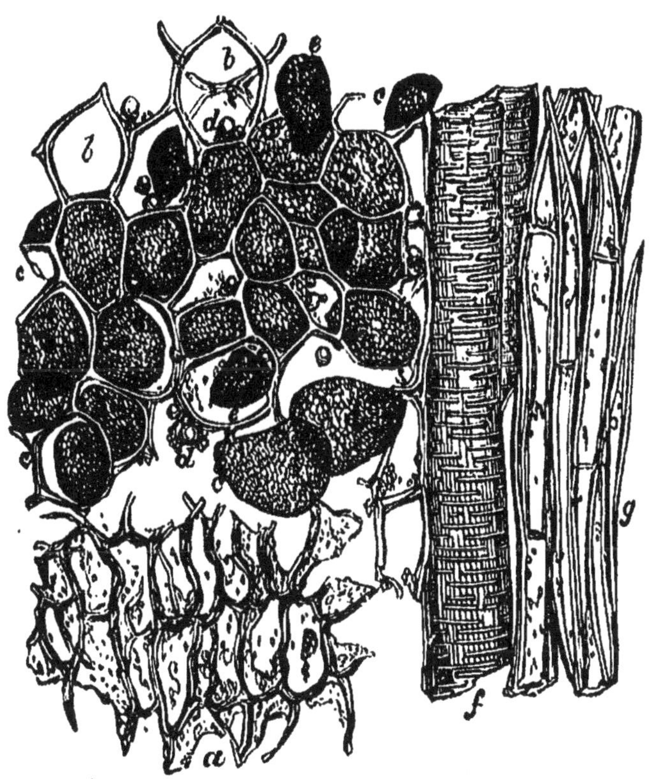

Fig. 59. — Éléments du Curcuma : *a*, suber ; *b*, parenchyme amylifère ; *c*, glande ; *f*, vaisseau rayé ; *g*, fibres ligneuses.

Le Rocou se reconnaît surtout aux débris de téguments

de la graine du Rocouyer *(Bixa orellana)*, qui fournit cette matière colorante, et en particulier aux cellules en palissade qui en forment le revêtement extérieur ; en outre, l'amidon de cette graine se montre en petits grains arrondis, ovoïdes ou réniformes, pourvus d'un hile étoilé, et mesurant de 4 à 44 μ de long, sur 4 à 24 μ de large.

Les particules de Curcuma deviennent brunes sous l'influence des alcalis, et se reconnaissent à l'aspect de leurs divers éléments. On y rencontre des débris des couches subéreuses de l'écorce, un parenchyme amylifère (fig. 59, *b*), où l'on remarque de nombreuses cellules glanduleuses *(c)*, à contenu résineux jaune-brunâtre, des faisceaux libéro-ligneux *(f, g)*, qui renferment des vaisseaux à ponctuations allongées, enfin, des grains d'amidon bien caractéristiques (fig. 60) ; la plupart de ces grains sont grands, ovoïdes, allongés, pourvus d'un hile ponctiforme, arrondi, situé à la petite extrémité qui est brusquement appointie ; leurs zones d'accroissement, forment des arcs unilatéraux, à peu près parallèles et concentriques au hile.

Les cellules parenchymateuses de la Carotte, renferment de nombreuses aiguilles colorées en jaune orangé foncé (fig. 61).

Les débris de tissu du Safran, se colorent en bleu, lorsqu'on les traite par l'acide sulfurique.

Le beurre s'altère sous l'influence d'organismes inférieurs divers. Il peut subir la fermentation lactique et la fermentation butyrique, surtout lorsqu'il contient beaucoup de caséum du lait et qu'il a été mal lavé. On trouve

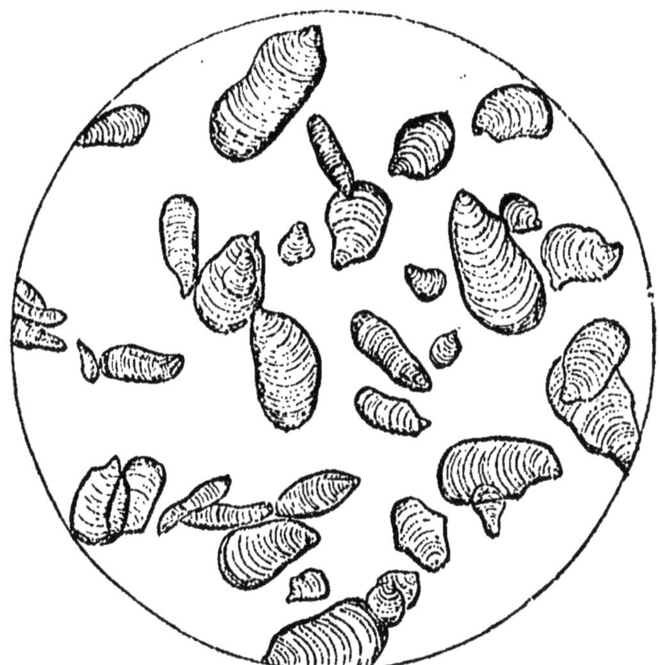

Fig. 60. — Amidon de Curcuma.

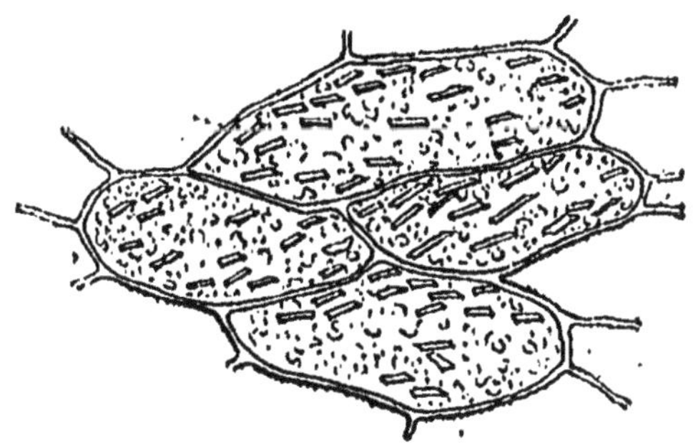

Fig. 61. — Cellules du parenchyme de la Carotte, avec aiguilles orangées.

à l'examen, à de forts grossissements les agents de ces fermentations. Il peut être envahi par des Moisissures, en particulier par l'*Oïdium lactis*, formé de filaments mycéliens incolores, desquels se séparent de petits filaments droits, donnant à leurs extrémités quelques spores courtes, cylindriques. Le rancissement du beurre serait dû, d'après divers auteurs, au développement de ces micro-organismes ou d'autres voisins. Toutefois, les recherches de M. Duclaux[1] sur ce point lui ont permis d'affirmer que le rancissement est un phénomène de décomposition spontanée par oxydation, qui se produit sans l'intervention d'aucun microbe, et indépendamment de l'altération du caséum; la présence des ferments figurés peut, il est vrai l'accélérer, mais elle n'en est pas la cause première.

Le Bacille du lait bleu *(Bacillus syncyanus)* peut végéter dans le beurre qu'il colore d'une teinte verdâtre. Les éléments de ce microbe sont des bâtonnets lentement mobiles (fig. 62), dont la longueur varie de 2 à 4 μ, pour une épaisseur de 0,5 μ; leurs extrémités sont arrondies. Lorsqu'ils forment de petites zooglées muqueuses, on peut leur reconnaître une auréole hyaline. Ils donnent facilement des spores ovoïdes, un peu plus larges que les bâtonnets, qui se renflent à l'endroit où elles se produisent.

Enfin, quant aux parasites qui peuvent être introduits dans le beurre avec diverses graisses, on trouvera les

[1] *Journ. de pharm. et de chimie*, 5e série, XIII, 1885, pages 9 et suivantes.

principaux d'entre eux signalés plus loin, aux articles qui concernent l'axonge et les suifs.

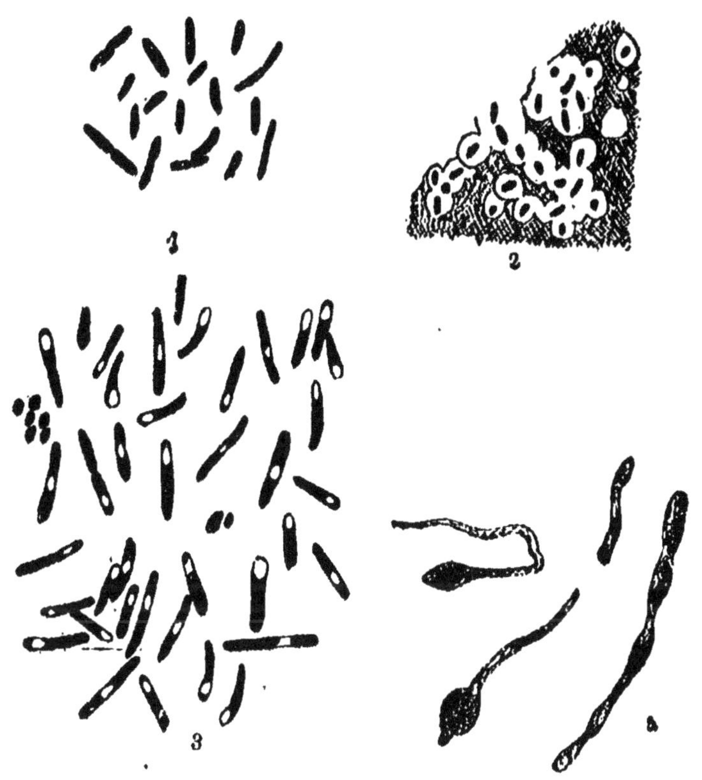

Fig. 62. — Bacilles du lait bleu : 1, bâtonnets libres; 2, bâtonnets avec auréole gélifiée; 3, bâtonnets sporifères; 4, formes d'involution (650/1).

Point de fusion et point de solidification du beurre et de ses acides. — La détermination du point de fusion et du point de solidification du beurre peut souvent donner des indications utiles et révéler certaines falsifications. Mais il importe tout particulièrement dans cette recherche pratique, de tenir compte des considérations théoriques développées plus haut[1], sur les changements d'état des matières grasses naturelles.

Les expériences de M. P. Chastaing, auxquelles j'ai déjà fait allusion, sont des plus démonstratives à cet égard, et je dois, pour ce motif, y insister tout particulièrement ici en en exposant les résultats.

D'abord il faut savoir que le point de fusion du beurre varie avec le temps depuis lequel il est préparé, si ce temps est court (d'un à trois jours). Pour que les observations soient comparables, il faut avoir soin de refroidir dans la glace le beurre préalablement purifié ; on pourra alors l'examiner au bout de quelques heures.

Les conditions de la fusion changent le point de fusion, si l'on appelle ainsi la température à laquelle *toute* la matière grasse est fondue. Comme ces substances fondent graduellement, et qu'on observe des fusions partielles à différentes températures, il en résulte qu'une chauffe rapide, lente ou très lente, pourra donner, pour la même substance, trois points de fusion différents, parfois voisins, parfois assez écartés les uns des autres.

C'est là une remarque dont on devra tenter de profiter pour séparer, par liquation, les matières grasses étrangères ajoutées frauduleusement au beurre.

Mais, dans tous les cas, on aura avantage à renoncer absolument aux procédés de fusion rapide, et à recourir à une fusion très lente. En effet, si cette manière d'opérer ne permet pas toujours une séparation par liquation, elle fournit toujours l'occasion d'observer une série de phé-

[1] Voir pages 6, 179, — 181 et 192.

nomènes successifs qui varient suivant la nature de la matière mise en expérience, et de noter d'abord la température à laquelle la fusion commence, puis celles auxquelles se manifestent ses progrès successifs, enfin le degré auquel elle est vraiment totale.

Un mélange de beurre avec certaines margarines, maintenu dans une étoffe à mailles très larges, abandonne complètement le beurre à l'état liquide vers + 37°, puis la fusion s'arrête et ne recommence qu'au dessus de + 40°.

Une des causes de divergence entre les résultats donnés par divers expérimentateurs tient aux procédés divers qu'ils ont pu suivre; certains de ces procédés, les plus courants, ont en effet pour conséquence, comme on a pu le voir, de montrer la température à laquelle la fusion commence, tandis que d'autres, plus exacts, mettent en évidence la température à laquelle cette fusion est complète.

Si l'on ajoute à cela les idées théoriques, formulées dans les *lois de la fusion*, vraies pour les corps chimiquement purs, mais *fausses* pour les mélanges, on se rendra compte des causes qui ont contribué à propager une notion erronée sur le point de fusion du beurre.

On croyait, à tort, d'après ces lois, que « depuis le moment où la fusion du beurre commençait, la température cessait de s'élever et restait constante jusqu'à ce que la fusion fût complète », ce qui est absolument faux.

Il est vrai que le beurre pur peut commencer à fondre vers + 26°, mais il n'est jamais complètement fondu qu'aux environs de + 36°, entre + 35° et + 37°.

Des observations analogues peuvent être faites à propos du point de solidification. Là encore il faut opérer par refroidissement très lent, et noter tous les phénomènes successifs, première apparition de trouble nébuleux, de granulations, de grumeaux, de flocons cristallins, leur extension, leur généralisation, enfin la solidification en masse de la totalité de la substance. M. Chastaing recommande, en conséquence, pour l'observation de tous ces détails, de ne pas agiter la matière grasse avec le thermomètre, comme on le fait dans le procédé Dalican, et en outre d'opérer dans un tube très petit.

Dans ces conditions le beurre pur (qui n'est totalement fondu que vers + 36°) ne commence à montrer les premières traces de solidification que vers + 30°, et n'est complètement solidifié que vers + 22°.

Le suif de Veau, qui commence à fondre vers + 40° et n'est totalement fondu que vers + 42°, commence à se solidifier vers + 35° et est complètement congelé vers + 33°.

Quant aux nombreux mélanges frauduleux dont le beurre peut être l'objet, M. Chastaing en a seulement étudié quelques-uns et a pu reconnaitre que, si certains d'entre eux donnent des chiffres moyens pour les températures de fusion et de solidification totales, il n'en est pas toujours ainsi, tandis que les phénomènes successifs, que l'on constate en opérant lentement, présentent d'ordinaire des caractères assez différents.

Les expériences ne sont pas encore assez nombreuses, ni assez complètes, pour fournir des chiffres certains et constants applicables à toutes les falsifications du beurre. Mais la voie est maintenant scientifiquement ouverte, et c'est seulement en tenant compte des règles posées par M. Chastaing qu'on pourra désormais travailler utilement dans cette direction.

Il ne s'en est pas tenu là et a porté son attention sur la fusion et la solidification lentes des acides gras retirés du beurre, des principales graisses et de leurs mélanges. Cette deuxième série d'expériences lui a donné des résultats meilleurs encore que la première, en caractérisant plus nettement des mélanges un peu difficiles à reconnaître à leurs caractères propres, en raison de l'habileté des fraudeurs qui les préparent.

C'est ainsi qu'un mélange de beurre, d'huile, d'axonge et de suif de Veau dans certaines proportions, peut présenter à peu près les mêmes caractères que le beurre pur quant à ses points de fusion et de solidification, et même quant au point de solidification des acides, pris avec agitation suivant le procédé Dalican. Si au contraire, on opère très lentement et sans agitation, on constate qu'avec les acides fixes du beurre pur la solidification commence vers + 30° et est totale à + 37°, tandis qu'avec ceux du mélange en question, elle commence au-dessus de + 40° et n'est pas encore complète à + 34°.

Les acides fixes du beurre pur sont totalement fondus vers + 42°; ceux de l'axonge seulement entre + 46° et + 47°; ceux-ci commencent à se solidifier à partir de + 41°,50, et présentent plusieurs points de solidification successifs, avec ascension du thermomètre, la congélation n'étant totale qu'au-dessous de + 30°.

Le fait capital à retenir des essais portant sur les acides gras fixes est que pour tous les mélanges expérimentés par M. Chastaing, la solidification lente de ces acides commence au-dessus de + 40°, ce qui n'arrive jamais pour le beurre pur, tandis que bien souvent le point de solidification totale est à peu près le même; d'autre part si la solidification est totale dès + 39°, ou notablement au-dessous de + 37°, le beurre est certainement falsifié.

Dosage en poids des acides gras fixes. — Le procédé Hehner et Angell décrit ci-dessus [1], a été modifié de la façon suivante par M. Dalican.

On ajoute à 10 grammes de beurre filtré maintenus en fusion au bain-marie vers + 75°, 80 centimètres cubes d'alcool à 80° additionnés d'une solution de 6 grammes de soude caustique dans 6 à 8 grammes d'eau distillée, et on agite circulairement à droite et à gauche. La saponification est complète au bout de trente à quarante-cinq minutes; on le reconnaît à un dégagement d'une agréable odeur d'ananas due à la volatilisation du butyrate d'éthyle, et à ce que la solution alcoolique de savon n'est pas troublée par quelques gouttes d'eau. Le vase est maintenu au bain-marie jusqu'à dessiccation complète du savon.

On dissout alors celui-ci dans 150 centimètres cubes d'eau distillée et on le décompose en y versant en plusieurs fois 20 grammes d'acide chlorhydrique étendu de quatre fois son volume d'eau, en agitant circulairement à chaque fois.

[1] Voir page 188.

Les acides gras étant bien isolés et formant une couche claire au dessus de la liqueur également limpide, on fait refroidir pendant deux heures, on brise la croûte des acides gras solidifiés, on décante la liqueur sur un filtre mouillé et sans plis, enfin on lave les acides gras dans le ballon et sur le filtre avec l'eau bouillante : huit à dix lavages sont nécessaires pour enlever, non seulement tout l'acide chlorhydrique, et le chlorure de sodium, mais aussi toute trace des acides gras solubles.

On s'assure que la dernière eau de lavage est bien neutre, si elle ne rougit plus un papier de tournesol laissé en contact avec elle pendant vingt minutes.

Les acides gras insolubles sont alors mis dans une capsule tarée; le ballon est lavé plusieurs fois à l'eau bouillante et les eaux de lavage sont filtrées; enfin, le filtre étant séché, on en détache les portions d'acides gras qu'il a retenues et on les réunit au reste.

Puis on porte la capsule dans une étuve à + 100° ou 110°, et au bout d'une heure on procède aux pesées successives toutes les vingt minutes, jusqu'à ce qu'on obtienne deux résultats successifs concordants.

On a cru pendant quelque temps que la proportion des acides fixes dans le beurre ne devait pas dépasser 88 pour 100; or de nombreux essais faits sur des beurres absolument naturels, mais de provenances diverses, ont établi que cette proportion pouvait s'abaisser jusqu'à 85,22 et s'élever jusqu'à 89,95 pour 100. Il reste encore un écart assez notable avec les autres matières grasses animales, puisque celles-ci ne fournissent jamais moins de 95 pour 100 d'acides insolubles.

Dosage volumétrique des acides gras fixes. — Pour éviter les lenteurs nécessitées par le dosage en poids des acides fixes et insolubles, M. Müntz a imaginé un procédé rapide pour les doser en volume à la température de + 100°.

Voici la marche à suivre dans l'emploi de ce procédé [1] :

Le beurre fondu et filtré est introduit dans une éprouvette en verre mince de 20 à 25 centimètres de longueur et de 2,5 à 3 centimètres de diamètre, de façon à ce que le niveau supérieur du liquide arrive à 3 centimètres environ de l'extrémité supérieure de l'éprouvette.

Celle-ci, dont le col est légèrement évasé, est placée dans un bain-marie carré recouvert d'une plaque de cuivre percée de seize trous, lui permettant de recevoir un nombre égal d'éprouvettes. Le bain-marie est rempli d'eau distillée, ce qui évite les dépôts de calcaire qui pourraient se produire. Un thermomètre plongé dans un tube rempli de beurre indique la température du bain.

Les éprouvettes sont maintenues dans le bain par leur col évasé, et un fil de laiton qui les entoure permet de les soulever facilement. On chauffe l'eau du bain-marie jusqu'à l'ébullition. Lorsque la température est de 100° ou voisine de 100°, on introduit dans le tube contenant le beurre à examiner une pipette de 20 centimètres cubes, maintenue sur l'éprouvette par un bouchon de liège. On enfonce cette pipette en soulevant le tube hors du bain, de façon à ce que le trait de division de la pipette soit inférieur d'un millimètre environ au niveau du beurre

[1] Extrait de A. Müntz, *Traité d'analyse des substances agricoles.* — *Encyclopédie chimique.*

dans le tube, lorsque l'équilibre des liquides s'est établi. Au bout de cinq minutes, on vérifie si le niveau du liquide n'a pas changé et l'on fait coïncider exactement le trait de jauge avec le niveau extérieur. On laisse la température de 100° s'établir pendant dix minutes. A ce moment on soulève la pipette rapidement, en bouchant fortement l'ex-

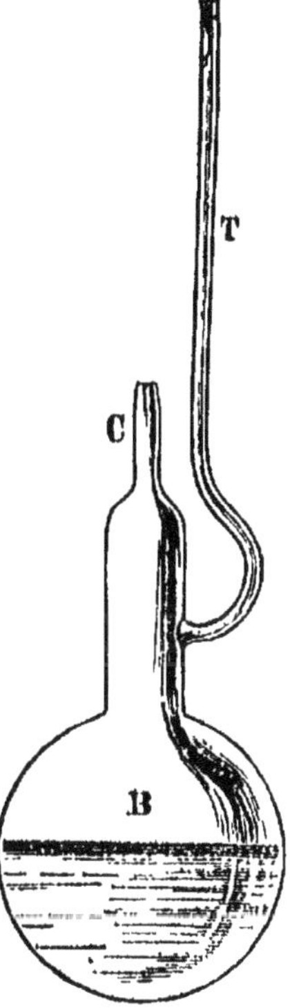

Fig. 63. — Ballon à tube de M. Muntz.

trémité supérieure avec l'index qu'on a mouillé préalablement pour augmenter l'adhérence, on essuie vivement, à l'aide d'un linge, l'extérieur de la pipette qu'on maintient horizontale de façon à ce que le liquide intérieur ne sorte

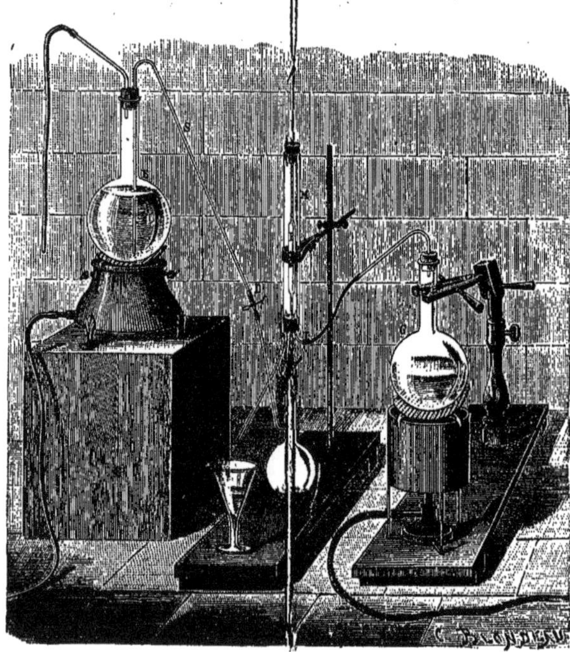

FIG. 64. — Appareil de M. Muntz.

pas. On enfonce alors la partie étirée de la pipette dans l'ouverture d'un ballon de forme particulière et on laisse écouler le liquide en ayant soin que celui-ci tombe bien au fond du ballon.

Le ballon dans lequel doit se faire la saponification porte à l'extrémité de son col étiré (fig. 63) un tube C de 4 à 5 centimètres de long et d'un diamètre suffisant pour recevoir l'extrémité étirée de la pipette. Un autre tube T assez fin et de 20 à 25 centimètres de long est soudé à la moitié du col. Nous indiquerons son usage plus tard. Lorsque tout le liquide de la pipette est passé dans le ballon, on lave l'intérieur de celle-ci avec 4 ou 5 centimètres cubes d'éther en prenant la précaution d'attendre une ou deux minutes que la pipette soit un peu refroidie. L'éther arrivant sur des parois chaudes s'évaporerait rapidement, pourrait faire sauter au dehors des parcelles de beurre.

Le lavage étant terminé, on introduit dans le ballon 5 centimètres cubes de solution de potasse à 100 pour 100 et 60 centimètres cubes d'alcool à 84°. On agite vivement à droite et à gauche et on place le ballon dans un bain-marie bouillant. La disposition adoptée permet de faire un assez grand nombre de dosages à la fois et rapidement. Au bout d'une demi-heure environ, la saponification est terminée et l'alcool évaporé. On introduit alors dans le ballon, par le tube T soudé au milieu du col, 100 à 150 centimètres cubes d'eau distillée bouillante, on agite un instant sans sortir le ballon du bain-marie; 4 ou 5 minutes après, le savon est complètement dissous. On met les acides gras en liberté au moyen de 20 centimètres cubes d'acide chlorhydrique pur qu'on introduit de la même manière que le beurre par le tube. On laisse les acides gras se rassembler et on retire le ballon du bain-marie. Il faut maintenant se débarrasser des acides volatils et solubles.

Deux procédés peuvent être employés : l'ébullition et le lavage. Le premier moyen a l'avantage de se faire de lui-même, mais le second est plus parfait et c'est lui qui devra être adopté quand le dosage demandera une plus grande précision.

Deux heures d'ébullition sont suffisantes pour chasser presque complètement les acides volatils; cette opération se fait sur un bec Bunsen. Au bout de deux heures d'ébullition soutenue, on verse dans le ballon deux ou trois gouttes d'une solution d'orcanette dans le sulfure de carbone qui rendent plus visibles les acides gras en les colorant fortement en rouge; on fait bouillir une ou deux minutes pour colorer uniformément le corps gras et chasser le sulfure de carbone et on fait la mesure comme nous l'indiquerons tout à l'heure.

Il faut, pendant l'ébullition, maintenir le niveau de l'eau du ballon à peu près constant en ajoutant de temps en temps une petite quantité d'eau bouillante pour remplacer l'eau évaporée. Le tube latéral permet l'introduction de cette eau sans arrêter l'ébullition. Cette ébullition élimine en même temps une petite quantité d'acides gras volatils qui sont entraînés par la vapeur d'eau. Mais comme on opère toujours comparativement et dans des conditions identiques, cette quantité est sensiblement la même dans tous les cas et n'est pas une cause d'erreur.

On a vu plus haut qu'il était préférable de faire disparaître les acides gras solubles et volatils par le lavage. Voici dans ce cas comment il convient d'opérer : aussitôt le ballon sorti du bain-marie, on colore les acides gras qu'il contient par quelques gouttes de solution d'orcanette dans le sulfure de carbone; on fait bouillir une minute pour bien rassembler les acides gras et on plonge dans le ballon par le tube de l'extrémité du col un petit siphon amorcé, terminé par un bout de caoutchouc, portant une pince. On fait alors écouler le liquide aqueux en diminuant la rapidité d'écoulement quand il n'est qu'à un ou deux centimètres du fond. On ajoute de l'eau bouillante par le tube latéral. On a soin de s'assurer qu'il n'y a pas eu d'acides solides entraînés; leur coloration rouge permet de le faire facilement. Après une nouvelle ébullition, on décante l'eau de lavage. On opère, comme il vient d'être dit, jusqu'à ce que l'eau ne soit plus acide. On procède alors à la mesure des acides gras insolubles.

Pour faire cette mesure, on commence par s'assurer qu'il n'y a pas d'adhérence des acides gras au ballon où la saponification et l'ébullition ou le lavage ont été faits; si tous les acides gras sont bien réunis à la surface, on peut faire la mesure immédiatement, sinon on ajoute une petite quantité d'eau distillée bouillante et on agite très rapidement en tournant, de façon à ce que les parcelles adhérentes au verre se réunissent au gros des acides gras nageant à la surface. On place alors le ballon sous le mesureur M (fig. 64).

Après avoir muni l'extrémité du ballon d'un bout de tube en caoutchouc, on réunit la pipette au ballon par ce moyen et le tube latéral au siphon S d'une pissette E pleine d'eau bouillante. Une pince D permet d'interrompre la communication; les choses étant ainsi disposées, la pince *p* qui ferme le mesureur étant ouverte, on ouvre la pince du siphon, l'eau s'écoule dans le ballon en faisant monter les acides gras qu'il contient; pendant cette opération, on agite circulairement le ballon de façon à ce que les acides gras soient bien entraînés par l'eau et à ce qu'aucune gouttelette ne reste adhérente. La couleur rouge que leur a communiquée l'orcanette les rend très apparentes.

Lorsque les acides gras sont réunis dans le col du ballon, on arrête un instant l'écoulement de l'eau en fermant la pince spéciale à cet usage, de façon à permettre aux acides gras, mis en suspension dans le liquide par l'agitation, de se rassembler à la surface, et quand ils sont bien réunis, on ouvre de nouveau la pince en inclinant le ballon pour que les acides gras ne montent pas dans le tube latéral et on les fait entrer dans la pipette. Lorsque leur niveau inférieur est arrivé à l'intérieur de la boule à un ou deux centimètres au-dessus du point de repère *a* tracé sur le tube inférieur, on arrête le courant d'eau; on ferme la pince du mesureur, on éloigne le ballon et on le remplace par un petit tube fermé rempli d'eau qui obture complètement l'appareil. Ces opérations terminées, on procède à la lecture du volume à 100°.

Le mesureur dont il est question plus haut se compose d'une pipette à deux traits (fig. 65); le tube supérieur porte une graduation à partir du trait *b* correspondant au maximum du volume d'acides gras que peut contenir un

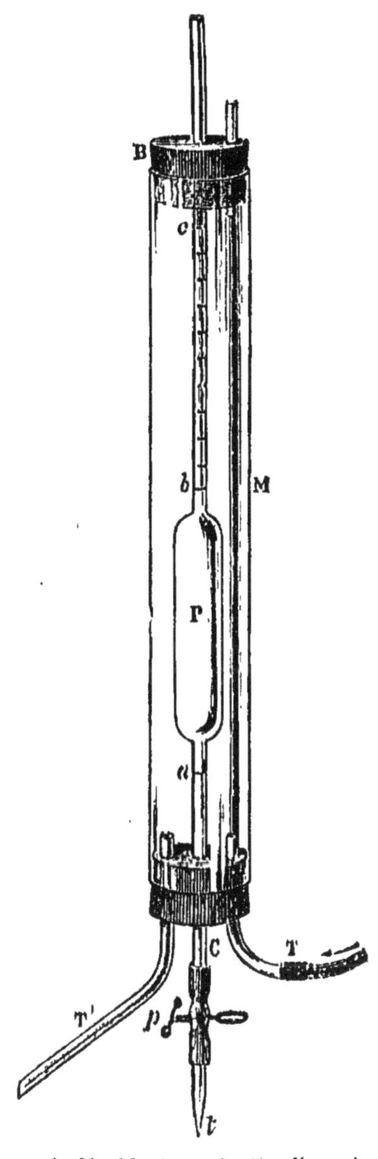

Fig. 65. — Mesureur de M. Muntz : pipette disposée dans un manchon.

beurre naturel, qui indique la quantité pour 100 de margarine contenue dans la graisse analysée. Le trait correspondant au beurre pur est marqué 0; 100 est le trait correspondant à la margarine pure. La pipette est disposée à l'intérieur d'un manchon M dans lequel on fait passer un courant d'eau chaude pour obtenir la température de 100° nécessaire à l'opération.

Dosage des acides gras volatils. — Le procédé Reichert, modifié depuis dans ses détails par Meissl et Wollny, consiste en principe à saponifier le beurre, à isoler les acides gras et à les soumettre à la distillation pour recueillir les acides volatils.

On met dans un ballon 5 grammes de beurre préalablement fondu, décanté et filtré; on y ajoute 2 centimètres cubes de solution alcoolique à 50 pour 100 de soude pure et 10 centimètres cubes d'alcool à 90°; le ballon étant mis en communication avec un réfrigérant ascendant à reflux on chauffe pendant un quart d'heure au bain-marie bouillant; on distille alors l'alcool et on laisse encore une heure le ballon dans l'eau bouillante, puis on ajoute 100 centimètres cubes d'eau distillée, pure de toute trace d'acide carbonique, et, on continue à chauffer jusqu'à dissolution parfaite du savon.

Alors on verse dans la liqueur 40 centimètres cubes d'acide sulfurique, étendu de telle sorte que 30 centimètres cubes neutralisent la soude employée et on ajoute de petits morceaux de pierre ponce.

Pour la distillation des acides gras volatils, le ballon est mis en communication avec un réfrigérant au moyen d'un tube vertical de 7 centimètres, muni d'une boule destinée à empêcher la mousse qui se forme d'être entraînée par la vapeur; puis on chauffe doucement vers + 60° à + 80° jusqu'à ce que les acides gras soient bien isolés à la surface du liquide, et on distille 110 centimètres cubes de produit, sur lesquels 100 centimètres cubes serviront au titrage par une solution déci-normale de soude, en employant la phénolphtaléine comme réactif limite, les 10 centimètres cubes restant pouvant servir à apprécier de combien on a dépassé la limite. Le chiffre obtenu devra être multiplié par 1,1.

D'après Meissl, 5 grammes de beurre pur exigent en moyenne, pour la saturation de leurs acides volatils, $28^{cc},8$ de liqueur alcaline déci-normale; le suif de Veau $0^{cc},5$; l'axonge $0^{cc},6$; le beurre de Palme $4^{cc},8$; le beurre artificiel d'oléomargarine 6 centimètres cubes; le beurre de Coco $7^{cc},4$.

Ces résultats concordent à peu près avec ceux de Reichert qui, opérant sur $2^{gr},50$ au lieu de 5 grammes de substance, avait trouvé que 13 à 15 centimètres cubes de liqueur déci-normale étaient nécessaires pour saturer les acides volatils provenant de cette quantité moitié moindre de beurre pur: ces chiffres correspondent à une proportion de 4,57 à 5,03 pour 100 d'acides volatils exprimés en acide butyrique.

M. Duclaux[1] rejette, en raison des motifs déjà signalés, l'emploi des solutions alcalines alcooliques pour saponifier

[1] Duclaux, *Ann. de l'Inst. agronom.*, 1883-1884, p. 15. — *Le lait*, Paris, 1889. — Voir aussi Ch. Girard et J. de Brevans, *op. cit.*, p. 81 et suiv.

le beurre, mais aussi, par le procédé qu'il suit, la saponification est-elle très longue et très difficile.

Après cette première opération, M. Duclaux isole les acides gras par l'acide sulfurique et conduit la distillation de telle façon qu'il peut doser, non plus seulement les acides volatils en bloc, mais séparément les deux principaux d'entre eux, les acides butyrique et caproïque, et même assez exactement l'acide caprylique ; le dernier, l'acide caprique, étant à peu près insoluble dans l'eau, est indéterminable par ce procédé, mais il est en si petite quantité qu'il est négligeable ; l'acide caprylique lui-même peut être laissé de côté.

La méthode suivie est très scientifique, mais un peu trop compliquée pour entrer dans la pratique courante des analyses commerciales. On la trouvera décrite en détail dans les publications citées.

Elle a donné à M. Duclaux les résultats suivants :

Le beurre pur contient de 2 à 2,23 pour 100 d'acide caproïque ; de 3,38 à 3,65 pour 100 d'acide butyrique. La somme de ces acides peut donc varier de 5,38 à 5,83 pour 100 ; exprimée en acide butyrique, elle se maintient entre 4,90 et 5,29 pour 100, chiffres légèrement supérieurs à ceux de Reichert.

Dosage des acides gras solubles. — Les procédés ci-dessus ont tous des inconvénients pratiques. Le dosage des acides fixes est toujours incertain, parce qu'ils retiennent pendant longtemps certains des acides volatils dont il est impossible de les débarrasser complètement par le lavage et par le chauffage prolongé à + 100°, si bien que la diminution de poids à l'étuve peut se continuer pendant plusieurs jours; on est réduit alors à arrêter l'opération quand la perte de poids se réduit à 5 milligrammes environ par heure.

Le dosage des acides volatils est plus exact, mais très délicat et très long; ses résultats peuvent être influencés par des détails en apparence insignifiants de la pratique opératoire.

Pour remédier à ces inconvénients, M. V. Planchon a imaginé un nouveau procédé plus rapide[1], fondé sur le dosage non plus des acides volatils, mais des acides solubles; ce procédé a l'avantage de donner en même temps deux autres résultats, l'indice saponique et le dosage des acides insolubles.

Ce procédé a pour principe la prolongation de celui de Kœttstorfer[2] dans les conditions suivantes :

On commence par saturer exactement l'excès de potasse restant libre après la saponification, ce qui donne par différence l'indice saponique; puis on continue à verser la solution d'acide sulfurique de manière à employer en tout la quantité strictement nécessaire pour saturer la totalité de l'alcali employé pour la saponification : le savon formé tout d'abord se trouve ainsi décomposé et les acides gras insolubles viennent surnager.

Dans ces conditions, si la matière grasse examinée ne contenait que des acides insolubles, la liqueur resterait absolument neutre; mais il n'en est pas ainsi, et l'acidité qu'elle conserve est entièrement due aux acides gras solubles.

1 *Moniteur scientifique*, 1888, p. 1090.
2 Voir plus haut, page 186.

On n'a donc, en principe, qu'à séparer les acides gras fixes et à doser l'acidité de la liqueur en l'exprimant en acide butyrique.

On aura ainsi la possibilité de doser encore les acides insolubles isolés par cette opération.

Dans la pratique, ce procédé exige un certain nombre de précautions qu'il importe d'exposer en détail.

Trois liqueurs sont nécessaires :

1° Acide sulfurique demi-normal (un demi-équivalent par litre), très exactement titré ;

2° Solution alcoolique normale de soude caustique (45 grammes de soude pure dissoute dans le moins possible d'eau chaude, et amenée au volume d'un litre avec de l'alcool à 97°). Cette solution est titrée avec la précédente, et on y ajoute soit de l'alcool, soit une solution alcoolique de soude plus concentrée, de manière que 25 centimètres cubes correspondent exactement à 50 centimètres cubes de l'acide sulfurique demi-normal. Ces titrages se font toujours avec la phénolphthaléine comme réactif limite ;

3° Solution aqueuse de soude caustique à un cinquième d'équivalent par litre.

On commence par préparer le matras de 150 centimètres cubes qui servira à la saponification ; on y verse 150 centimètres cubes d'eau alcoolisée à 15 pour 100, et, après l'avoir maintenue au bain-marie à + 50°-55°, jusqu'à équilibre de température, on marque par un trait de jauge au diamant ou au vernis le point d'affleurement du liquide, que l'on jette ensuite.

Le beurre étant fondu et filtré aussi rapidement que

possible (pour éviter une altération par la chaleur qui augmenterait notablement sa teneur en acides solubles), on tare le matras et on ajoute à la tare un poids de 5 grammes, puis, au moyen d'une pipette, on fait tomber dans le matras, goutte à goutte, les 5 grammes de beurre fondu qui rétabliront l'équilibre, à 0,01 centigramme près.

On ajoute 25 centimètres cubes de la solution normale de soude et on fait bouillir pendant vingt minutes au réfrigérant ascendant ; on laisse refroidir quelques instants la solution savonneuse et on ajoute 60 centimètres cubes d'eau distillée et quelques gouttes de phénolphthaléine.

L'acide sulfurique demi-normal étant mis dans une burette à robinet de 50 centimètres cubes, divisée en dixièmes de centimètres cubes, on en fait tomber dans le ballon la quantité nécessaire pour faire disparaître la teinte rouge, et on note cette quantité.

Puis on continue l'addition d'acide titré jusqu'à ce que le volume total employé soit égal à 50 centimètres cubes.

On place le matras au bain-marie à + 50°-55°, et on agite à plusieurs reprises ; quand les acides gras sont séparés et l'équilibre de température bien établi, on ajoute de l'eau distillée tiède en quantité suffisante pour amener le niveau inférieur de la couche d'acides gras au trait de jauge. On bouche le matras avec le doigt, on secoue énergiquement pour bien diviser les acides et on abandonne au refroidissement, en l'accélérant par immersion dans l'eau froide quand la couche supérieure s'est bien éclaircie.

Après refroidissement complet et solidification des

acides fixes, on filtre et on prélève 100 centimètres cubes du liquide filtré dont on titre l'acidité avec la solution alcaline au cinquième.

Enfin on complète l'expérience par le lavage des acides insolubles, leur dessiccation et les pesées successives dans les conditions indiquées plus haut (page 224).

Le calcul des résultats obtenus par de nombreuses expériences faites sur des beurres de Flandre au laboratoire départemental de Boulogne-sur-Mer, a amené M. V. Planchon à conclure que 100 grammes de ces beurres sont saponifiés par $16^{gr},12$ à $16^{gr},40$ de soude, contiennent de $3^{gr},85$ à $4^{gr},41$ d'acides solubles évalués en acide butyrique, et de $87^{gr},62$ à 88 grammes d'acides insolubles.

La proportion de margarine ou d'autres graisses mélangées au beurre peut être appréciée par les trois résultats que fournit ce procédé et, au besoin, par leur moyenne. Les deux premiers peuvent suffire à amener la certitude à 5 pour 100 près, et n'exigent pas plus d'une heure quand le matériel est organisé et les liqueurs toutes prêtes.

Dosage des acides gras solubles et insolubles à l'état de savons magnésiens. — M. J. Bellier, directeur du Laboratoire municipal de Lyon, ayant reconnu, comme M. V. Planchon, les inconvénients des méthodes précédentes, et n'étant pas encore complètement satisfait du procédé de ce dernier, en a imaginé un autre qui lui a donné des résultats plus constants [1], et qui consiste

[1] J. Bellier, *Ann. de la Soc. des sc. industr. de Lyon*, 1889, p. 266.

dans le dosage des acides à l'état de savons magnésiens.

Voici comment on opère :

On pèse exactement, dans un vase d'Erlenmeyer de 75 à 100 centimètres cubes, 2 grammes de beurre filtré et parfaitement limpide, on ajoute 10 centimètres cubes de soude alcoolique normale, préparée avec de l'alcool titrant 75° à 80°, on fait bouillir pendant 20 minutes, en condensant les vapeurs dans un réfrigérant à reflux.

La saponification achevée, on retire le vase du feu ; avant refroidissement, pour éviter que le contenu ne se solidifie, on ajoute quelques gouttes de solution alcoolique de phénolphthaléine, puis, au moyen d'une burette graduée, on y verse de l'acide demi-normal jusqu'à disparition de la coloration rouge.

Le nombre de centimètres cubes employé dans cette opération soustrait de la quantité nécessaire pour saturer 10 centimètres cubes de soude alcoolique avant saponification donne comme reste le nombre de centimètres cubes employés pour la saponification des 2 grammes de beurre, et, par suite, la quantité de soude NaOH nécessaire pour la saponification de 100 grammes de beurre.

Le beurre pur exige de 16 grammes à 16gr,40, les graisses de 13gr,95 à 14 grammes, et le beurre de Coco 18gr,30 de soude NaOH.

Lorsque la saturation est obtenue, on transvase le liquide dans une capsule de porcelaine, on ajoute les eaux de lavage et on fait bouillir pour chasser l'alcool. Le liquide étant ramené au volume de 50 à 60 centimètres cubes, on y ajoute 20 centimètres cubes d'une solution de sulfate de magnésie, contenant 50 grammes de sel cristallisé pur par litre. On porte à l'ébullition pour condenser le précipité volumineux qui s'est formé.

Après refroidissement, on verse, sur un filtre séché à + 110° et taré, d'abord le liquide, puis le précipité préalablement écrasé avec un agitateur aplati, et on lave jusqu'à ce que les eaux de lavage ne troublent plus le chlorure de baryum.

Le filtre est alors placé dans une étuve chauffée à + 110° ; on l'y laisse jusqu'à ce que le savon soit devenu mou et translucide, puis on pèse. Il est bon de s'assurer, par un nouveau passage à l'étuve et une nouvelle pesée, que le savon est parfaitement sec. La différence entre cette dernière pesée et la tare du filtre donne le poids du savon magnésien.

Le beurre pur donne un poids de savon variant de $1^{gr},79$ à $1^{gr},83$; les graisses de Porc et de volaille, de 2 grammes à $2^{gr},01$, les margarines de $1^{gr},98$ à 2 grammes, enfin le beurre de Coco $1^{gr},77$.

On incinère le savon dans un creuset de platine, en le chauffant d'abord sur un feu doux, pour éviter qu'il ne déborde, puis sur un fort brûleur de Bunsen ou mieux sur une lampe d'émailleur. Le poids de la magnésie, lorsque le lavage a été bien fait, oscille, pour le beurre et les graisses, entre $0^{gr},136$ et $0^{gr},140$; pour le beurre de Coco, il est de $0^{gr},158$.

Si l'on obtient un poids de savon inférieur à $1^{gr},83$, le beurre pourra être considéré comme pur. Il peut cependant contenir une faible quantité de graisses étrangères ou de beurre de Coco. Ce dernier serait indiqué par la grande quantité de magnésie [1].

Si le savon obtenu pèse plus de $1^{gr},83$, on peut se trouver en présence d'un beurre exceptionnel, d'un beurre mélangé de graisse, ou de graisse étrangère pure. Il faut s'assurer aussi si le poids de la magnésie est normal, car un lavage imparfait laisserait dans le savon des sels qui en augmenteraient le poids.

Si l'on veut obtenir pour 100 de beurre le poids des acides gras, tels qu'on les dose habituellement, on y arrive sensiblement en multipliant le chiffre du savon magnésien par 47,70, ou ce chiffre, diminué de celui de la magnésie, par le facteur 51,05.

Il reste maintenant à déterminer le poids des acides du savon magnésien soluble dans l'eau. Pour cela on introduit dans une boule à décantation le liquide séparé du savon insoluble, y compris les eaux de lavage; le volume total ne doit pas dépasser 120 à 130 centimètres cubes, si l'opération a été bien conduite; on ajoute 5 centimètres cubes d'acide demi-normal et 50 centimètres cubes d'éther ne contenant pas d'alcool, et on agite vigoureusement. Lorsque, par le repos, le liquide s'est séparé en deux couches, on fait écouler le liquide aqueux dans un vase, et l'éther dans un autre, où il dépose les dernières traces d'eau entraînées; on le transvase dans un flacon bouché à l'émeri, et on fait un nouvel épuisement avec 50 centimètres cubes d'éther, en suivant les mêmes indications.

[1] Il faut s'assurer qu'elle ne contient ni sulfate, ni carbonate

Lorsque tout l'éther est recueilli dans le flacon, on y verse 20 centimètres cubes de soude déci-normale, puis on agite vigoureusement pendant une minute ou deux. Le liquide qui se sépare de l'éther par le repos est rouge ; on y verse, au moyen d'une burette graduée de l'acide déci-normal jusqu'à décoloration. Le volume employé pour cette dernière opération, soustrait de 20, donne comme reste la quantité de soude décime saturée par les acides du savon magnésien soluble [1].

On obtient pour 100 de beurre, et on évalue en acide butyrique le poids des acides du savon soluble, en multipliant par le facteur 0,44 le nombre de centimètres cubes de soude décime saturés.

Les beurres purs donnent des poids variant de 5,19 à 6,50, et les graisses de 0,22 à 0,30.

Recherche des huiles végétales. — Parmi les matières grasses d'origine végétale qui sont le plus souvent mélangées au beurre de Vache, il faut signaler en particulier l'huile de Coton et le beurre de Coco, très employés dans ce but depuis plusieurs années. A propos de la première, signalons la réaction suivante (Chastaing) : un fragment de beurre purifié étant fondu dans un verre de montre, encore liquide, mais pas trop chaud, on y ajoute quelques gouttes d'acide sulfurique : si une coloration *violette* se manifeste au bout de quelques instants, c'est qu'il y a de l'huile de Coton récente. Une coloration tardive ne prouverait rien. D'autre part les huiles de

[1] On peut, si l'on veut, ajouter la soude peu à peu jusqu'à coloration rouge persistant après vive agitation ; mais il est préférable de verser d'abord un excès de soude et de tirer ensuite cet excès.

Coton anciennes et surtout insolées ne donnent pas cette réaction, mais elles peuvent toujours être caractérisées au moyen du procédé Labiche par l'acétate de plomb et l'ammoniaque, signalé plus haut à propos des falsifications de l'huile d'Olives[1].

D'ailleurs pour reconnaître les falsifications du beurre par les huiles végétales, on pourra, d'une manière générale, recourir aux procédés chimiques applicables à l'essai de cette dernière.

Quant au mélange ou à la substitution du beurre de Coco, on trouvera plus loin dans l'article qui le concerne, quelques indications permettant de reconnaître cette fraude, que le procédé Bellier peut faire reconnaître, comme on vient de le voir.

2. Graisses diverses.

Les graisses proprement dites sont généralement constituées par un mélange de *stéarine*, *palmitine* et *oléine*, avec prédominance de cette dernière, dans une proportion qui varie avec l'animal : Porc, 62 pour 100 ; Oie, 68 pour 100 ; Canard, 72 pour 100 ; Dindon, 74 pour 100 ; on peut, en outre, trouver dans certaines d'entre elles un peu de *butyrine* ou d'autres glycérides à acides volatils.

3. Axonge.

L'une des plus importantes par son emploi alimentaire et pharmaceutique est la graisse provenant de la panne

[1] Voir page 166.

du Porc, appelée communément *axonge* ou *saindoux*. C'est une substance grasse, blanche, molle, grenue, à odeur et saveur faibles, fusible entre + 26° et + 31°, suivant la race de l'animal producteur, neutre à l'état frais et dont la densité à + 15° est 0,938. Comme le beurre, elle est peu soluble dans l'alcool, (1,5 pour 100), plus soluble dans l'éther (25 pour 100), très soluble dans les huiles fixes et volatiles. Elle rancit assez facilement ; pour la fabrication des pommades, on retarde cet inconvénient en la chauffant et en lui incorporant diverses substances aromatiques comme le Benjoin. Elle est composée d'*oléine* (62 pour 100), de *palmitine* et de *stéarine* (38 pour 100).

L'axonge qui a séjourné dans des vases en cuivre peut se charger d'une petite quantité de ce métal ; dans ce cas, l'ammoniaque lui donnera une belle coloration bleue. Elle est souvent falsifiée par addition d'eau, et, pour en faciliter l'incorporation, on lui ajoute parfois du sel marin, du carbonate de soude, de la chaux, du plâtre, du borax, de la fécule ; l'eau sera décelée par la fusion au bain-marie ; les sels, la chaux, la fécule, retenus dans l'eau, seront caractérisés par leurs réactions chimiques.

On la falsifie encore par le mélange de graisses inférieures provenant d'autres animaux ou d'autres parties du corps du Porc, et en particulier le *flambart*, matière grasse recueillie à la surface du bouillon dans lequel on a fait cuire les saucisses ou autres pièces de charcuterie ; elle prend alors une couleur grisâtre, une saveur salée et désagréable.

On y mêle aussi parfois diverses huiles végétales, surtout l'huile de Coton, dont la présence sera aisément reconnue par l'emploi de l'oléoréfractomètre[1], ou encore par le brome, qui est absorbé en bien plus grande quantité par les huiles végétales que par le saindoux[2].

Voici enfin, d'après M. Macé[3], quelques indications sur les caractères microscopiques de l'axonge, de ses falsifications, et des parasites qu'on peut y rencontrer.

L'axonge pure, examinée au microscope, ne montre qu'un fouillis de cristaux. Les uns sont longs et flexueux, minces, ce sont des cristaux de margarine, isolés ou réunis en houppettes ou en masses radiées ; les autres, raides, aigus, plus courts et plus larges, sont des cristaux de stéarine. Ces derniers sont souvent réunis en masses radiées beaucoup plus raides que celles de margarine ; ils forment aussi de petites plaquettes irrégulières. Tous ces cristaux s'illuminent sur le champ noir de l'appareil à polarisation ; les plaquettes de stéarine sont beaucoup plus vivement éclairées.

Les acides gras retirés de l'axonge cristallisent en fines aiguilles réunies par groupes de trois ou quatre (fig. 66, 3) ; ces cristaux brillent bien à la lumière polarisée. Dans l'axonge rancie, on n'observe plus guère que de ces petits cristaux, qui ont remplacé les longues aiguilles, réunies en groupes nombreux trouvées dans le produit frais.

Le flambart, qui a été fondu plusieurs fois, renferme des cristaux beaucoup plus longs et plus beaux que ceux de l'axonge.

[1] Voir plus haut, page 183.

[2] G. Halphen, *Journ. de pharm. et de chimie*, 5e série, XX, 1889, p. 247.

[3] *Loc. cit.*, voir plus haut, page 208.

L'addition d'eau se reconnaît au microscope par la présence de gouttelettes d'eau plus ou moins nombreuses entre les cristaux ; celle de sel aux cristaux cubiques de chlorure de sodium ne réagissant pas sur la lumière polarisée. Les autres corps inertes, plâtre, craie, etc., se séparent aussi, par leur aspect, des éléments du produit pur.

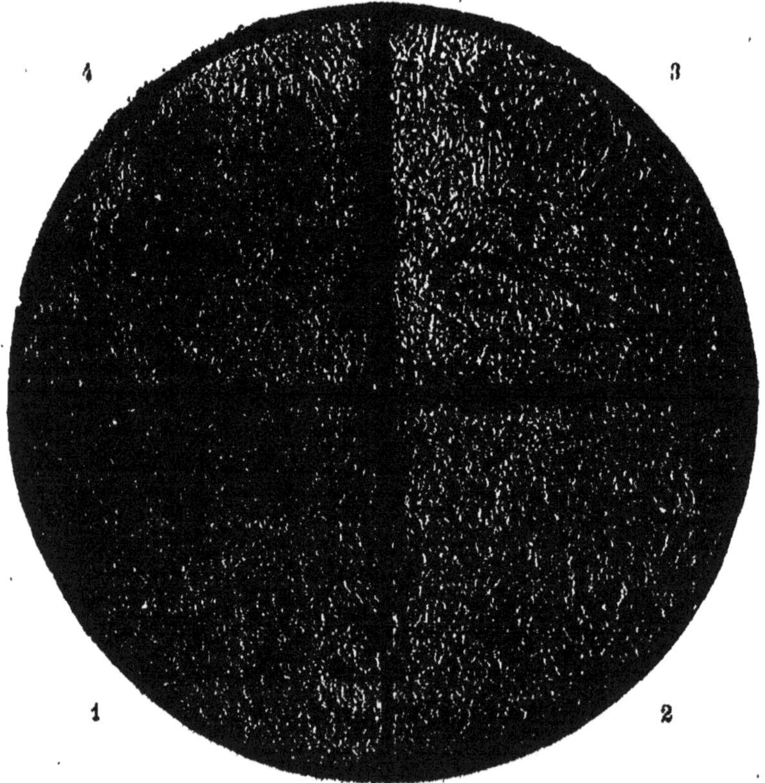

Fig. 66. — Caractères microscopiques des acides gras : 1, suif de Mouton ; 2, suif de Veau ; 3, axonge : 4, suif de Bœuf. D'après une photographie de Padé et Dubois.

La présence d'amidons divers se constate facilement à la simple inspection ; c'est la fécule de Pommes de terre qui se trouve le plus souvent; elle se distingue aisément à ses caractères bien nets (fig. 67) : grains très inégaux, la plupart très gros, irrégulièrement ovoïdes, montrant au voisinage de leur petite extrémité un hile ponctiforme autour duquel sont disposées excentriquement des couches alternativement claires et sombres, emboîtées les unes dans les autres; ces grains sont colorables par l'iode en violet plus ou moins foncé suivant le degré de dilution de

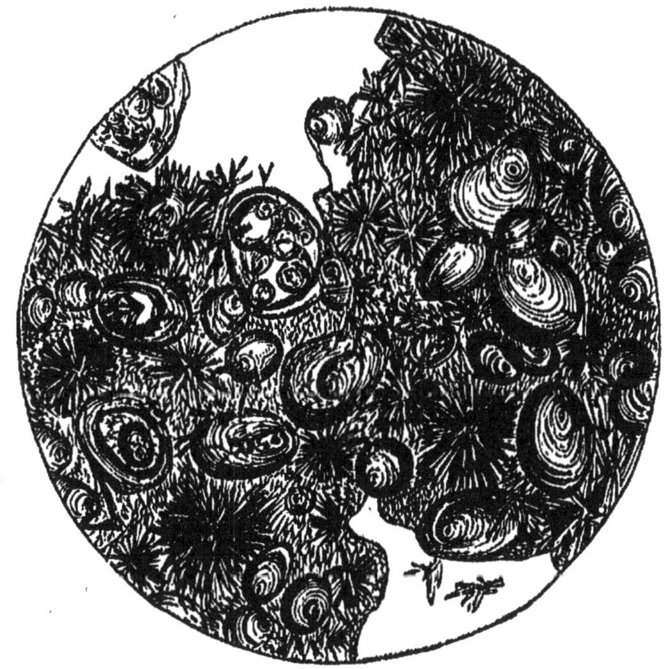

FIG. 67. — Axonge falsifiée avec la fécule de Pommes de terre.

ce réactif; ils réagissent fortement sur la lumière polarisée et montrent une croix noire très nette avec des intervalles vivement éclairés.

Les saindoux fraudés avec des huiles montrent un très grand nombre de gouttes d'huile entre les cristaux.

Enfin l'axonge peut renfermer des parasites provenant de l'animal qui l'a fournie. Le plus fréquent des parasites du Porc dans nos pays est le Cysticerque du tissu cellulaux *(Cysticercus cellulosæ)*, état larvaire du Ténia armé de l'homme.

Ces Cysticerques, lorsqu'ils sont bien développés (fig. 68), sont de petites vésicules ovoïdes ou elliptiques, légèrement opalescentes, à parois d'un blanc nacré, mesurant environ 20 millimètres sur 10. Vers une des extrémités d'un petit diamètre, on aperçoit une tache

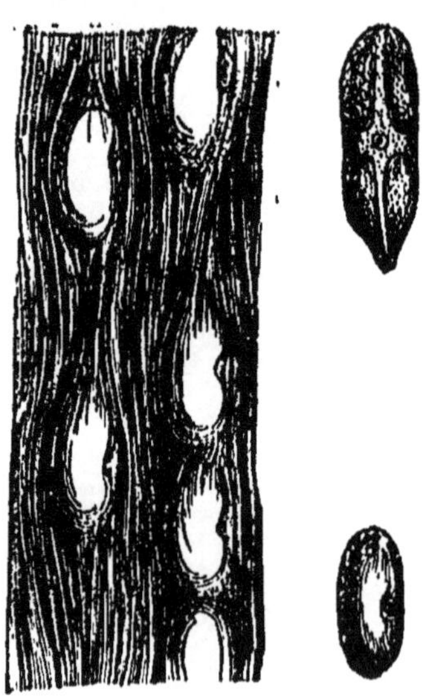

Fig. 68. — *Cysticercus cellulosæ* dans la viande du Porc. A droite, deux Cysticerques isolés. Grandeur naturelle.

blanche opaque, percée d'un petit orifice, et due à la présence d'une sorte de bourgeon plein intérieur, formé par la tête du Ténia, ou scolex, qu'on peut faire saillir au

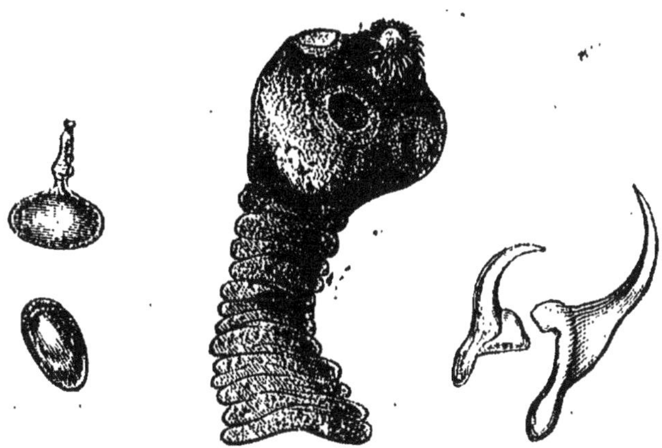

Fig. 69. — *Cysticercus cellulosæ.* A gauche, deux vésicules de grandeur naturelle; celle du haut présente le scolex dévaginé. Au milieu, le scolex grossi, montrant sa tête munie de ventouses et d'un rostre entouré d'une double couronne de crochets. A droite, deux crochets isolés, fortement grossis.

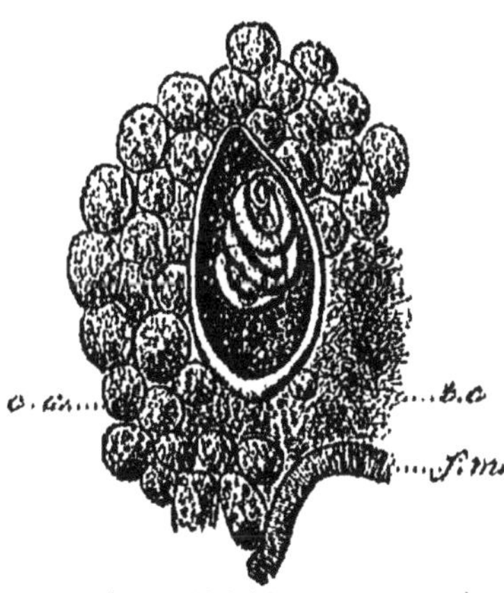

Fig. 71. — Trichine enkystée dans une masse adipeuse.

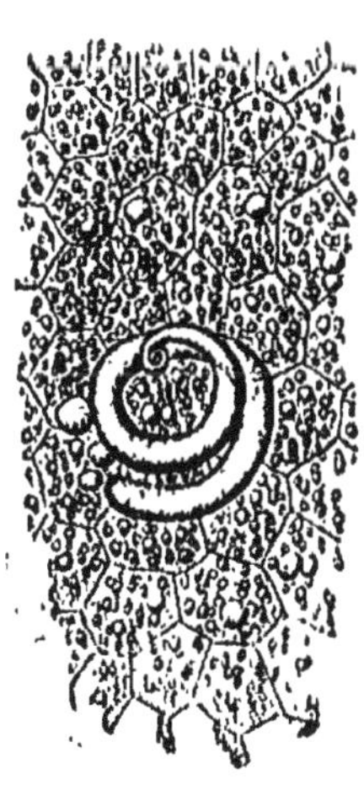

Fig. 70. — Trichine non enkystée, complètement entourée par le tissu adipeux, 180/1. (J. Chatin.)

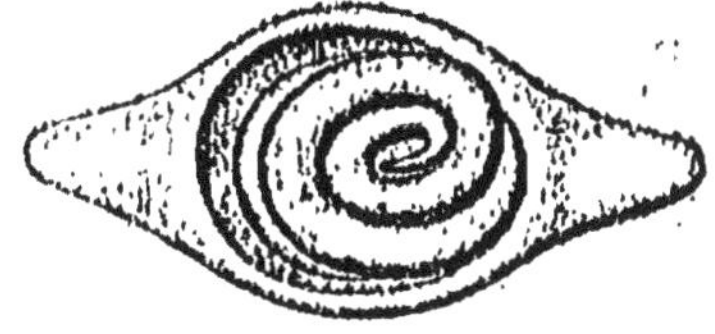

Fig. 72. — Kyste provenant du tissu adipeux et contenant une Trichine enroulée.

dehors en comprimant la vésicule entre deux lames de verre (fig. 69).

On peut rencontrer encore dans l'axonge des Trichines *(Trichina spiralis)*, qui pouvaient se trouver, parfois libres (fig. 70), plus souvent enkystées (fig. 71) dans le tissu adipeux. Les kystes (fig. 72) ont d'habitude une forme ovale ou elliptique, présentant à chaque pôle un petit apicule qui leur donne un aspect analogue à celui d'un citron. Leurs dimensions sont en moyenne de 40 millimètres de long sur 25 millimètres de large; ils sont très transparents et contiennent d'ordinaire chacun une seule larve enroulée en spirale, exceptionnellement plusieurs.

4. Lanoline.

A côté de l'axonge, on peut placer une substance qui tend à la remplacer dans la préparation des pommades médicinales, et qu'on appelle aujourd'hui la *lanoline :* elle est extraite du suint de mouton, provenant du dégraissage de la laine. Le suint, jadis très employé en médecine sous le nom d'*œsipe*, était complètement tombé en désuétude; Chevreul l'avait trouvé composé de 20 substances différentes, dont beaucoup de sels minéraux, surtout potassiques; divers chimistes y ont découvert depuis lors un grand nombre d'autres substances nouvelles, tels que des éthers gras à base de *cholestérine*, du *cérotate de céryle*, et d'autres combinaisons d'alcools de la série grasse, qui permettent de le rapprocher des cires. Mais en somme le suint peut être d'abord divisé par l'action de l'eau en deux parties, le suint soluble comprenant les sels minéraux avec divers acides libres, et le suint insoluble ou *suintine*, formé surtout, suivant Chevreul, par le mélange de deux corps gras appelés par lui *stéarérine* et *élaiérine*.

La lanoline actuelle paraît n'être que cette suintine purifiée ; elle semble contenir non seulement des corps gras, mais des matières résineuses. Elle a une apparence de crème blanc jaunâtre et une consistance d'extrait mou, conservant nette l'empreinte du doigt qui s'y enfonce ; mais si le contact se prolonge un peu, elle devient plus molle à la chaleur de la peau, adhère à celle-ci et, malaxée entre les doigts, y produit une impression spéciale d'adhésion qui éveille l'idée d'une substance quelque peu résineuse. D'ailleurs, d'après M. Berthelot, cette substance, au point de vue chimique, paraît avoir sa place entre les résines et les graisses. A la longue, sa surface exposée à l'air prend une coloration d'un jaune plus vif.

Toutefois elle ne rancit pas du tout et reste constamment neutre. Cette précieuse propriété n'est pas la seule pour laquelle la lanoline soit actuellement très vantée. Cette substance est la seule, parmi toutes les matières grasses, qui puisse absorber le double de son poids de glycérine et plus du double de son poids d'eau, avec tout ce que ces liquides peuvent contenir en dissolution ; elle est en outre absorbée très rapidement par la peau. Elle est donc un excellent véhicule pour presque tous les médicaments, même pour les solutions salines avec lesquelles elle ne forme pas de savons.

La lanoline est soluble dans l'éther, la benzine, le chloroforme, le sulfure de carbone, mais elle est insoluble dans l'alcool, même à chaud. Elle donne une émulsion durable avec l'eau contenant des traces de carbonate de soude. Elle fond vers + 42°-45° sans devenir transparente. Chauffée entre + 200° et + 250° avec les bases alcalino-terreuses, elle donne un produit appelé *céroïde*, présentant des propriétés analogues à celles de la cire (Kotten).

5. Suifs.

Extraction. — Les *suifs* sont retirés des tissus adipeux des Ruminants, Bœufs, Veaux, Moutons, etc. On donne à ces tissus adipeux le nom de *suif en branches*. Pour en séparer la matière grasse, on les hache en menus fragments qu'on fait fondre soit à feu nu, soit à la vapeur et avec l'aide de l'acide sulfurique ou de la soude, qui désagrègent les membranes et facilitent ainsi l'opération. La plupart des débris tombent au fond, et le suif est ensuite clarifié par addition d'alun ou par filtration.

Les suifs doivent leur consistance ferme à la forte proportion de *stéarine* et de *palmitine* qu'ils contiennent; cette proportion varie d'ailleurs dans de certaines limites, et le point de fusion subit des variations en rapport avec elle. Ainsi le suif de Bœuf contient environ 70 pour 100 de stéarine et palmitine, et 30 pour 100 d'oléine, tandis que le suif de Mouton, moins fusible, contient environ 80 pour 100 de stéarine et palmitine et 20 pour 100 d'oléine.

Les suifs de qualité supérieure servent surtout à la fabrication des chandelles et des bougies stéariques; les sortes inférieures à la fabrication des savons. On distingue, parmi ces *petits suifs*, les *suifs de boyauderie*, épluchures du suif en branches, des boyaux et des membranes intestinales; les *suifs d'abatis*, les *suifs d'os*, la *graisse verte*, des résidus de cuisine, et le *flambart* des charcuteries.

Falsifications. — Les suifs supérieurs peuvent être falsifiés avec les suifs de mauvaise qualité, avec diverses autres graisses ou des substances étrangères. Le moyen le plus commode pour déterminer la présence des impuretés consiste à traiter le suif par le sulfure de carbone, filtrer et laver le résidu avec le même dissolvant jusqu'à ce que celui-ci ne laisse plus de tache grasse sur le papier. La substance étrangère ainsi isolée peut être pesée, examinée au microscope et soumise à l'analyse chimique.

En outre, pour connaître la valeur réelle d'un suif, il faut déterminer la proportion d'eau qu'il peut contenir, la quantité d'acides gras qu'il peut donner, le point de fusion et surtout le point de solidification de ces acides gras, (*titre* du suif), enfin la proportion relative des acides solides et liquides [1].

Titre des suifs : point de solidification des acides gras. — Le titre d'un suif est pris ordinairement par le procédé Dalican [2], qui consiste dans les opérations suivantes :

Chauffer 50 grammes d'un échantillon moyen du suif

[1] Voir plus amples détails : Ém. Bouant, *Nouveau Dictionnaire de chimie*, Paris, 1889.

[2] Dalican et F. Jean, *Méthodes chimiques servant à déterminer la valeur commerciale des matières grasses*, 1872. — Voir *Dict.* Chevallier et Baudrimont, art. *Suif.*

à analyser jusque vers + 200°, dans une capsule d'un litre; retirer du feu et ajouter par petites portions un mélange de 30 centimètres cubes d'alcool à 95°, et de 40 centimètres cubes de lessive des savonniers (soude caustique) à 36° B.; agiter continuellement avec une spatule jusqu'à solidification de la masse saponifiée.

Faire bouillir celle-ci pendant cinquante minutes avec 1 litre d'eau; ajouter à peu près 60 centimètres cubes d'acide sulfurique à 25° B.; continuer l'ébullition jusqu'à ce que les acides gras mis en liberté viennent surnager le liquide aqueux; les séparer par décantation et les laver à l'eau bouillante.

Les acides gras étant ainsi recueillis, on n'a plus qu'à en déterminer la température de solidification par le procédé décrit plus haut [1].

Voici quel est, d'après J. Bouis, le titre moyen des principales sortes commerciales de suif :

FRANCE.	Suif de la place de Paris.	43°,5
	— de Bœuf ordinaire.	44°
	— — (rognons purs).	45°,5
	— de Mouton ordinaire.	46°
	— — (rognons).	48°
	— d'os.	42°,5
	— de boyaux.	41°
RUSSIE.	— de Saint-Pétersbourg.	43°,5
	— d'Odessa (Bœuf).	44°,5
	— — (Mouton).	45°
ÉTATS-UNIS.	— de New-York (Association des bouchers).	43°,5
	— de New-York (Prime-City)	44°
	— de l'Ouest.	45°

[1] Voir page 178.

PLATA. . . .	— de Buenos-Ayres (Bœuf). . . .	45°
	— — — (Mouton). . . .	43°,2
AUSTRALIE. .	— de Mouton.	44°,8
	— de Bœuf et Mouton.	44°,5
	— de Bœuf.	43°,5
ITALIE. . .	— de Florence.	44°
AUTRICHE. .	— de Vienne.	44°,5

Il est bon de vérifier l'épreuve en répétant plusieurs fois l'opération. Le titre du suif étant déterminé, on peut en déduire la proportion dans laquelle y sont contenus les deux acides stéarique et oléique, d'après le tableau suivant, dressé par Dalican.

TEMPÉRATURE DE SOLIDIFICATION	ACIDE STÉARIQUE pour 100	ACIDE OLÉIQUE pour 100	TEMPÉRATURE DE SOLIDIFICATION	ACIDE STÉARIQUE pour 100	ACIDE OLÉIQUE pour 100
degrés			degrés		
40	35,15	59,85	45,5	52,25	42,75
40,5	36,10	58,00	46	53,20	41,80
41	38	57	46,5	55,10	39,90
41,5	38,95	56,05	47	57,95	37,05
42	39,90	55,10	47,5	58,90	36,10
42,5	42,75	52 25	48	61,75	33,25
43	43,70	51,30	48,5	66,50	28,50
43,5	44,65	50,35	49	71,25	23,75
44	47,50	47,50	49,5	72,20	22,80
44,5	49,40	45,60	50	75,05	19,95
45	51,30	43,70			

Examen microscopique. — Examinés au microscope, les suifs présentent une cristallisation beaucoup plus confuse que celle de l'axonge; on y aperçoit surtout un grand nombre d'aiguilles courbes rigides et de petites plaquettes irrégulières, s'éclairant vivement à la lumière polarisée, peu de masses radiées de stéarine; c'est seulement en reprenant par l'éther qu'on obtient de beaux cristaux de stéarine (fig. 55, page 212).

D'autre part on rencontre souvent des débris de tissus, qui sont très abondants dans les produits mal préparés.

De même que l'axonge peut contenir des Cysticerques du Ténia armé, de même les suifs de Bœuf et de Veau

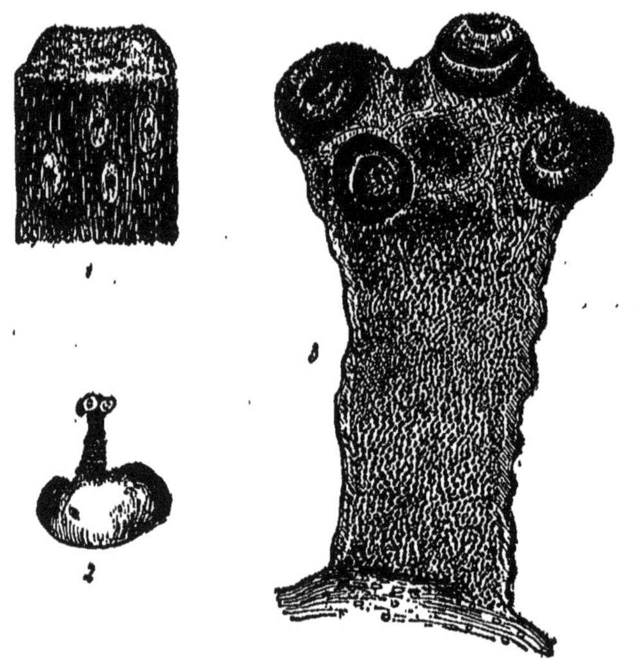

Fig. 73. — *Cysticercus Bovis*: 1, viande avec vésicules, de grandeur naturelle; 2, Cysticerque avec scolex dévaginé, grossi 4 fois; 3, tête du scolex, fortement grossie, munie de 4 ventouses, mais dépourvue de rostre et de crochets.

peuvent renfermer des Cysticerques de Ténia inerme, (fig. 73). Leurs vésicules sont de forme elliptique plus ou moins allongée ou raccourcie, et de dimensions très variables, en moyenne de 4 à 6 millimètres de long sur 2 à 3 de large, mais pouvant parfois atteindre jusqu'à un centimètre de longueur, ou au contraire ne pas dépasser le volume d'une tête d'épingle. En opérant comme pour le Cysticerque du Porc, mais avec plus de délicatesse et de précautions, on pourra faire saillir le scolex, dont la tête a une forme toute différente.

Les acides gras retirés du suif de Mouton cristallisent en petites houppes, souvent en forme d'éventail, s'éclairant faiblement sur champ noir à la lumière polarisée (fig. 66, 1); ceux du suif de Veau cristallisent en petites paillettes, groupées par trois ou quatre, se colorant faiblement à la lumière polarisée (fig. 66, 2); ceux du suif de Bœuf forment des aiguilles beaucoup plus longues, agissant fortement sur la lumière polarisée (fig. 66, 4).

6. Axine.

La seule matière grasse utilisée qui provienne des Insectes, en dehors des cires, est peu connue chez nous, mais mériterait de l'être en raison de ses propriétés; elle porte le nom d'*axine* et est extraite, au Mexique, des tissus du *Llaveia Axinus*, le plus grand des Coccidés. Cette graisse, onctueuse, jaune rougeâtre, a une odeur qui rappelle celle des fleurs d'Arnica; elle est remarquablement siccative et durcit très rapidement à l'air. Cette propriété est utilisée depuis des siècles par les Indiens, pour la fabrication de certains vernis et pour l'occlusion des plaies ou simplement des pores de la peau, dans des conditions analogues à celles où nous employons le collodion; l'axine est, en outre, employée dans beaucoup de maladies comme un médicament calmant, émollient et maturatif.

Elle est soluble dans l'alcool bouillant et très soluble dans l'éther, tant quelle n'est pas durcie par l'oxydation; on dit qu'elle fond à + 31° et que par saponification elle donne surtout de l'acide *laurique*, peut-être un peu d'acide *stéarique* ou *palmitique*, enfin une certaine quantité d'un acide tout spécial, l'acide *axinique* ou *axique*, à la présence duquel elle doit sa propriété siccative. Les produits de son oxydation à l'air seraient l'acide *hypogéique* et une substance mal définie, l'*agénine*, insoluble dans l'éther, brunie et dissoute par les alcalis caustiques, et se décomposant à + 30°, même dans une atmosphère d'hydrogène.

II. BEURRES VÉGÉTAUX.

Les principales matières grasses d'origine végétale, solides à la température ordinaire de nos climats, sont divisées, par M. G. Planchon [1], en deux groupes. Les unes contiennent une petite quantité d'huile essentielle : ce sont l'huile de Laurier et le beurre de Muscades. Les autres n'en contiennent point : ce sont les huiles de Palme et d'Illipé, les beurres de Cacao et de Coco ; à cette deuxième catégorie est rattachée la cire du Japon que je réserve pour en parler en même temps que des autres cires.

[1] G. Planchon : *Traité de la détermination des drogues simples d'origine végétale*, Paris, 1875.

J'exposerai successivement les caractères principaux des matières grasses que je viens de nommer, et j'y ajouterai ce qu'on sait actuellement de quelques autres substances, sur lesquelles l'attention a été appelée dans ces dernières années.

1. Beurre de Laurier.

Le beurre de Laurier, plus souvent désigné sous le nom d'huile de Laurier, est obtenu par expression à chaud des baies du *Laurus nobilis*. La matière grasse qui le compose provient en partie du péricarpe, en partie de l'embryon; elle forme, à la température ordinaire, une masse concrète, grenue, remarquable par sa belle coloration d'un vert intense et son odeur balsamique. Remarquons que les auteurs n'indiquent aucun chiffre de point de fusion pour cette substance. Sa densité à + 15° est de 0,93317 (Cloëz).

Le beurre de Laurier est facilement saponifiable; il est complètement soluble dans l'éther et dans l'alcool bouillant, mais en partie seulement dans l'alcool froid; la portion insoluble dans celui-ci est formée presque uniquement par un corps gras bien défini, la *laurostéarine*, dont l'alcool froid a séparé une essence, une résine, un camphre, une matière colorante verte et une substance cristallisable, incolore, inodore, insipide, de nature mal définie, qu'on a appelée *laurine*. La laurostéarine paraît cependant n'être pas le seul corps gras contenu dans le beurre de Laurier; en effet, il y a une différence entre l'huile exprimée à chaud du péricarpe des baies et celle qu'on retire des graines; elles laissent déposer par leur refroidissement deux substances bien distinctes, encore mal connues, dont la première a été appelée *stéarolaurétine* et la seconde *stéarolaurine*.

Le beurre de Laurier est souvent falsifié; on lui substitue surtout l'axonge, aromatisée avec un peu d'essence de Laurier et colorée soit avec un sel de cuivre, soit avec un mélange de Curcuma et d'Indigo; ces deux derniers colorant l'eau, le cuivre étant facilement décelé par ses réactions chimiques après incinération, ces deux falsifications seront aisément mises en évidence.

Le beurre de Laurier doit ses propriétés médicinales aux principes aromatiques qu'il contient; c'est un bon stimulant local employé en cas de contusions, foulures, etc., quelquefois dans la médecine humaine, plus souvent dans la médecine vétérinaire.

2. Beurre de Muscades.

Le beurre de Muscades est retiré par expression à chaud de l'albumen des graines du *Myristica fragrans* (fig. 74). Il est jaune brun, marbré de rouge, onctueux et friable; il dégage une odeur agréable d'essence de Muscades; sa saveur est également aromatique. Sa densité est de 0,995, suivant les uns, de 1,0088, suivant les autres; son point de fusion fort incertain : les uns le fixent à + 31°, d'autres entre + 41° et + 51°.

Toutefois il paraîtrait[1] qu'il y a lieu de distinguer deux variétés : l'une, d'une couleur jaune de cire, sans mar-

[1] Huguet, *Traité de pharmacie*, Paris, 1888.

brures rouges, fondant à $+ 46°,8$, serait du beurre de Muscades pur, tandis que l'autre, plus foncée et marbrée, fondant vers $+ 38°$, contiendrait en mélange l'huile grasse retirée du Macis, ou arille entourant la graine du Muscadier (fig. 74, B).

Le beurre de Muscades est soluble dans 4 parties d'alcool bouillant, très peu soluble dans l'alcool froid, beaucoup plus, quoique incomplètement, dans l'éther, le chloroforme et la benzine. Il rancit à la longue et arrive à se transformer en une masse cassante, plus ou moins décolorée.

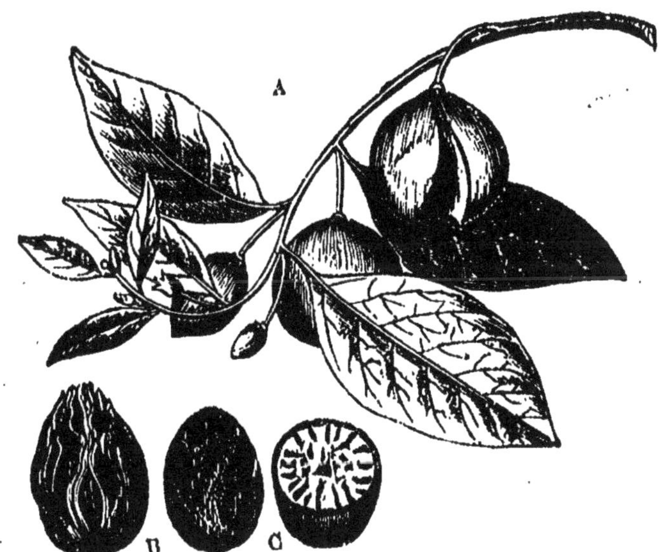

Fig. 74. — A, branche de Muscadier avec fruits; B, Muscade pourvue de son arille ou macis; C, Muscade nue, entière et coupée transversalement.

Le beurre de Muscades se compose surtout de *myristine* (73-74 pour 100), à laquelle se joignent l'*oléine* (20 pour 100), un peu de *butyrine* (1 pour 100), une résine acide

(3 pour 100) et l'essence déjà signalée (2-3 pour 100). Ceci sous toutes réserves, car on attribuait à la myristine retirée de ce beurre la propriété de fondre à + 31°, tandis que des recherches récentes tendent à démontrer que la vraie myristine, retirée non du beurre, trop souvent falsifié, mais des Muscades elles-mêmes, par l'éther bouillant, ne fond qu'à + 55°. Cette contradiction explique, en partie au moins, le désaccord signalé à propos du point de fusion du beurre lui-même.

Si ces falsifications sont fréquentes, elles ne sont peut-être pas toutes bien connues ; on signale celle qui consiste à lui substituer le Blanc de Baleine, coloré au Safran ou au Curcuma et aromatisé avec l'essence de Muscades. La solution alcoolique de la substance ainsi falsifiée sera plus ou moins colorée, tandis que celle du beurre de Muscades pur est incolore.

C'est à l'essence qu'il renferme naturellement que ce beurre doit les propriétés stimulantes qui l'ont fait entrer dans la composition de certaines préparations officinales.

3. Beurre de Palme.

Le beurre de Palme, plus communément appelé huile de Palme, est extrait du péricarpe du Palmier Avoira *(Elaeis guineensis)*, originaire de la Guinée et cultivé depuis longtemps en Amérique ; les graines de cet arbre contiennent aussi une matière grasse employée par les indigènes de l'Afrique occidentale, mais qui ne paraît pas être importée en Europe. Lorsqu'il est frais, ce beurre est d'une couleur jaune orangée et est doué d'une agréable odeur de violette. Mais il rancit très facilement et se décolore d'abord par places, puis complètement; il subit alors une sorte de saponification spontanée. A l'état frais, il est formé surtout de *palmitine* avec un peu d'*oléine* et d'*acide palmitique* libre. Lorsqu'il rancit, la palmitine se décompose et la masse peut arriver à contenir jusqu'à 80 pour 100 d'acide palmitique libre, en dehors des acides volatils résultant de l'oxydation; en même temps le point de fusion s'élève, puisque la palmitine fond à + 50°, et l'acide palmitique seulement à + 62°. Il n'est pas étonnant dès lors que les auteurs ne soient pas d'accord sur le point de fusion du beurre de Palme, leurs indications variant entre + 27° et + 37°.

Cette altération rapide du beurre de Palme suffit pour expliquer qu'il ne soit guère employé en Europe que pour la fabrication des savons et des bougies, tandis qu'on peut l'employer frais au Sénégal, en Guinée et en Amérique pour des usages culinaires et médicinaux.

Beaucoup d'autres Palmiers donnent des beurres analogues et parfois confondus avec l'huile de Palme proprement dite; les principaux sont le beurre de Tucum du Brésil et de la Guyane, fourni par l'*Astrocaryum vulgare*, et le beurre de Palmiste provenant de l'*Oreodoxa oleifera* du Sénégal.

4. Beurre d'Illipé.

Le beurre d'Illipé est retiré des graines d'un arbre de la famille des Sapotacées, très commun dans l'Hindoustan, le *Bassia longifolia* (fig. 75 et 76). Solide, il est

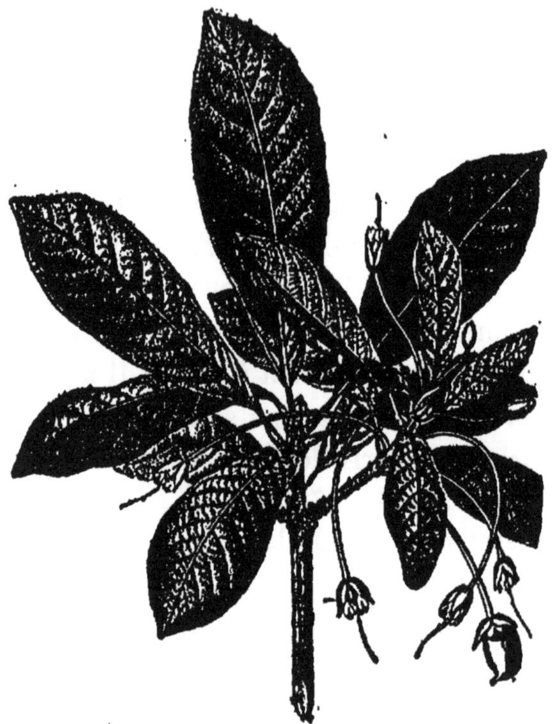

FIG. 75. — *Illipé* : Branche portant plusieurs fleurs et un fruit

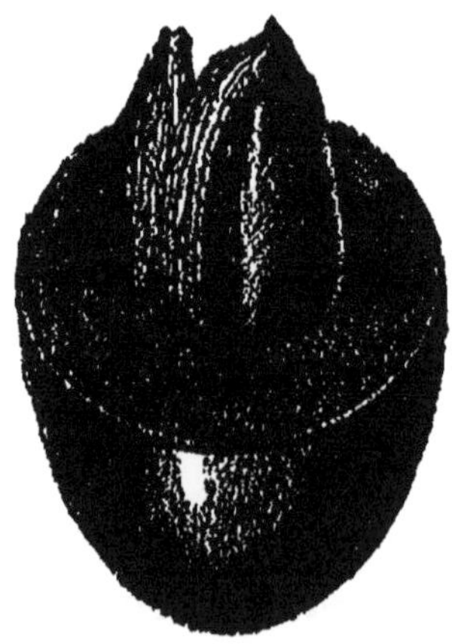

FIG. 76. — *Illipé* : Fruit coupé en travers et laissant voir les graines

d'un blanc verdâtre; fondu, il prend une nuance jaune sale, il a une odeur forte, désagréable et rancit très facilement. Il commence à se ramollir vers + 25°, devient demi-fluide à + 30° et liquide à + 35° (J. Lépine). Sa densité est de 0,957.

Il est formé de *palmitine* et d'*oléine*, et des deux acides correspondants à l'état libre; car sa saponification ne donne que peu de glycérine. En outre, on a reconnu dans les graines la présence de la *saponine* qui passe probablement dans la matière grasse et peut expliquer les propriétés parasiticides qui la font employer surtout contre la gale; les Hindous en font encore usage en onctions contre les rhumatismes ou simplement pour s'assouplir la peau; les pauvres gens s'en servent même parfois pour la cuisine, malgré les inconvénients qu'elle présente, mais jamais pour l'éclairage, tant sa fumée est fétide.

En France, on commence à l'appliquer à la fabrication des bougies, parce que le point de fusion de ses acides (+ 53°-55°) est assez élevé[1].

5. Beurre de Mohwah.

Le beurre de Mohwah provient d'un arbre très voisin du précédent, le *Bassia latifolia*, et possède, quoique

[1] Voir pour plus amples détails sur le beurre d'Illipé et les trois suivants : J. Lépine, *Note sur les produits des Bassia dans l'Inde (Journal de l'agric. des pays chauds*, mai 1867). — L. Planchon : *Étude sur les produits de la famille des Sapotées*, Montpellier, 1888. Boëry : *Les Plantes oléagineuses*, Petite Bibliothèque scientifique, Paris, 1889.

plus fusible, des propriétés analogues à celles du beurre d'Illipé, peut-être même plus accentuées, car son tourteau est particulièrement signalé comme émétique et servant même à empoisonner les poissons.

6. Beurre de Ghi.

Le beurre de Ghi (*Ghee*, en anglais), est extrait des graines d'une troisième espèce de *Bassia* de l'Inde, le *B. butyracea*, mais ses propriétés sont bien différentes. Plus ferme que le beurre d'Illipé, ayant la consistance du lard, il est inodore ou même a parfois une odeur agréable, il ne rancit pas ou très difficilement, il brûle sans odeur ni fumée et fournit un bon savon. Aussi est-il très apprécié pour la cuisine, la toilette et l'éclairage. En médecine il n'est guère employé qu'en frictions antirhumatismales.

On peut en dire autant des beurres de Noungou, de Djavé et d'Ongounou, produit par trois *Bassia* de notre colonie du Gabon, et encore peu ou point étudiés.

7. Beurre de Karité.

En revanche, on a beaucoup étudié depuis quelques années le beurre de Karité, qui est retiré des graines d'un arbre du Sénégal appartenant, comme les *Bassia*, à la famille des Sapotacées, le *Butyrospermum Parkii*. Ce beurre est encore désigné sous les noms de beurre de Galam, de Bambouc, de Bambara, de Shea; il est recueilli par l'ébullition des amandes pilées et purifié par le battage dans l'eau froide. Il est d'abord verdâtre, puis prend une teinte blanc sale, un peu rougeâtre; il a dans notre climat la consistance du suif, mais un toucher plus onctueux, plus gras. Convenablement préparé, il peut se garder au moins deux ans sans rancir. Il est très peu soluble dans l'alcool, incomplètement dans l'éther à froid; son meilleur dissolvant paraît être l'essence de térébenthine.

Les analyses concordent pour établir que le beurre de Karité est formé uniquement de *stéarine* et d'*oléine*, sans aucune trace de palmitine; mais les expérimentateurs sont en grand désaccord quant à la proportion des deux corps gras et au point de fusion du beurre, et cela a donné à penser qu'il pourrait bien y en avoir deux variétés distinctes encore mal déterminées.

Quoi qu'il en soit, ce beurre est utilisé au Sénégal pour tous les usages ordinaires des substances grasses, comme le beurre de Ghi l'est dans l'Inde, et présente les mêmes avantages que ce dernier. M. le professeur Heckel, de Marseille, pense que le beurre de Karité pourrait être utilisé en Europe pour la cuisine, si l'on pouvait y importer rapidement les graines fraîches; il suffirait pour cela d'en régulariser la récolte, l'exploitation et le transport.

8. Beurre de Cacao.

Le beurre de Cacao est obtenu par l'expression à chaud des graines du Cacaoyer, *Theobroma Cacao* (fig. 77). Il est solide, onctueux, translucide, cassant toutefois et offrant une cassure cireuse; d'abord jaunâtre, il blanchit en vieillissant; il a une saveur douce, agréable et une odeur

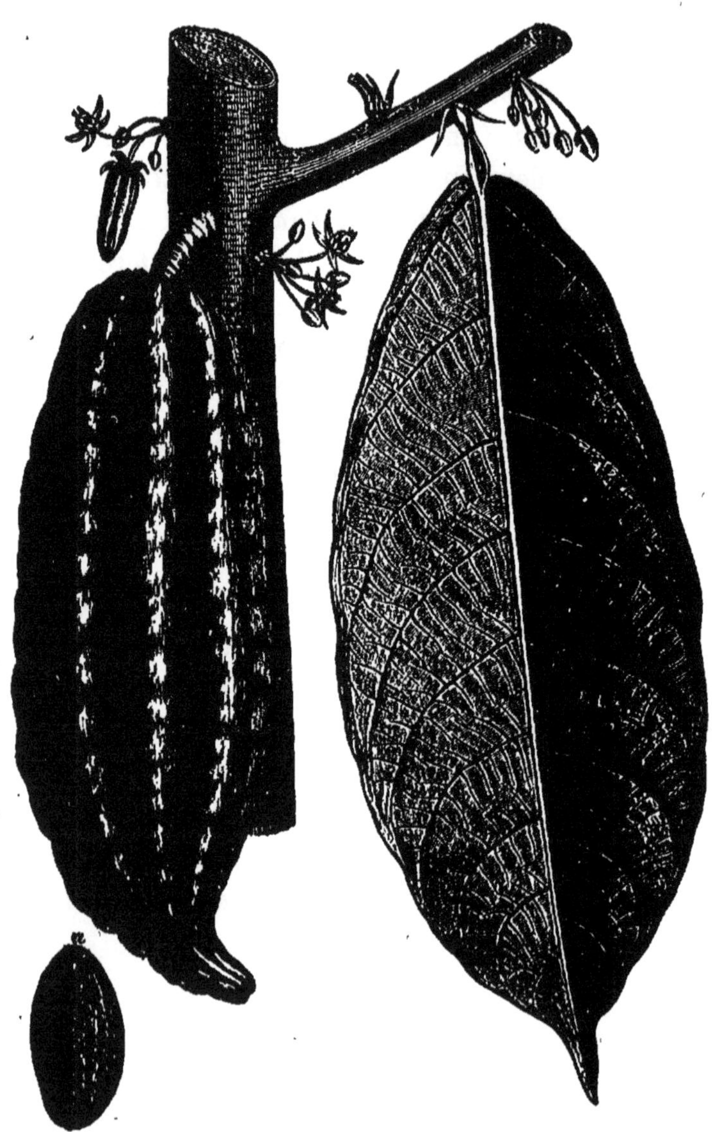

Fig. 77. — *Cacaoyer* Branche portant plusieurs fleurs et un fruit; *a*, graine isolée.

caractéristique de chocolat; examiné au microscope, à la lumière polarisée, il présente une structure cristalline. Sa densité est de 0,961; il est soluble dans 10 p. d'alcool bouillant, dans 100 p. d'alcool froid, dans 2 p. de benzine ou d'éther. Il fond à + 32° et se solidifie à + 20°; mais s'il a été purifié par plusieurs cristallisations dans l'éther, son point de fusion s'abaisse à + 26°.

On le considérait comme formé en grande partie par un corps gras particulier qu'on avait appelé *cacaostéarine;* mais des analyses plus récentes ont montré qu'il est constitué par de la *stéarine* ordinaire associée à une faible proportion de *palmitine* et d'*oléine*; on en aurait aussi retiré un acide *théobromique* dont l'identité est également douteuse.

Employé parfois à l'intérieur comme émollient, adoucissant, il est surtout utilisé à l'extérieur sous forme de suppositoires, soit seul, soit avec d'autres médicaments auxquels il sert d'excipient.

Il est souvent falsifié avec du suif de Veau, de la moelle de Bœuf, de l'huile d'Amandes et de la cire; alors il n'est plus complètement soluble à froid dans l'éther, et la solution est trouble. Toutefois, si le beurre de Cacao n'est additionné que d'une certaine proportion de suif, la solution peut être limpide, et la découverte de la falsification nécessite des opérations plus compliquées et plus délicates. Ainsi, par exemple, la solution éthérée de beurre de Cacao pur, refroidie à 0°, se trouble après dix à quinze minutes, et s'éclaircit de nouveau à + 20°, tandis que s'il y a 5 pour 100 de suif, elle se trouble au bout de huit minutes seulement et ne reprend sa limpidité qu'à + 22°.

9. Beurre de Dika.

On peut rapprocher du beurre de Cacao le beurre de Dika qui présente avec lui certaines analogies. Il est contenu dans la proportion de 80 pour 100 environ dans le *pain de Dika*, sorte de gâteau fait avec les graines concassées de l'*Irvingia gabonensis* (Rutacées), et employé comme aliment dans l'Afrique occidentale. Ce pain de Dika se présente sous la forme d'un cône tronqué, constitué par une pâte ferme et onctueuse au toucher, de couleur gris brun et marquetée de points blancs; son odeur et sa saveur rappellent celles du Cacao et des Amandes grillées. Importé en Europe, il y a un certain temps déjà, il avait servi à préparer un aliment agréable désigné sous le nom de *Chocolat des pauvres*. Le beurre qu'on en retire est fusible à + 30°, ressemble au beurre de Cacao et peut lui être substitué : il est surtout formé de *myristine*, avec une certaine quantité de *laurostéarine*.

10. Beurre de Cay-Cay.

Le beurre de Cay-Cay est retiré en Cochinchine d'une espèce voisine de la précédente, l'*Irvingia Oliveri*. Les graines en contiennent jusqu'à 52 pour 100. Il est d'un jaune grisâtre, onctueux et doué d'une odeur forte, assez désagréable, même quand il est purifié; avec le temps, il devient blanc et inodore. Il fond à + 38° et se solidifie à + 34°; il est soluble dans l'alcool bouillant, l'éther, le chloroforme et le sulfure de carbone. On en a retiré

68,70 pour 100 d'acides gras, dont 30,20 pour 100 d'acide *oléique*. Employé en Cochinchine pour fabriquer des chandelles, il serait utilisable chez nous pour la savonnerie.

11. Beurre de Coco.

Le beurre de Coco provient de l'albumen des graines du Cocotier *(Cocos nucifera)*, dont on l'extrait maintenant surtout au moyen du sulfure de carbone; il est blanc pur, opaque, sec, léger (densité à + 15° = 0,921), très peu soluble dans l'alcool, et fond à + 18°, à + 20°, ou entre + 21° et + 31°, suivant les auteurs.

Son odeur et sa saveur sont douces, mais il rancit facilement; son savon est très léger et très mousseux; on en a retiré six acides gras : les acides *laurique*, *myristique*, *palmitique*, *caprylique*, *caproïque* et *caprique*.

On avait cru le beurre de Coco constitué surtout par un corps gras spécial que l'on avait appelé *cocinine* ou *cocostéarine;* on admet aujourd'hui que cette substance n'est qu'un mélange de *laurostéarine* avec un peu de *myristine* et de *palmitine*.

Couramment employé dans les régions tropicales pour l'alimentation et l'éclairage, le beurre de Coco n'a, pendant longtemps, été utilisé en Europe que pour la fabrication de savons légers et très mousseux, non précipitables par le sel marin.

Depuis peu d'années, on l'a appliqué en Allemagne à la falsification du beurre de Vache, et, tout récemment, une usine a été fondée à Argenteuil pour la fabrication et l'épuration du beurre de Coco destiné à l'alimentation et vendu sous le nom de *végétaline;* les essais que l'on en a faits paraissent démontrer que cette substance ne présenterait aucun inconvénient au point de vue hygiénique [1].

Dans le cas où le beurre de Coco serait vendu pour du beurre de Vache, ou mélangé à ce dernier, on pourrait le constater par l'abaissement du point de fusion des acides gras, par l'augmentation du pouvoir dissolvant pour l'acide acétique (le beurre de Vache en dissout seulement 63,33 pour 100 et le beurre de Coco plus de 100 pour 100), enfin par la diminution de la quantité des acides volatils, alors que celle des acides fixes et des acides solubles reste la même.

12. Beurre de Chaulmugra.

Le beurre ou huile de Chaulmugra est retiré des graines du *Gynocardia odorata*, Bixacée de l'Inde (fig. 78).

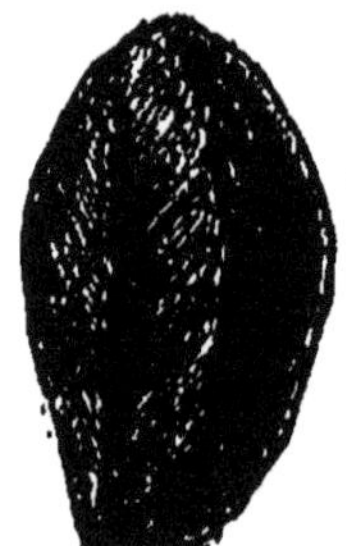
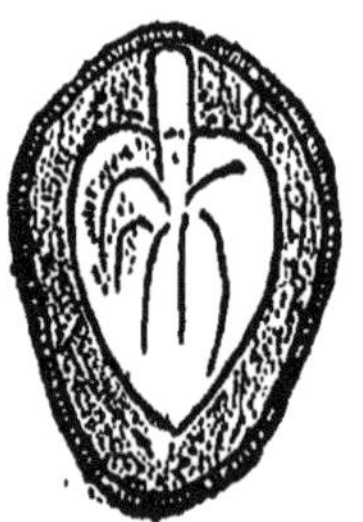

FIG. 78. — Graine de *Gynocardia odorata*, entière et coupée longitudinalement.

On dit qu'il se solidifie vers + 8° ou + 10°. Il constitue

[1] F. Jean, *Monit. scientif.*, 1890, p. 1116.

une masse concrète, de couleur jaune ocre, un peu verdâtre, dont l'odeur est assez désagréable.

Cette substance, liquide dans les régions tropicales, a été peu étudiée jusqu'ici quant à sa composition chimique. On lui a attribué une densité de 0,900, et on ne s'est guère occupé que de la distinguer d'autres matières grasses qui lui sont souvent substituées dans l'Inde, les huiles d'*Hydnocarpus venenata* et d'*H. Wightiana*, dont les caractères et les propriétés paraissent d'ailleurs très analogues.

L'huile de Chaulmugra est employée couramment là-bas dans le traitement externe de la lèpre et des affections cutanées de nature herpétique ou tuberculeuse ; on l'administre également à l'intérieur à doses modérées comme altérante ou dépurative, ou à doses plus élevées comme émétique. Les quelques essais qui en ont été faits en Europe ne permettent pas d'apprécier encore exactement les services qu'elle pourrait nous rendre, mais c'est un médicament qui paraît digne de fixer l'attention.

13. Beurres de Carapa.

Le beurre fourni par les graines du Crabwood, *Carapa guyanensis* (Méliacées), est solide dans nos climats ; sa couleur est jaunâtre et sa saveur très amère ; on le dit formé surtout de *stéarine* avec une faible proportion de *palmitine* et d'*oléine*, auxquelles se joint un principe amer, résineux, mal caractérisé. Cette substance est très employée à la Guyane, non seulement pour l'éclairage, mais aussi en onctions pour préserver la peau de la piqûre des insectes, et surtout des Chiques *(Pulex penetrans)*.

Dans la Sénégambie et la Guinée, on applique aux mêmes usages le beurre de Touloucouna provenant d'une espèce très voisine de la précédente, le *Carapa guineensis*.

14. Beurre de Maffouraire.

Le beurre de Maffouraire, *Trichilia emetica* (Méliacées) (fig. 79 et 80), retiré des graines de ce grand arbre de la

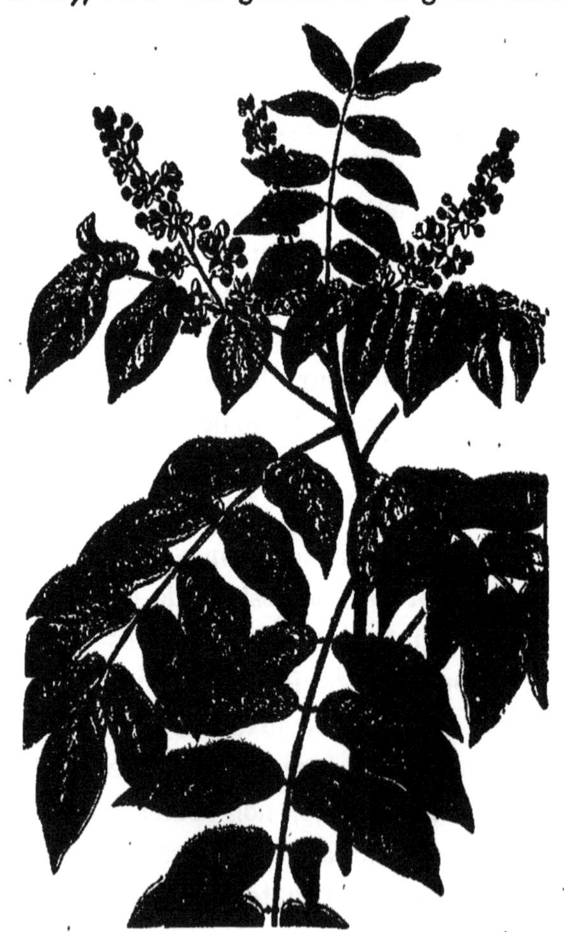

Fig. 79. — *Maffouraire*: Branche feuillée et fleurie.

côte orientale d'Afrique, est utilisé depuis peu d'années à Marseille. Il est très ferme, de couleur café au lait et veiné de blanc; son odeur est peu agréable; il fond vers

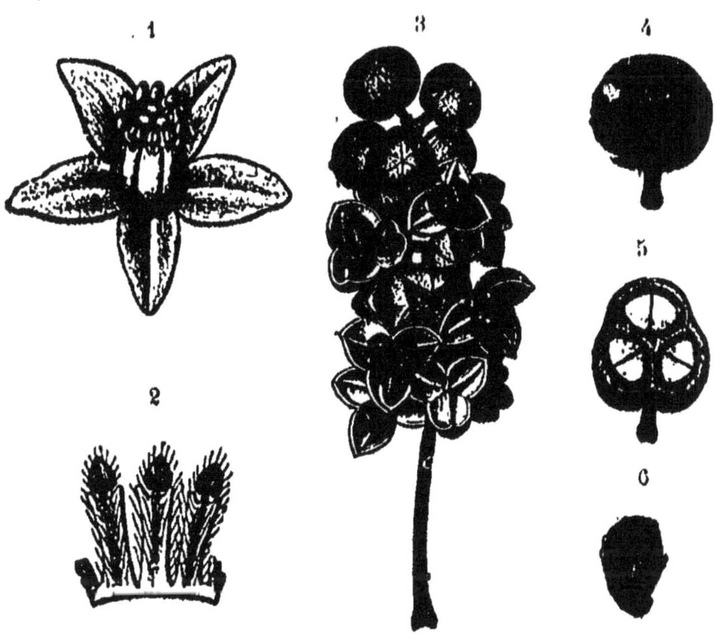

Fig. 80. — Mafouraire : 1, fleur; 2, étamines; 3, grappe de capsules, les inférieures ouvertes, les supérieures non encore mûres; 4, capsule isolée entière; 5, la même coupée en travers; 6, graine isolée.

+ 38° et a une densité de 0,913 à + 15°; la *stéarine* qu'il contient en abondance est employée pour la fabrication des bougies; les résidus seuls servent à la savonnerie.

15. Beurre de Kokum.

Le beurre de Kokum, extrait des graines du Brindonier de l'Inde, *Garcinia indica* (fig. 81), se présente à nous sous l'aspect de masses bien solides, moulées en forme ellipsoïdale, blanchâtres, légèrement brunies à l'ex-

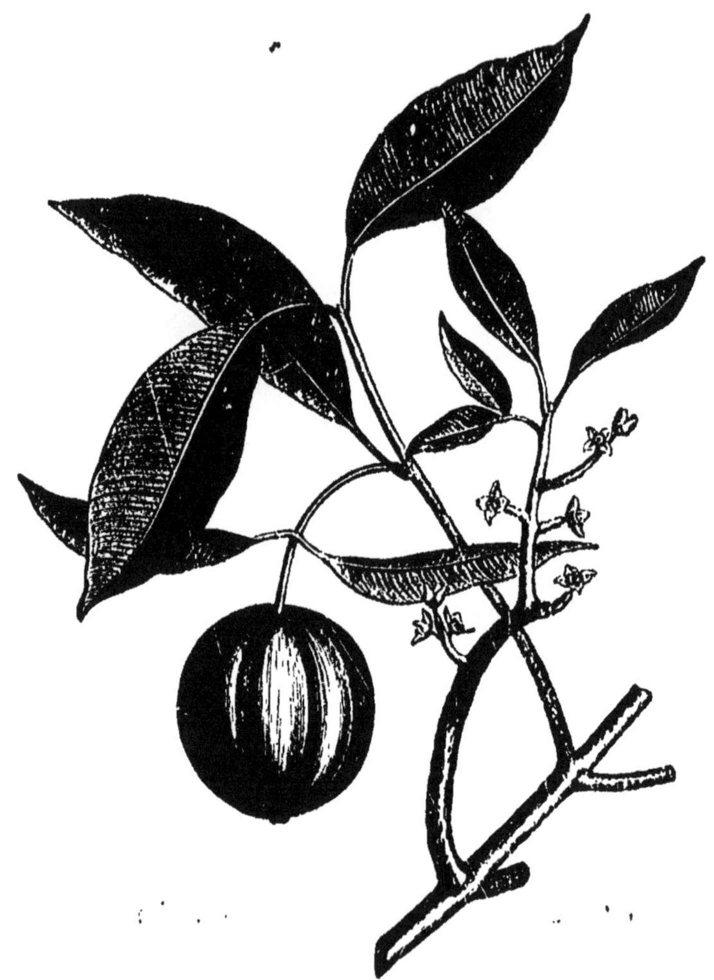

FIG. 81. — *Garcinia indica.*

térieur, plus fermes, plus résistantes, plus cassantes, et moins grasses au toucher que le suif animal; leur odeur est faible, presque nulle.

Le beurre de Kokum a un point de fusion assez élevé, qui paraît devoir être fixé entre + 43° et + 45°, quoique la pharmacopée de l'Inde donne un chiffre plus bas (+98° Fahr. = + 36°,66 C). On le dit formé surtout de *stéarine* mélangée à un peu d'*oléine;* peut-être contiendrait-il aussi un peu de *myristine*. Il est employé en onctions et en suppositoires.

16. Beurre de Kanya.

Le beurre de Kanya est fourni par les graines d'un arbre de l'Afrique occidentale, le *Pentadesma butyracea*, voisin du précédent et appartenant comme lui à la famille des Clusiacées. Ce beurre se présente à nous sous un aspect tout différent de celui du beurre de Kokum; l'échantillon assez rare qu'en possède la Faculté de médecine de Lyon a la forme d'un large gâteau plat, enveloppé dans une feuille de Palmier. Cette enveloppe est nécessaire, car le beurre qu'elle contient est très friable; la masse est brunâtre et un peu rancie à la surface, blanche et inodore à l'intérieur; grasse et douce au toucher, elle s'émiette sous la pression des doigts, se ramollit alors et exhale une légère odeur empyreumatique.

D'après Cauvet[1], le beurre de Kanya fond à + 42°, est soluble à + 18° dans 3 p. de chloroforme, 4 p. de benzine, 12 p. d'éther à 56°, 145 p. d'alcool à 90° froid, 10 p. d'alcool pur bouillant, 60 p. d'alcool à 90° bouillant. Avec la

[1] D. Cauvet: *Nouveaux éléments de matière médicale*, Paris, 1886-1887, vol. II, p. 276.

soude il donne un savon dur et blanc. MM. Heckel et Schlagdenhauffen déclarent avoir retiré du beurre de Kanya 18,35 pour 100 d'acide *oléique* et 81,65 pour 100 d'acide *stéarique;* ils ajoutent que ce beurre commence à fondre à + 30° et est complètement fondu à + 40°, enfin que sa solution alcoolique étant fortement acide, il doit contenir une notable proportion d'acide stéarique libre. Ce beurre ne paraît utilisable que pour la fabrication des bougies et des savons.

17. Beurre de Maloukang.

MM. Heckel et Schlagdenhauffen ont étudié tout récemment le beurre de Maloukang ou Ankalaki, qui est retiré des graines du *Polygala butyracea*, de la côte occidentale d'Afrique, et qui serait excellent au moins pour l'usage alimentaire. Il est de couleur jaunâtre, doué d'une saveur agréable de noisette, commence à fondre à + 35°, mais n'est complètement fondu qu'à + 52°. Il est formé d'un mélange de *palmitine* (57,54 %) et d'*oléine* (31,5 %) avec un peu de *myristine* (6,165 %) et d'*acide palmitique* libre (4,795 %). Cette substance, encore à l'étude aujourd'hui, est assurément digne d'intérêt : mais l'avenir seul pourra nous faire connaître si son utilisation ne sera pas entravée par des obstacles industriels ou commerciaux. Le *Polygala butyracea* vient d'être acclimaté à Java, et il le sera bientôt dans nos possessions tropicales, grâce aux envois de graines faits par M. Heckel à tous les jardins botaniques des colonies françaises.

18. Suifs végétaux divers

On signale encore sous le nom de *suifs végétaux* quelques autres matières grasses dont aucune ne paraît avoir été l'objet d'études approfondies. Tels sont :

Le suif du *Chou-lah* de la Chine ou *Stillingia sebifera* (Euphorbiacées) où l'on croyait avoir trouvé un acide gras spécial, l'acide stillistéarique, et qui ne serait qu'un mélange d'*acides palmitique* et *oléique ;*

Le suif de Piney ou de Canara, du *Vateria indica* (Diptérocarpacées) ;

Le suif végétal de Bornéo, produit par les *Hopea macrophylla* et *H. splendida ;*

Le suif d'Ochoco, fusible à + 70° (?), provenant d'un *Dryobalanops* du Gabon ;

Celui du *Lophira alata* de la Casamance ;

Le suif du *Cylicodaphne sebifera* de Java (Lauracées) qui donne de l'acide laurique, et contiendrait par conséquent de la *laurostéarine ;*

Le suif du *Myristica Kombo*, du Gabon, employé dans ce pays pour le traitement des affections cutanées chroniques.

QUATRIÈME PARTIE

LES CIRES

I. CIRES ANIMALES.

1. Cire d'Abeilles.

La cire d'Abeilles est la principale de toutes. On sait qu'elle constitue les rayons ou gâteaux que les Abeilles (fig. 82) construisent et dont les alvéoles contiennent le miel et les œufs.

On la prépare après récolte du miel, en faisant fondre les rayons dans l'eau bouillante qui dissout les traces de miel restées dans les alvéoles et laisse déposer une partie des impuretés. On la débarrasse des autres matières étrangères par une seconde fusion, une filtration et quelques autres opérations assez simples. C'est ainsi qu'on obtient les pains de cire naturelle ou *cire jaune*.

Dans cet état, la cire forme une masse d'un jaune foncé, amorphe, opaque, compacte, ferme, sèche, tenace, à cassure nette, grenue, et à odeur toute particulière. L'aspect *cireux* et le toucher *cireux* qu'elle présente, sont difficiles à définir, mais typiques, et servent de point de comparaison. La surface des pains fondus offre un brillant tout spécial qui s'accentue par le frottement. Vers + 30° elle commence à devenir malléable et plastique ; elle fond seulement à + 62° ou + 63° ; sa densité varie entre 0,962 et 0,969 ; elle est complètement

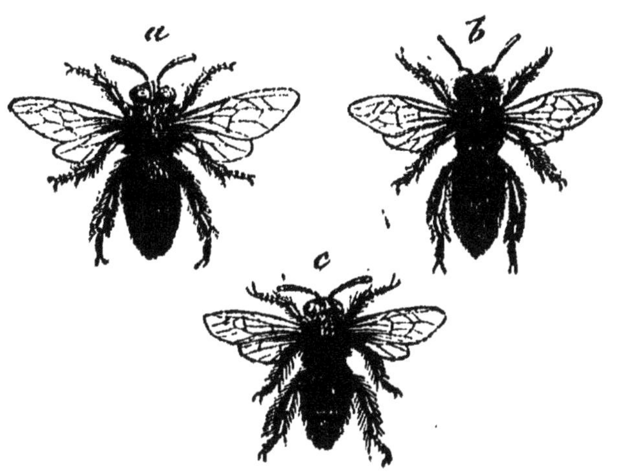

Fig. 82. — Abeilles : *a*, mâle ; *b*, femelle ; *c*, ouvrière.

insoluble dans l'eau, insoluble à froid dans l'alcool et l'éther, soluble dans 20 parties d'éther bouillant, et en toutes proportions dans la benzine, l'essence de térébenthine et les huiles fixes. Elle brûle sans laisser de résidu.

Elle est constituée par un mélange dont la composition est révélée par l'action de l'alcool bouillant qui ne la dissout qu'en partie. Trois substances peuvent être séparées par ce procédé : la *myricine* ou *palmitate de myricyle*, éther palmitique de la mélissine ou alcool myricylique, fusible à + 72°, insoluble dans l'alcool bouillant ; l'*acide cérotique*, d'abord considéré comme neutre et appelé *cérine*, fusible à + 77° ou + 78°, soluble dans l'alcool bouillant, mais se précipitant par le refroidissement ; la *céroléine*, substance molle, fusible à + 28°,5, encore mal définie, qui se dissout dans l'alcool bouillant, mais ne se précipite pas par le refroidissement.

La cire blanche s'obtient normalement en décolorant la cire jaune préalablement mise en rubans minces, par l'étalage dans une prairie, et l'action combinée de la lumière, de l'humidité, de l'air ozonisé et de certains microbes. La composition chimique de la cire se trouve ainsi quelque peu modifiée sans qu'on sache au juste en quoi, si ce n'est que la cire blanche contient proportionnellement moins d'oxygène et plus de carbone que la cire jaune ; son point de fusion s'est élevé à + 64°-65°, ou même + 69°-70°. On a essayé de blanchir la cire par l'action du chlore ou de l'acide azotique, mais on ne peut alors la débarrasser des composés chlorés ou nitreux, dont la présence a de nombreux inconvénients qui doivent faire rejeter toute cire blanchie par ces procédés.

La cire d'Abeilles entre dans la composition des cérats et de nombreux onguents, emplâtres, etc.

On a dit qu'elle contenait normalement environ 73 pour 100 de *myricine*, 22 pour 100 d'*acide cérotique* et 5 pour 100 de *céroléine*, mais que ces proportions pouvaient varier beaucoup avec l'alimentation des Abeilles et la nature des substances végétales plus ou moins cireuses qu'elles paraissent ajouter en quantité notable à celles qui constituent le produit de leur propre sécrétion.

Les naturalistes ont discuté depuis fort longtemps la question de l'origine de la cire. On croyait jadis que les Abeilles ne la fabriquaient pas et se bornaient à la récolter toute fabriquée sur les végétaux. Mais on a démontré depuis que, enfermées sans traces de cire à leur disposition, elles étaient capables d'en produire et de construire leurs rayons (Huber, Dumas et Milne-Edwards).

La discussion s'est portée alors sur le procédé de fabrication, certains ayant annoncé l'existence de poches sécrétrices abdominales, d'autres la niant et prétendant que la cire était élaborée par l'estomac des Abeilles, puis régurgitée et moulée ensuite dans les aires cirières de leur abdomen sous forme de petites lamelles.

Enfin Dujardin admit que la cire devait être secrétée par les cellules hexagonales qui se voient à la surface de ces aires cirières. Cette hypothèse était juste, mais elle n'a été vérifiée que tout récemment par M. le professeur Carlet, de Grenoble[1], qui a décrit en détail la constitution anatomique de cet appareil secréteur, l'apparition de la cire à son intérieur et son exsudation au dehors, au travers de l'écaille cuticulaire anhiste qui recouvre les *cellules cirières* formant une membrane spéciale sur les quatre derniers arceaux ventraux de l'abdomen.

Il semble toutefois que, si les Abeilles sont capables de fabriquer leur cire de toutes pièces au moyen de simples aliments sucrés, elles puissent y joindre les cires végétales qu'elles trouvent toutes faites et qui passeraient sans altération par leur tube digestif et leur appareil sécréteur.

Néanmoins, d'après un travail tout récent[2], les proportions des divers composants varieraient peu et seraient

[1] Carlet, *Le Naturaliste*, 1er juillet 1890.
[2] A. et P. Buisine, *Monit. scientif.*, 1890, p. 1135.

différentes des chiffres ci-dessus ; d'autre part, la céroléine devrait être rayée de la liste des composants de la cire, dont les auteurs de ce travail ont retiré les substances suivantes :

Acides libres évalués en acide cérotique . . .	13,50 à 15,50	0/0
Acides combinés évalués en acide palmitique. .	32,85 à 34,67	—
Acides non saturés (libres et combinés), évalués en acide oléique.	9 à 12	—
Alcools combinés (mélissique, cérylique, etc.), évalués en alcool mélissique.	52,5 à 56,5	—
Carbures d'hydrogène (heptacosane et hentriacontane).	12,5 à 14	—

2. Cire des Andaquies.

L'addition de substances cireuses végétales toutes faites semble bien plus accusée dans la cire des Andaquies, formant les rayons des Mélipones, Insectes mellifères américains, voisins des Abeilles, s'il faut en croire une analyse qui la donne comme composée presque entièrement de cire de Palmier (50 $^{0}/_{0}$), et de cire de Canne à sucre (45 $^{0}/_{0}$). La cire des Andaquies a une densité de 0,917, et fond seulement à + 77°.

3. Cire de Cerococcus.

Les Coccidés, comme les Hyménoptères, peuvent aussi fabriquer des substances cireuses, mais dans des conditions toutes différentes, en rapport avec les mœurs de ces animaux.

On a signalé la cire d'un *Cerococcus Quercus*, de l'Arizona, comme produite en abondance par cet insecte sur les Chênes de ce pays et méritant d'être exploitée ; mais on n'en sait rien de plus.

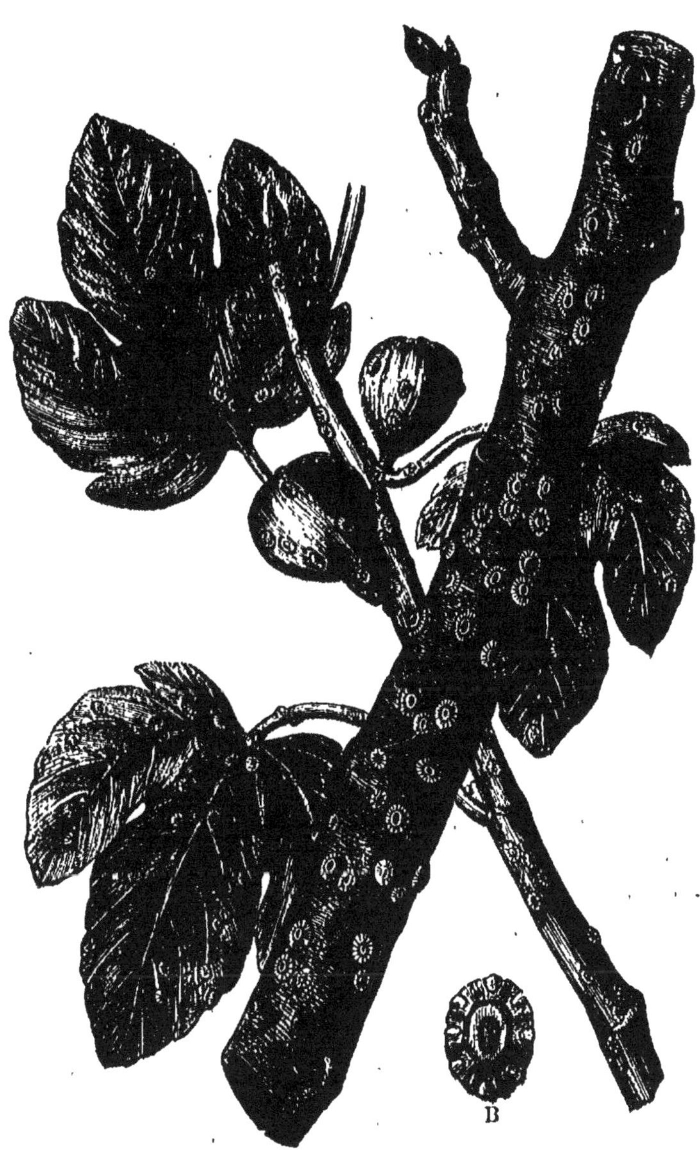

Fig. 83. — Cochenille du Figuier et du Petit-Houx *(Ceroplastes Rusci)*; B, un individu grossi.

4. Cire de Ceroplastes Rusci.

La cire du *Ceroplastes Rusci* forme aux femelles de cette espèce (fig. 83, 84 et 85) une sorte de carapace constituée par plusieurs plaques polygonales qui la font ressembler, sauf la couleur, à l'écaille de Tortue. Ces insectes vivent en parasites, dans l'Europe méridionale, sur le Petit-Houx, le Figuier et le Myrte, auxquels ils

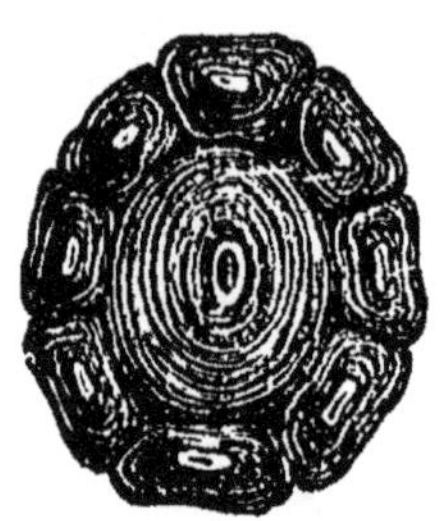

Fig. 84. — *Ceroplastes Rusci* adulte, d'après Signoret.

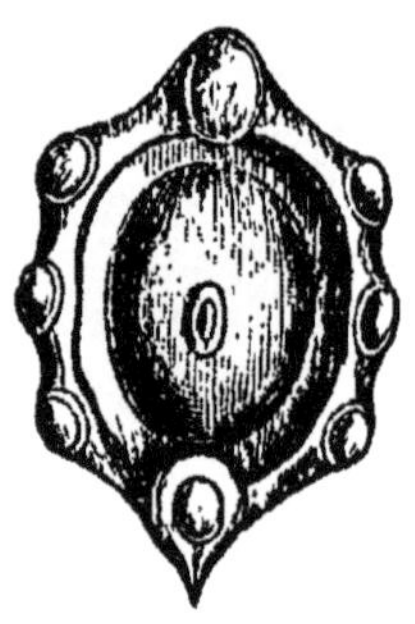

Fig. 85. — *Ceroplastes Rusci*, débarrassé de sa cire, d'après Signoret.

nuisent beaucoup. Leur cire est jaunâtre, entièrement soluble dans l'éther, partiellement soluble dans l'alcool ; elle fond entre + 51° et + 52° ; ce point de fusion assez bas s'explique par la forte proportion de *céroléine* (?) qu'elle contient (51,3 °/₀), le reste étant formé comme dans la cire d'Abeilles par la *myricine* (35,2 °/₀), et l'*acide cérotique* (12,7 °/₀), d'après Fausto Sestini.

5. Cire de Ceroplastes ceriferus.

La cire du *Ceroplastes ceriferus* (fig. 86), de l'Inde,

est moins connue scientifiquement et sans importance commerciale. Voici ce qu'on en sait, par des observations qui datent du siècle dernier : elle est plus lourde que l'eau, très adhésive, très soluble dans l'alcool, fusible à $+63°$, elle n'est pas décolorable par le soleil ni par le chlore, et n'est pas saponifiable par les alcalis. A l'état

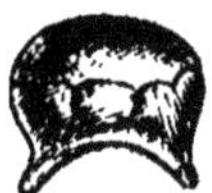

Fig. 86. — *Ceroplastes ceriferus* débarrassé de sa cire, d'après Signoret.

frais, elle passe pour avoir un goût très agréable et est très recherchée comme aliment par les Hindous ; sèche elle devient amère, salée et désagréable.

6. Cire de Chine.

La cire de Chine (cire d'Insectes, cire d'arbre, Spermacéti végétal), appelée en chinois *Pé-la*, est produite sur différents arbres par la piqûre des mâles de l'*Ericerus Pela* (fig. 87 et 88). Elle est blanche, translucide, brillante, inodore, insipide, non onctueuse au toucher, plus dure que la cire d'Abeilles ; elle craque sous les dents et se réduit en poussière sèche, non adhérente ; elle a une structure fibreuse assez remarquable. Elle est insoluble dans l'eau, plus ou moins soluble dans les huiles essentielles et est à peine attaquée par l'alcool bouillant, les acides et les alcalis. Un grand désaccord règne entre les expérimentateurs, d'après Raphaël Blanchard [1], quant à son point de fusion, fixé tour à tour à + 38°, + 48°, + 64° et + 84°, contradictions difficiles à expliquer, étant donné que la cire de Chine est reconnue comme un

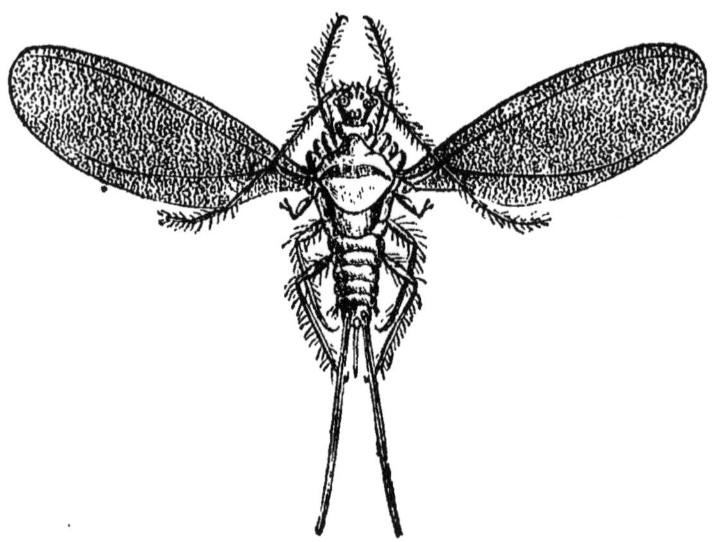

Fig. 87. — *Ericerus Pela* mâle, d'après Signoret.

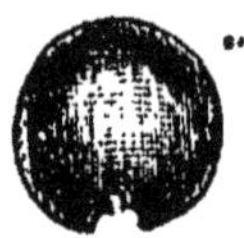

Fig. 88. — *Ericerus Pela* femelle, d'après Signoret.

composé défini, le *cérotate de céryle*. Cette cire est employée en Chine aux mêmes usages que la cire d'Abeilles.

[1] R. Blanchard, *Les Coccidés utiles*, Paris, 1883. — La plupart des auteurs récents admettent les chiffres de + 82°,5 ou + 83° comme point de fusion de la cire de Chine.

7. Spermacéti ou Blanc de Baleine.

Le Spermacéti ou Blanc de Baleine, bien que n'étant pas désigné sous le nom de cire, peut assez bien prendre place ici, à côté de la cire de Chine, à cause de la ressemblance qui existe entre ces deux substances et d'une certaine analogie dans leur constitution chimique.

Le Blanc de Baleine, improprement nommé, provient du Cachalot ; la tête de ce Cétacé présente dans sa région supéro-antérieure, entre les os du crâne et la peau, de vastes cavités remplies d'une matière grasse, dont chaque animal peut fournir 15 à 20 tonneaux. Cette matière grasse, abandonnée à l'air, se sépare en deux parties, une huile liquide formée de *palmitine*, *phocénine* (ou *valérine*) et *physétoléine* [1], et une masse figée qui, filtrée, pressée et raffinée, constitue le Spermacéti, utilisé dans la préparation du cold-cream et de certains onguents. C'est une substance blanche, friable, onctueuse, translucide, d'un éclat gras et nacré, d'une odeur faible, plus soluble à chaud qu'à froid dans l'alcool, l'éther et les huiles fixes et volatiles, susceptible de rancir à la longue en prenant une teinte jaune, ayant une densité de 0,943 et fondant vers $+ 44°,68$.

On peut purifier encore le Spermacéti raffiné, par l'alcool qui en sépare une huile incolore ; la partie insoluble ou Blanc de Baleine pur, cristallisant en paillettes

[1] L'acide *physétoléique* appartient à la série de l'acide oléique, et, d'après sa composition chimique, serait identique à l'acide hypogéique de l'huile d'Arachide.

blanches, brillantes, fusibles à + 40°, est formée surtout de *cétine*, ou *palmitate de cétyle*, qui est un éther palmitique de l'alcool cétylique ou *éthal ;* la saponification y a en outre montré la présence des acides *stéarique*, *myristique* et *laurique*, combinés avec les radicaux des alcools appelés *stéthal*, *méthal* et *léthal* (Heintz). Or il est à noter que les quatre acides gras ci-dessus sont ainsi unis aux radicaux des quatre alcools qui leur correspondent par le nombre de leurs atomes de carbone, de même que dans la cire de Chine l'acide cérotique est uni au radical de l'alcool cérylique, qui lui correspond au même titre.

Cette relation intéressante mérite d'être mise en évidence ; elle me paraît justifier un rapprochement étroit entre la cire de Chine et le Spermacéti. Toutefois, je dois dire que ce dernier contiendrait encore un cinquième acide appartenant comme les précédents à la série grasse, l'acide *cétique*, dont l'alcool correspondant n'a pas encore été signalé comme entrant dans la composition du Blanc de Baleine. Mais cet acide lui-même n'existerait peut-être pas plus que ses prétendus isomères en $C^{15} H^{30} O^2$, les acides isocétique de l'huile de Pignons d'Inde, bénomargarique de l'huile de Ben aptère et cocinique du beurre de Coco.

Le Blanc de Baleine peut-être falsifié avec la cire blanche, qui le rend plus mat, moins lamelleux et moins friable, élève son point de fusion et donne un aspect laiteux à sa solution éthérée.

Additionné de suif ou de stéarine, il tache le papier et donne un savon soluble avec les alcalis ; son point de fusion sera abaissé par le suif ou relevé par la stéarine; le suif pourra encore être reconnu à son odeur. Les acides stéarique ou margarique (?) ajoutés au Blanc de Baleine élèvent son point de fusion et augmentent sa solubilité dans l'alcool.

On lui a parfois mélangé des matières graisseuses provenant de la macération des viandes dans l'eau; outre qu'elles abaissent le point de fusion, elles seront reconnues au moyen de la potasse caustique qui, triturée avec le Blanc de Baleine suspect, produira un dégagement d'ammoniaque.

Pour y reconnaître la cire de Chine, on se fondera sur ce que celle-ci n'est soluble que vers + 70° dans l'essence de térébenthine, tandis que le Blanc de Baleine s'y dissout à une température bien plus basse; en faisant digérer la masse dans cette essence vers + 30°, on dissoudra le Spermacéti et la cire de Chine sera isolée à l'état solide [1].

II. CIRES VÉGÉTALES

1. Cire du Japon.

Parmi les cires végétales, l'une des plus répandues dans le commerce est la cire du Japon, assez fréquemment employée pour falsifier la cire d'Abeilles. On la retire du mésocarpe des drupes d'un Sumac, le *Rhus succedanea*, soit par expression à chaud, soit par simple

[1] Th. Martins, *Journ. de pharm. et de chimie*, 3e série, XXVI, 1854, p. 305-307.

action de l'eau bouillante sur les fruits broyés. Cette cire se présente en pains de forme et de dimensions variables recouverts d'une efflorescence blanche cristalline, et d'un blanc jaunâtre à l'intérieur ; elle est presque aussi ferme et cassante que la cire d'Abeilles ; le toucher, la cassure, l'aspect brillant de la surface coupée ou frottée méritent la qualification de cireux. Elle rancit assez facilement et prend une teinte rougeâtre. Sa densité est donnée comme comprise entre 0,970 et 0,980 ; pour Cloëz elle ne serait que de 0,930 ; son point de fusion est fixé tantôt vers + 40° et 42°, tantôt vers + 45° et 50°, tantôt même entre + 52° et 55° ; mais tous ces chiffres sont notablement inférieurs au point de fusion de la cire d'Abeilles.

La cire du Japon est soluble dans 2 parties d'éther, ainsi que dans 3 parties d'alcool bouillant. Elle se saponifie aisément en donnant de la glycérine et un savon dur d'où on retire de l'acide palmitique. On la considérait comme composée presque exclusivement par de la *palmitine ;* mais il paraîtrait qu'elle contient une très forte proportion *d'acide palmitique* libre. Voilà donc une substance qui présente un certain nombre de caractères physiques des cires, et qui, par sa composition chimique, mérite d'être rangée à côté de certains beurres ou suifs végétaux ; ceux-ci n'en diffèrent presque que par la présence de l'oléine et l'absence ou la faible proportion des acides gras libres. Aussi la plupart des auteurs n'hésitent-ils pas à la considérer comme un véritable corps gras, et à la séparer des autres cires végétales.

On a cru pouvoir accentuer cette séparation en faisant remarquer que la cire du Japon provient de l'intérieur des cellules d'un tissu végétal, tandis que les *vraies* cires fournies par des plantes seraient toujours des produits d'une sorte d'exsudation cuticulaire, et ne se rencontrant, par suite, qu'à la superficie et non dans la profondeur des organes. Ce caractère d'origine paraît en effet coïncider avec certains caractères chimiques.

2. Cires de Bicuiba, d'Ocuba et d'Otoba.

Mais tout d'abord débarrassons-nous de quelques produits mal connus qui sont classés parmi les cires, et qui paraissent devoir être rapprochés des vrais corps gras, plus encore peut-être que la cire du Japon. Je veux parler des substances qu'on appelle cires de *Bicuiba*, d'*Ocuba*, et d'*Otoba*, fournies par trois espèces de Muscadiers.

La cire de Bicuiba, très employée au Brésil aux mêmes usages que la cire d'Abeilles, provient des graines du *Myristica Bicuhyba* ou *M. surinamensis;* elle est blanc jaunâtre, soluble dans l'alcool bouillant et fond vers +35° ou 30°. D'après Valenta [1], elle contient en quantité dominante des acides gras saturés à poids moléculaires relativement bas, paraissant répondre à l'acide *myristique*, et donne en outre de l'acide *oléique*, une substance résineuse à odeur de baume du Pérou, un peu de cire et une substance brune indifférente.

La cire d'Ocuba ou d'Ocoba, du Brésil septentrional,

[1] E. Valenta, *Zeitschrift für prakt. Chemie*, 1880, p. 3. — *Monit. scientif.*, 1880, p. 502.

appelée encore *Yayamadou ouarachi* en Guyane, est retirée des graines du *Myristica sebifera (M. Ocoba. — M. officinalis. — Virola sebifera)* et décrite suivant les auteurs soit comme une cire fondant à + 36°,5, soit comme un suif aromatique et cristallin.

Il ne faut pas confondre avec cette dernière, comme cela parait avoir été fait, une troisième substance, la cire ou graisse d'Otoba, provenant des graines du *Myristica Cumara (M. Otoba)*, de la Colombie et du Pérou, employée contre certaines maladies du cuir chevelu, et donnant par saponification de l'acide *myristique* et de l'acide *oléique*.

Néanmoins ces trois substances sont assurément très voisines; le point de fusion peu élevé des deux premières, la composition chimique de la première et de la troisième, les qualifications de suif ou graisse qui leur sont données par les auteurs les plus récents, les affinités botaniques des plantes qui les fournissent, leur production dans l'intérieur des cellules de l'albumen de ces divers Muscadiers, tout concourt à les rapprocher étroitement du suif de Kombo du Gabon, que j'ai déjà signalé en quelques mots, et enfin du beurre de Muscades. Ce sont évidemment, d'après toutes ces analogies, de véritables matières grasses, à base de glycérine, et nous devrons les rattacher aux beurres végétaux.

Si on les a classées parmi les cires ou les suifs, c'est uniquement parce qu'elles servent à la fabrication des bougies dans leurs pays d'origine respectifs. Cette considération industrielle n'ayant qu'une importance, on fera bien de n'en tenir aucun compte et de donner désormais aux substances en question les noms de beurre de Kombo, beurre de Bicuiba, beurre d'Ocuba et beurre d'Otoba.

Je crois devoir signaler, à propos de ces produits, une ressemblance de noms qui a déjà causé quelques erreurs contre lesquelles le lecteur doit être prévenu; il faut éviter de confondre, comme on l'a fait dans la question qui nous occupe, les *Myristica* (Muscadiers) avec les *Myrica* (Ciriers), et tout particulièrement le *Myristica sebifera* avec le *Myrica cerifera*.

3. Cires de Myrica.

Le *Myrica cerifera* est un arbrisseau de l'Amérique du Nord, où on le désigne communément sous les noms de Laurier sauvage de la Louisiane ou *Candle-berry Myrtle*, Myrte à chandelles, deux dénominations qui peuvent être encore des causes de confusion. Le *Myrica cerifera*, comme la plupart des espèces du même genre, fournit une cire, ou du moins une substance considérée comme telle.

Cette cire, appelée à tort *cire de Myrte* par les Américains, forme à la surface des fruits une couche continue, blanche, brillante, homogène, mamelonnée. Néanmoins elle n'est pas, comme on le pourrait le croire, une exsudation cuticulaire analogue à celles dont je parlerai tout à l'heure; elle est fabriquée par certaines cellules des couches superficielles du péricarpe, constituant des massifs secréteurs qui forment les saillies mamelonnées visibles à l'extérieur des petites drupes des *Myrica*; ces appareils glanduleux excrètent au dehors la cire produite à leur intérieur en même temps qu'une substance oléo-résineuse.

En versant de l'eau bouillante sur les fruits, on en sépare facilement la cire qui vient, dit-on, surnager à la surface de l'eau ; cette infusion doit se faire rapidement pour que la cire ne contienne pas trop de matières étrangères et ne soit pas trop colorée ; à plus forte raison évite-t-on de procéder par décoction.

La cire du *Myrica cerifera* est ordinairement d'un jaune pâle plus ou moins verdâtre ou brunâtre, un peu translucide, dure, cassante, à cassure mate, un peu grenue, devenant luisante par le frottement ; elle se ramollit entre les doigts et s'y attache ; elle a une odeur et une saveur balsamiques et fond entre + 47° et + 49°. Sa densité paraît comprise entre 1,004 et 1,006, bien que Cloëz lui attribue le chiffre de 0,975. Les échantillons de la Faculté de Lyon sont de nature à confirmer la première indication, car ils tombent immédiatement au fond de l'eau.

Cette cire est, pour les uns incomplètement soluble dans l'alcool bouillant, pour d'autres soluble dans 20 parties de ce dissolvant, et dans 4 parties d'éther bouillant. Elle est saponifiable par les alcalis et donne une très petite quantité de glycérine. Quant aux acides gras, Chevreul y avait signalé les acides stéarique, margarique et oléique ; d'après des travaux plus récents, il semble qu'elle soit formée surtout d'acide *palmitique* libre avec un peu d'acide *laurique* ou *myristique* et de *palmitine*.

Certaines contradictions relatives à cette substance peuvent tenir à ce qu'on recueille encore aux États-Unis les cires de deux autres espèces voisines, les *Myrica carolinensis* et *pensylvanica*, qui peuvent avoir des propriétés et une composition différentes de celle du *Myrica cerifera*, et avoir été confondues avec elle.

Dans la colonie du Cap, on exploite aussi la cire des *M. cordifolia* et *quercifolia*, qui est dit-on mangée par les Hottentots en temps de disette. Ces produits n'ont été jusqu'ici l'objet d'aucune étude spéciale. La cire du *M. cordifolia*, à part sa couleur gris perle, ressemble assez à la cire du *M. cerifera*; sa densité est également supérieure à celle de l'eau.

On a récolté parfois en France la cire du *Myrica Gale*, ou Piment royal; on en fit jadis, paraît-il, des bougies pour Louis XIV; mais elle est produite en trop petite quantité pour que son exploitation soit rémunératrice; on peut la supposer analogue à celle du *M. cerifera*, la seule qui ait été étudiée.

Pour en revenir à celle-ci, remarquons qu'ici encore nous nous trouvons en face d'une substance appelée cire, qui a une origine réelle intra-cellulaire, et qui donne, par saponification, un peu de glycérine.

4. Cires cuticulaires diverses.

Arrivons enfin aux cires végétales qui ont une origine cuticulaire et qui ne donnent pas de glycérine. De semblables revêtements cireux ne sont pas rares à la surface des tiges, des feuilles et des fruits, et lorsqu'on les a étudiés, on leur a d'ordinaire trouvé une assez frappante analogie avec la cire d'Abeilles. Ainsi les cires du foin et du Lilas en sont voisines par leur composition élémentaire; la cire d'Opium, qui n'est autre, sans doute, que celle de l'épiderme des capsules du Pavot, s'est montrée constituée par les *palmitates de céryle* et *de myricyle* et le *cérotate de céryle*, ce qui la rapproche à la fois de la cire d'Abeilles et de la cire de Chine. Mais la plupart de ces cires sont trop peu abondantes pour être exploitées; il n'y en a que trois qui se trouvent dans le commerce : elles proviennent de trois espèces de Monocotylédones, deux Palmiers et une Graminée.

5. Cire de Céroxyle.

Celle que l'on appelle plus particulièrement *cire de Palmier* est produite par le *Ceroxylon andicola* ou Céroxyle des Andes, de la Nouvelle-Grenade et du Pérou. On la récolte en grattant au couteau la surface des tiges et des gaines foliaires de cet arbre; elle forme alors une poudre légère en petites écailles grisâtres; purifiée par traitement à l'alcool et à l'eau bouillante, elle se présente en masses d'un blanc jaunâtre sale. On dit que dans cet état elle est sèche, poreuse, friable, peu consistante, d'une légèreté remarquable (on ne donne aucun chiffre de densité) et qu'elle fond à + 72°.

Ces caractères ne concordent guère avec ceux des spécimens que possède la Faculté de Lyon : l'un, évidemment faux ou tout au moins fortement falsifié, présente tous les caractères extérieurs d'un suif blanc, très gras, mou, léger; les autres qui ont bien un aspect de cire, sont blonds ou d'un jaune brunâtre, durs, compacts, nullement poreux ni friables, à cassure nette, lisse et luisante, et tombent au fond de l'eau.

Inodore à froid, la cire de Céroxyle développe, quand elle est chauffée, une odeur résineuse assez agréable ; frottée, elle devient fortement électrique. Elle est soluble dans l'éther et dans 5 à 6 parties d'alcool bouillant auquel elle communique une forte amertune. Cette solution alcoolique se prend en masse par le refroidissement; toutefois on a pu en séparer une substance supposée résineuse, la *céroxyline*, qui reste en dissolution dans l'alcool refroidi, avec un principe fortement amer qu'on soupçonne pouvoir être un sel d'alcaloïde inconnu.

La portion insoluble dans l'alcool froid serait une cire paraissant identique avec la cire d'Abeilles, saponifiable par la potasse; mais les produits de cette saponification n'ont pas été étudiés; d'autre part, le caractère résineux de la céroxyline a été contesté; on a émis l'hypothèse que cette substance serait une cire cristallisée, ou un produit d'altération. Nous devons donc reconnaître que la composition chimique de la cire de Céroxyle des Andes demeure encore inconnue et que son étude est entièrement à refaire.

On sait, d'ailleurs, que les Indiens qui la récoltent y ajoutent souvent un peu de suif pour la rendre moins cassante ; des échantillons purs et d'origine garantie authentique seraient donc nécessaires pour reprendre cette étude, ceux du commerce ne pouvant mériter aucune confiance.

6. Cire de Carnauba.

Le second Palmier producteur de cire est le Carnauba *(Copernicia cerifera, Corypha cerifera, Klopstockia cerifera)*, qui croit abondamment au Brésil. La cire forme sur ses feuilles une couche épaisse qui s'en détache en écailles par leur dessiccation au soleil; on n'a qu'à secouer les feuilles ainsi desséchées pour récolter la cire qui est ensuite, probablement comme la précédente, purifiée et mise en masses par fusion dans l'eau bouillante.

Sous cette forme, elle est d'un jaune verdâtre pâle, un peu grisâtre parfois, dure, sèche, cassante, à cassure lisse, luisante, non grenue, facilement pulvérisable. Elle fond à + 83°,5 ou + 84° et a pour densité 0,999. Ce chiffre est bien voisin de l'unité; quoi qu'il en soit, les échantillons de la Faculté de Lyon sont manifestement plus légers que l'eau.

La cire de Carnauba est partiellement soluble dans 'alcool bouillant et dans l'éther; la partie soluble serait de l'*acide cérotique* libre; la partie insoluble serait de l'*alcool myricylique* (ou *mélissique)* libre ou combiné à un ou plusieurs acides peu connus, dont l'un a reçu le nom d'acide *carnaubique*.

Là encore la composition chimique est incertaine; on a nié l'existence de l'acide cérotique dans la cire de Carnauba; on a même contesté l'individualité de celui de la cire d'Abeilles, qui ne serait qu'un mélange de plusieurs acides encore indéterminés. On a nié encore l'iden tité des deux alcools myricyliques retirés de ces deux cires. L'étude analytique de ces deux substances est tellement difficile que les chimistes ne sont pas encore arrivés à des résultats certains. Peut-être aussi les produits qu'ils ont étudiés n'étaient-ils pas parfaitement identiques?

7. Cire de Canne à sucre.

La cire de Canne à sucre ou *cérosie* est obtenue par grattage des tiges du *Saccharum officinale* (fig. 89 et 90), ou mieux, par l'épuration de l'écume du jus sucré non additionné de chaux. Elle est dure, cassante, à cassure nette, et se laisse facilement pulvériser dans un mortier de verre ou de marbre.

Coulée en bougie, elle brûle avec une belle flamme très blanche. Elle fond à 82° et se solidifie à 80°; elle peut alors cristalliser en aiguilles tronquées et entrelacées; elle a pour densité 0,961. Elle est insoluble dans l'alcool et l'éther froids, peu soluble dans l'éther bouillant, bien soluble dans l'alcool bouillant. Par refroidissement de sa solution alcoolique, on peut l'obtenir en fines lamelles nacrées; mais on dit d'autre part que cette solution alcoolique se prend en masse opaline par le refroidissement, et que 20 centigrammes de cérosie suffisent pour solidifier 30 grammes d'alcool en lui donnant l'apparence de l'opodeldoch.

Quant à sa composition chimique, la cire de Canne à sucre est encore moins connue que les précédentes; on en a fait seulement l'analyse élémentaire et on en a déduit des formules correspondant soit à un alcool de la série grasse,

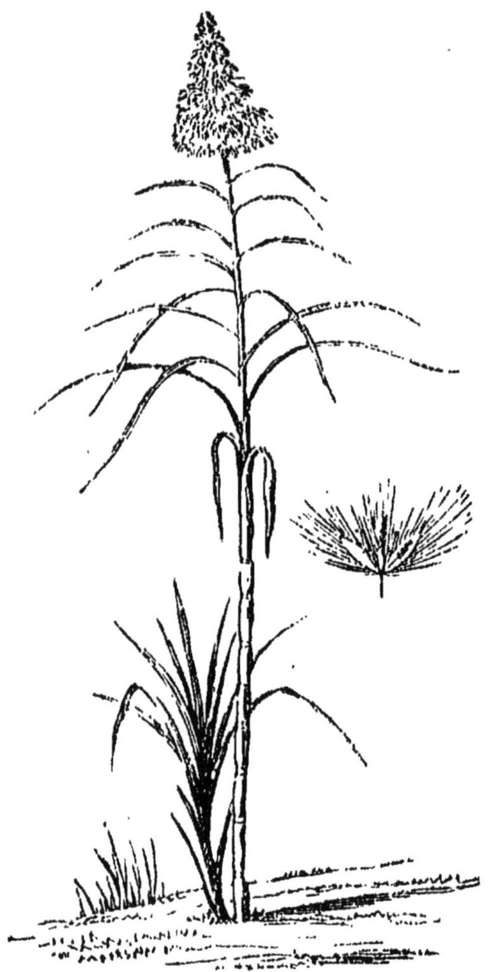

FIG. 89. — Canne à sucre.

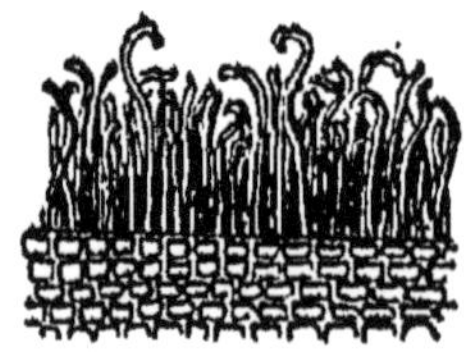

FIG. 90. — Cire de Canne à sucre vue en place sur l'épiderme, et présentant au microscope l'aspect de fines baguettes diversement incurvées au sommet.

soit à une aldéhyde ou à un éther; mais rien ne prouve que ce soit une combinaison définie plutôt qu'un mélange de diverses substances.

8. Cire du liège.

La cire du liège peut être retirée, par l'éther ou l'alcool absolu, du liège divisé au moyen d'une lime; elle cristallise en aiguilles jaunâtres qu'on décolore par de nouvelles cristallisations; elle se ramollit dans l'eau bouillante et tombe au fond; elle n'est pas attaquée par la potasse bouillante. Sa composition élémentaire ne suffit pas pour qu'on puisse rendre compte de sa véritable nature. Elle n'a, d'ailleurs, qu'un intérêt purement théorique, mais il faut savoir qu'elle a reçu le nom de *cérine*, sans avoir toutefois rien de commun avec la *cérine* de la cire d'Abeilles, nom que l'on donnait primitivement à la substance considérée depuis comme étant de l'acide cérotique.

9. Getah-lahoe.

La *Getah-lahoe*, ou cire végétale de Sumatra, paraît provenir du latex du *Ficus cerifera*. C'est une substance dont la nature chimique paraît tout à fait inconnue, mais qui possède certains caractères physiques des cires; elle se présente en masses poreuses, très fragiles, d'un gris noirâtre à l'extérieur, d'un rose tendre à l'intérieur, dont la surface devient douce et polie par le frottement; elle peut être malaxée comme la cire d'Abeilles et conserve l'empreinte des ongles. Elle devient visqueuse à +35°, sirupeuse vers +50°, liquide seulement à +75°; elle est soluble dans l'éther, le chloroforme, l'essence de térébentine, dans l'alcool bouillant, mais non dans l'alcool froid.

Elle brûle avec une flamme blanche, très éclairante. Signalée tout d'abord comme un produit utilisable pour la fabrication des bougies, elle a été plus tard recommandée pour des propriétés adhésives remarquables permettant de l'employer pour la fabrication des sparadraps, et aussi pour son bon marché qui rendrait avantageuse sa substitution à la cire jaune dans la composition des onguents.

Il semble, pour diverses raisons, que la Getah-lahoe soit un mélange assez complexe de substances peut-être plus voisines des résines et des caoutchoucs que des cires précédentes. Toutefois, je dois signaler l'étude faite, en 1878, par Kessel, d'une cire jaune provenant d'un *Ficus gummiflua* de Java, qui contiendrait un corps analogue à l'*alcool cérylique ;* cette cire, qui est en masses dures, de couleur chocolat, ne paraît pas devoir être confondue avec la Getah-lahoe; mais sur toutes deux les informations sont trop incomplètes pour qu'on puisse s'en faire une idée un peu précise.

III. CIRES MINÉRALES

Le règne minéral fournit aussi des *cires fossiles* analogues aux *paraffines* obtenues artificiellement ; on les réunit souvent sous le nom d'*ozokérite*, à l'état brut, ou de *cérésine* lorsqu'elles sont purifiées. Ce sont des mélanges d'hydrocarbures d'un poids moléculaire élevé et pouvant présenter les points de fusion les plus divers depuis + 39° jusqu'à + 90°. Ces corps sont donc, par leur nature, tout à fait distincts des cires animales et végétales, et si, par certains caractères superficiels, ils peuvent en être rapprochés, ils ne sauraient en aucun cas être confondus avec elles. Il serait peut-être bon de ne pas leur donner ce nom de cire qui ne peut que favoriser cette confusion. C'est pour ce motif que je ne m'y arrête pas plus longtemps.

IV. FALSIFICATIONS ET ESSAI DE LA CIRE D'ABEILLES

Au point de vue pratique, toutes ces cires, sauf le *Spermacéti*, peuvent être envisagées comme des succédanés ou des falsifications de la cire d'Abeilles.

Souvent on incorpore à celle-ci, comme aux graisses, de l'eau et des poudres minérales ou organiques diverses. L'eau sera décelée par une perte de poids, subie après dessiccation à l'étuve ou au bain-marie ; les poudres inertes se déposeront par fusion de la cire sur l'eau chaude ou à la suite de sa dissolution dans le sulfure de carbone ou la benzine.

Les substances résineuses ajoutées à la cire seront reconnues par divers procédés: l'alcool froid les dissoudra et les abandonnera par évaporation; la cire qui, lorsqu'elle est pure, flotte sur l'ammoniaque à 22°, tombera au fond si elle contient des résines. On peut encore faire bouillir 5 grammes de cire avec 20 ou 25 grammes d'acide azotique, puis ajouter un volume égal d'eau et saturer par l'ammoniaque; la liqueur sera colorée en jaune clair si la cire était pure, en rouge brun si elle contenait seulement 1 pour 100 de résine.

Le suif peut se reconnaître à son odeur désagréable; il rend la cire moins cassante, plus onctueuse; brûlée sur des charbons ardents, elle dégage une fumée plus abondante et l'odeur spéciale de l'acroléine. Son point de fusion, suivant Lepage, est abaissé environ :

de 1°	pour	1/8	de suif.
2°	—	1/6	—
3°	—	1/4	—
4°	—	1/3	—
5°	—	1/2	—

Suivant Legrip, il est préférable de prendre la densité relative à + 15°, en préparant par tâtonnement un mélange d'alcool et d'eau en proportions telles, que l'échantillon de cire puisse rester en suspension, sans monter ni descendre dans le liquide, dont la densité sera égale à la sienne; on prend alors le degré alcoométrique du liquide que l'on peut convertir en chiffre de densité.

Malheureusement, les nombres donnés par Legrip et, plus tard, par Hardy, sont très différents, et les derniers que l'on peut croire plus exacts sont encore en désaccord avec le tableau d'Eugène Marchand [1], qui donne la concordance des densités avec les degrés de l'alcoomètre.

C'est ce qui fait que certains préfèrent avoir recours à des moyens chimiques, tels que le procédé Gottlieb, consistant dans la saponification par la potasse, la décomposition du savon alcalin par l'acide sulfurique, la séparation des acides, leur saturation par la litharge et le dosage de l'acide oléique à l'état d'oléate de plomb soluble dans l'éther.

Si la cire a été falsifiée par l'addition d'acide stéarique, on le constatera par l'emploi de l'eau de chaux dans laquelle on fera bouillir la cire divisée en copeaux très minces; si la cire est pure, l'eau de chaux restera transparente, sinon elle se troublera et laissera déposer du stéarate de chaux en perdant sa réaction alcaline (C. Regnard).

La cire n'abandonne que 25 pour 100 de son poids lorsqu'on la traite par six ou huit parties d'alcool à froid; toute cire qui perdra davantage devra être considérée comme falsifiée par le suif ou l'acide stéarique (Vogel).

La cire étant fondue dans le double de son poids d'huile, puis le tout étant battu avec son poids d'eau, si le sous-acétate de plomb la décompose en formant un produit d'une solidité manifeste, c'est qu'elle contenait de la stéarine (Lebel).

L'acide stéarique, soit seul, soit préalablement séparé de la stéarine ou du suif par saponification, pourra encore être reconnu dans la cire par le procédé Fehling : faire

1 Voir ci-dessus, page 32.

bouillir pendant quatre à cinq minutes la cire avec 20 pour 100 d'alcool fort; laisser refroidir, filtrer et ajouter de l'eau au filtratum; si la cire était pure, le liquide ne sera que légèrement troublé; dans le cas contraire, il s'y formera un précipité floconneux abondant. La même réaction se produira en cas de falsification par des résines.

La paraffine ou la cérésine seront révélées par l'acide sulfurique fumant employé à chaud seul (Landolt), ou, mieux, en présence de l'alcool amylique (Liès-Bodard); La cire sera entièrement charbonnée; la paraffine ou la cérésine restera intacte.

L'éther ne dissout que la moitié de son poids de cire, mais bien plus de paraffine; une cire étant ainsi falsifiée, sa solution éthérée laissera, par son évaporation, plus de 50 pour 100 de résidu (Dullo).

Le point de fusion ne donnera que des indications incertaines en ce cas; mais la densité sera toujours diminuée par la présence de la paraffine.

Les cires végétales pourront être reconnues par les modifications de la densité, qu'elles paraissent toutes augmenter, et du point de fusion, que certaines abaissent, tandis que d'autres le relèvent; mais les mélanges frauduleux peuvent être combinés de façon à rendre encore ce procédé peu démonstratif. Comme toujours, un chiffre normal de densité ou de point de fusion ne prouve rien. Les caractères de solubilité dans l'éther donneront des résultats plus certains dans ce cas, comme dans le cas de la paraffine.

Une méthode proposée par Hübl, et récemment contrôlée par H. Röttger, qui a obtenu des résultats identiques avec la cire jaune et la cire blanche, permet d'une manière générale d'en reconnaître la pureté [1].

Chauffer 4 à 5 grammes de cire avec 20 centimètres cubes d'alcool à 95° jusqu'à fusion, agiter, chauffer de nouveau et titrer avec une solution alcoolique de potasse demi-normale, en se servant de phénolphtaléine comme réactif indicateur. On tire de là un nombre I exprimant la quantité de potasse nécessaire pour saturer l'acide cérotique contenu dans 1 gramme de cire.

Ajouter ensuite 20 centimètres cubes environ de la solution titrée de potasse, saponifier au bain-marie et titrer de nouveau avec l'acide chlorhydrique demi-normal. On obtient un nombre II indiquant la quantité de potasse nécessaire pour saponifier la myricine. En additionnant les deux premiers, on obtient un nombre III. Ces nombres présentent une constance remarquable :

Nombre	I :	19-21	milligrammes,	en moyenne 20
—	II :	73-76	—	— 75
—	III :	92-97	—	— 96

Comme dans bien des circonstances on pourrait se demander par où l'on doit commencer l'essai d'une cire, la méthode analytique de Donath peut rendre de grands services en donnant quelques indications premières qu'on pourra contrôler et compléter par les divers procédés ci-dessus. Voici en quoi elle consiste [2] :

[1] *Monit. scientif.*, 1890, p. 494.

[2] Ces détails et plusieurs de ceux qui précèdent ont été puisés dans le *Dictionnaire* de Chevallier et Baudrimont, déjà plusieurs fois cité.

Faire bouillir pendant cinq minutes un morceau de cire gros comme une noisette, avec une solution concentrée de carbonate de soude :

A. S'il se produit une émulsion persistant après le refroidissement, la cire peut contenir de la colophane, des suifs, de l'acide stéarique ou de la cire du Japon ;

B. Si, pendant le refroidissement, la cire se rassemble en couche à la surface du liquide, qui ne s'est que légèrement coloré en jaune, c'est qu'elle est pure ou falsifiée avec la paraffine.

Dans le premier cas, faire bouillir un peu de la cire suspecte avec une solution de potasse caustique de concentration moyenne et ajouter du sel marin :

a. S'il se précipite de gros flocons de savon, toutes les substances citées en A peuvent être présentes, sauf la cire du Japon.

b. Celle-ci, au contraire, formerait un magma grenu d'un aspect tout différent.

Dans le cas *a*, la colophane sera recherchée par l'ébullition de la cire dans l'acide nitrique pendant un quart d'heure, la solidification de la cire par un peu d'eau froide et la décantation de celle-ci dans laquelle une nouvelle addition précipitera des flocons jaunâtres que l'ammoniaque colorera en rouge brun. Sinon on recherche l'acide stéarique par le procédé Fehling, puis le suif par le procédé Gottlieb.

Dans le cas B, on prend la densité qui, si elle est inférieure à 0,960, prouve la présence de la paraffine.

Le tableau suivant résume les indications données par divers auteurs, relativement au point de fusion et à la densité des diverses substances auxquelles on a donné le nom de cires, ou qui peuvent en être rapprochées.

CIRES VÉGÉTALES ET ANIMALES	POINT DE FUSION	DENSITÉ
	degrés	
Cire de Bicuiba (beurre) . . .	35 ; 39	»
— d'Ocuba (beurre). . . .	36,5	»
— de *Myrica cerifera*. . .	47-49	0,97591 ; 1,004-1,006
— de Cachalot, Spermaceti ou Bl. de Baleine raffiné. .	44,68	0,943
— — — pur. . .	49	»
— du Japon.	40-55	0,93995 ; 0,970-0,980
— de *Ceroplastes Rusci*. . .	51, 57	»
— — *ceriferus*. . .	63	»
— d'Abeilles (jaune). . . .	62-64	0,962-0,963
— — (blanche). . . .	64-70	»
— de *Ceroxylon andicola*. .	72	»
— des Andaquies.	77	0.917
— de Canne à sucre (Cérosie).	82	»
— de Chine (Pe-la).	82,5-83	»
— de Carnauba.	83,5-84	0,999
CIRES MINÉRALES HYDROCARBURES NATURELS OU ARTIFICIELS		
Urpéthite.	39	0,885
Scheerérite.	44	»
Paraffines.	33-65	0,853-0,875
Ozocérite.	56-63	0,850-0,900
Ziétrisikite.	83-90	0,900-0,950

V. CONSIDÉRATIONS THÉORIQUES

Essayons maintenant de tirer une conclusion de cet examen rapide des cires. Au point de vue scientifique, nous devons nous demander ce que c'est qu'une cire. Or, nous trouvons réunies sous ce nom des substances qui présentent une certaine analogie dans leurs propriétés physiques, mais dont la composition chimique est assez variable et souvent mal connue.

D'après ce qu'on en sait, nous pouvons y distinguer deux groupes principaux. Le premier groupe, voisin des suifs et beurres, paraît pouvoir être caractérisé par la prédominance de l'acide palmitique libre, et l'absence d'oléine (cire du Japon et cire de Myrica). Le second groupe semble caractérisé par la présence d'acides gras de la série $C^n H^{2n} O^2$ et d'alcools de la série parallèle $C^n H^{2n+2}O$, tous d'un poids moléculaire élevé, libres ou formant entre eux des éthers où n'entre jamais le radical de la glycérine; dans ce groupe, nous pouvons ranger, comme paraissant assez bien connues, les cires d'Abeilles, de *Ceroplastes Rusci*, de Chine, le Blanc de Baleine, qui devrait être plutôt appelé cire de Cachalot, et enfin la cire d'Opium. Nous pouvons classer provisoirement auprès de ces dernières, mais sous toutes réserves, les cires végétales de Carnauba, de Céroxyle et de Canne à sucre, la cire des Mélipones et la cire de *Ceroplastes ceriferus*. Quant aux cires minérales, si l'on veut leur conserver ce nom, elles formeraient un troisième groupe parfaitement défini par les quelques mots que j'en ai dits.

Mais comme on a pu en juger, les cires sont encore mal connues; des travaux ultérieurs pourront nous fournir sur elles bien des renseignements nouveaux susceptibles d'en modifier notablement la classification, et permettant d'en donner une définition générale plus précise.

Quoi qu'il en soit, ce qui vient d'être dit des cires nous permet, en terminant, de jeter un coup d'œil d'ensemble sur le vaste groupe des matières grasses, et de nous rendre compte des difficultés qu'on éprouve à en tracer exactement les limites, d'après les caractères naturels de ces substances, caractères dont la composition chimique est évidemment de beaucoup le plus important.

Laissant de côté les éléments accessoires que les procédés d'extraction entraînent en même temps que la masse fondamentale de ces substances, examinons seulement cette masse fondamentale. C'est le plus souvent un mélange de corps gras définis, ou éthers de la glycérine; mais dans certaines huiles comme celles de foie de Morue et de Ricin, et dans certaines matières grasses solides, comme le beurre de Palme, on trouve, à l'état frais, des acides gras libres en petite quantité, ce qui établit une transition avec les cires du premier groupe, où l'acide palmitique libre devient prédominant. D'autre part dans l'huile de foie de Morue, on signale l'existence d'éthers à base, non de glycérine, mais d'alcools monoatomiques, ce qui établit une transition aux cires du deuxième groupe. Enfin la cire d'Abeilles contenant des hydrocarbures dans cette partie de sa substance qu'on avait appelée céroléine, nous offre une autre transition, celle-là vers les cires du troisième groupe comprenant les substances d'origine inorganique qu'on a appelées cires minérales ou artificielles.

Mais cette dernière transition paraît moins nette que la première, les hydrocarbures ne jouant qu'un rôle tout à fait accessoire dans la cire d'Abeilles, tandis qu'ils constituent essentiellement les cires minérales ou artificielles, à l'exclusion des acides gras, de la glycérine et des alcools monoatomiques.

Il semble donc que nous puissions réserver la dénomination de *Matières grasses* aux substances naturelles, d'*origine toujours organique*, qui sont constituées par des mélanges pouvant comprendre des éthers de la glycérine, des éthers d'alcools monoatomiques, des acides gras libres et des alcools libres, en proportions quelconques.

Ainsi défini, le groupe des Matières grasses comprendra les cires animales et végétales, mais il ne comprendra pas les hydrocarbures minéraux.

C'est pour ce motif que je n'ai pas cru devoir suivre l'exemple donné par un ouvrage tout récent[1], et que je n'ai pas compris dans le cadre du présent volume les huiles minérales (pétroles) ni les graisses minérales (vaselines); si j'ai cité brièvement les cires minérales, c'est uniquement pour en faire une des bases de l'argumentation dont je viens de formuler la conclusion.

[1] A. M. Villon, *Les Corps gras*, Paris, 1890. — On trouvera dans ce livre, outre la mention d'un assez grand nombre de substances non signalées ici, des détails sur les procédés d'extraction et de purification des matières grasses, ainsi que sur certains de leurs usages industriels.

FIN

TABLE DES MATIÈRES

PREMIÈRE PARTIE

LES MATIÈRES GRASSES EN GÉNÉRAL

DEUXIÈME PARTIE

LES HUILES

TROISIÈME PARTIE

LES MATIÈRES GRASSES SOLIDES, BEURRES, GRAISSES ET SUIFS

QUATRIÈME PARTIE

LES CIRES

FIN DE LA TABLE DES MATIÈRES

Lyon. — Imp. PITRAT AINÉ, A. Rey successeur, 4, rue Gentil. — 3020

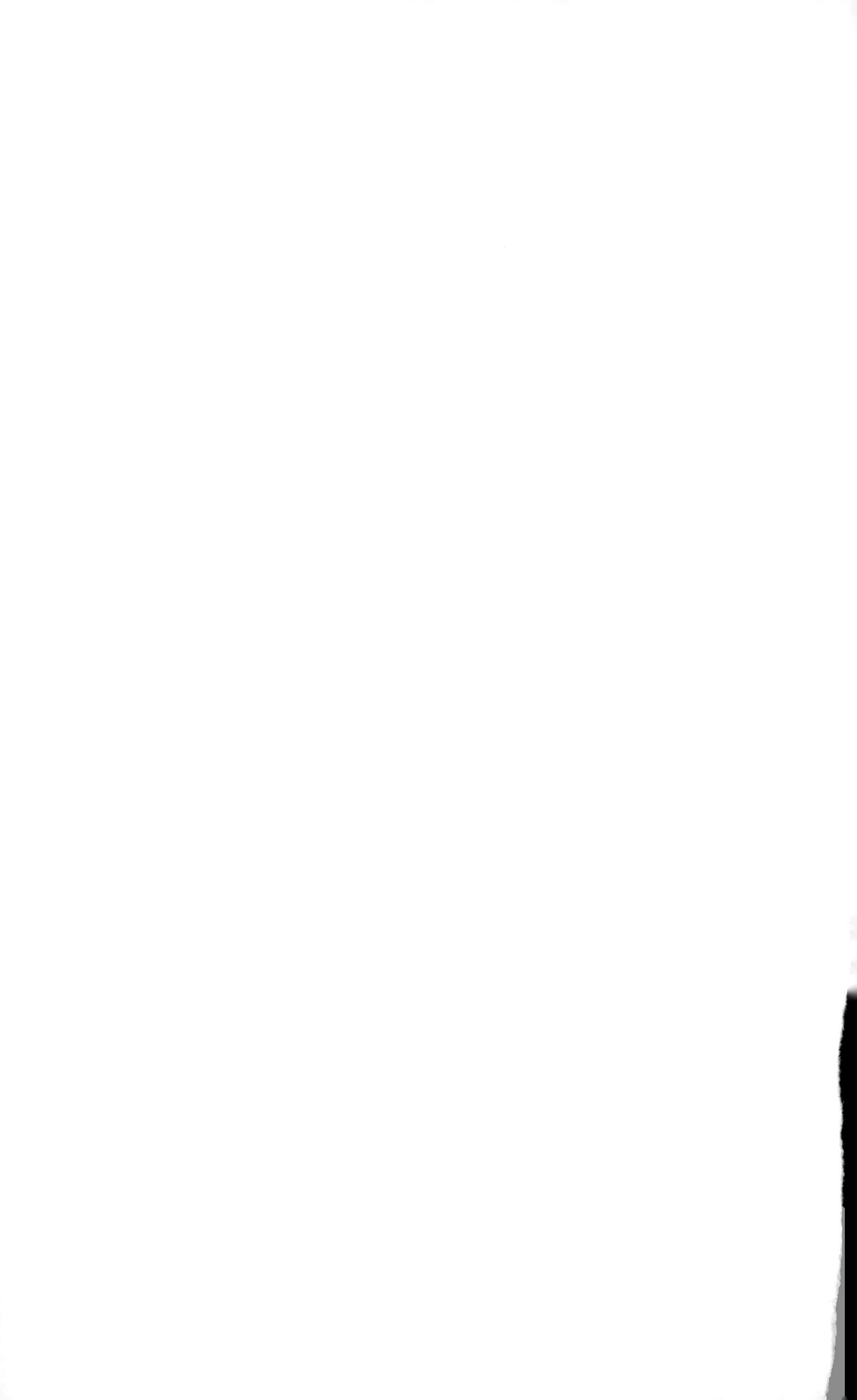

www.ingramcontent.com/pod-product-compliance
Ingram Content Group UK Ltd.
Pitfield, Milton Keynes, MK11 3LW, UK
UKHW020307230726
13925UKWH00001B/261